小児歯科アトラス

長坂　信夫

クインテッセンス出版株式会社
2000

Tokyo, Chicago, Berlin, London, Paris, Barcelona, São Paulo, Moscow, Prague, and Warsaw

序　文

　小児歯科学が日本に確立されたのは遅く，1956年東京医科歯科大学に臨床講座として発足したのを嚆矢とします．そして44年を経過しました．その後，日本小児歯科学会も発足（1963年）しました．この学会発足の頃は，小児の歯科治療は成人の歯科治療の中で片手間になされ，小児の歯科治療は関心が低く，放置されていた状態であったと記憶しています．そのため，世論が騒ぎ，歯の苦情110番ができたほどでありました．当時は，子どもの齲蝕の洪水の時期であり，予防より治療を優先しなければならない時代でありました．その後，小児の齲蝕は改善され，本来の小児歯科臨床の基本とする小児の成長，発達を考えた口腔健康管理の臨床に心掛けられるようになり，2000年という年を迎えることになりました．

　いまや国際的に小児歯科学は，Pedodontics から Pediatric Dedntistry に変わってきております．これには，小児の全身的状態を知った上での小児歯科学，すなわち口腔小児科学の精神が盛り込まれていると考えています．また，小児歯科臨床の年齢的範囲は成長，発達期間の小児期（18歳～20歳）まで携わらなくてはなりません．それには，この期間の口腔管理，治療方針，治療技術の知識を備えておく必要があります．

　そこで，小児歯科臨床の中では全身的影響による小児の口腔の異常や奇形等の症例に遭遇することが多くあります．そのような場合には，症例の鑑別のために歯科学辞典や文献で調べ，患者や保護者に内容や処置について説明することになります．本書は，このような目的で活用されることを期待して，これまで私が経験し，小児歯科臨床で遭遇した貴重な症例をひとつにまとめ，今後の症例鑑別の手引きとして取り上げてみたものです．これは，広島大学歯学部小児歯科学講座で遭遇した症例をもとにして，歯科臨床に参考になることを希って選択・解説を加えたものであります．とくに解説には，症例についての定義，原因，頻度，ケース，それの処置について，ページの許すかぎり詳しく記載するようにしました．

　この書は，歯科医師の臨床の場，および歯科医学生の国家試験の臨床問題に活用できるものであります．

　このたび，「小児歯科アトラス」を出版するにあたり，快く出版の労をとっていただいた版元に感謝いたします．また広島大学歯学部小児歯科学講座の皆さん，とくに林文子医員のご助力によって刊行の運びになりました．心からお礼申し上げます．

2000年3月31日

広島大学歯学部長
広島大学歯学部小児歯科学講座教授
長　坂　信　夫

目 次

まえがき

■ **多数歯乳歯の萌出障害** 8
Delayed Dentition of Many Deciduous Teeth

■ **ターナー歯** 12
Turner's Tooth

■ **乳歯隣接面齲蝕** 16
Proximal Caries

■ **乳歯双生歯** 21
Geminate Teeth

■ **上顎乳歯過剰歯** 27
Supernumerary Tooth

■ **乳歯埋伏歯** 35
Impacted Tooth

■ **乳歯外傷による永久歯歯冠形態異常** 39
Crown Malformation of Permanent Teeth Derived from Traumatic Injuries to a Primary Tooth

■ **上顎Odontodysplasia** 45
Ghost Teeth

■ **融合歯（癒合歯）** 50
Fused Teeth

■ **完全無歯症** 55
Total Anodontia

■ **先天性小舌症** 60
Congenital Microglossia

■ **男性鎖骨頭蓋異骨症** 65
Cleidocranial Dysostosis

小児歯科アトラス目次

■ **エナメル質形成不全** 70
　Enamel Hypoplasia

■ **下顎Odontodysplasia** 75
　Ghost Teeth

■ **タウロドント歯** 80
　Taurodont Teeth, Taurodontism

■ **象牙質内部吸収** 85
　Internal Resorption

■ **埋伏乳歯齲蝕** 90
　Caries of Impacted Decideous Tooth

■ **先天性歯** 94
　Natal Teeth

■ **後継永久歯を伴う下顎乳歯過剰歯** 99
　The Supernumerary Deciduous Tooth with the Permanent Successer

■ **小児義歯性口内炎（デンチャー・プラーク）** 104
　Denture Stomatitis

■ **母乳齲蝕** 110
　Nursing Caries

■ **晩期残存乳歯** 114
　Prolonged Retained Primary Teeth

■ **スポーツドリンク齲蝕** 118
　Caries Induced by Sport Drink

■ **低位乳歯** 123
　Submerged Deciduous Tooth

■ **女性鎖骨頭蓋異骨症** 129
　Cleidocranial Dysostosis

■小児歯科アトラス■

■多数歯乳歯の萌出障害■

Delayed Dentition of Many Deciduous Teeth

1. 定義および原因

歯の成長・発育は，一般に定まったものであり，正常の場合にはだいたい歯列弓上の一定の位置に萌出する．しかし，顎骨の発育と歯の大きさの不調和，過剰歯胚の存在，歯胚の位置異常，乳歯の晩期残存，先行乳歯の外傷，あるいは濾胞性歯嚢胞などの因子によって，歯の萌出経路が阻害された場合には，歯の萌出位置が異常となる．このような場合，歯列を発育させる力が正常咬合の形成にとって有害となりかねない．この異常萌出現象を異所萌出という．

乳歯の萌出は通常下顎乳中切歯から始まり，その時期については多数の報告があるが，一般には生後6〜7か月といわれている．また全乳歯萌出時期についての報告は少ないが，佐藤は2.40±0.35年と報告している．乳歯萌出時期は個体差が大きく，かなりの差異があるといわれており，正常な萌出時期の範囲について明確ではない．しかしながら，時には個体差の範囲を著しく越え，萌出が遅延したり，埋伏して萌出をみない症例も報告されている．

その原因には，局所的原因として，歯牙（歯胚）自体の異常，歯牙周囲の異常，また全身的原因としては栄養疾患，内分泌異常，さらに遺伝があげられるが，原因の明らかでないものもある．1歯ないし2歯に異常が認められたものは局所的原因によるものが多く，多数歯に異常が認められたものには全身的原因あるいは原因不明のものが多いという傾向がうかがわれる．

2. 頻度

永久歯に比較して出現頻度は低い．また多数歯の場合は稀である（**表1**）．

3. 症例の特徴

特徴はケースバイケースで個人差がある．

[症例] 多数乳前歯に萌出異常（遅延または埋伏）を認める2歳10か月の女児．主訴は $\frac{B\ |\ B}{BA\ |\ AB}$ 萌出遅延で来院した．

[家族歴] 父母，二人の姉ともに全身的に異常は認められない．また，姉については乳歯の萌出異常は認められなかったが，上の姉に $\frac{6}{6}$ 萌出遅延が認められる．また，問診によると母方の従兄に，2歳頃に乳臼歯部より萌出を開始し，3歳までに $\overline{A|A}$ の萌出を最後に前歯部の萌出が完了した者がいるといっている．

[既往歴] 妊娠中の母親の全身状態に特記すべき事項はない．出生は正期普通分娩で生下時体重2,700g，身長49cmであった．出生後の患児の全身状態に特記すべき事項はない．

全身的所見は初診時（2歳10か月），体重13.0kg，身長89.5cm，カウプ指数16.2で，小児科での精査においても，全身的発育栄養状態に異常は認められていない．また，手根骨の化骨状態も正常範囲にある．

表1 乳歯萌出異常症例概覧

年度	発表者	年齢	性別	部位	原因
1935	三宅	16歳	男	B¯	炎症による歯肉の肥厚
43	榎	5歳8か月	女	E¯	歯胚の位置異常
		12歳10か月	女	E¯|E¯	歯胚の位置異常
67	B. Azaz	4歳6か月	男	¯A	象牙質腫
69	矢郷ら	2歳8か月	女	A¯|A¯	歯胚の位置不正（水平埋伏）
		6歳11か月	男	¯E	原因不明
70	Pindborg	5歳	女	C¯	外傷による根形成の停止
		4歳	女	¯A	象牙質腫
70	大井ら	23歳	男	E¯D¯|E¯, 永久歯も	小児期の栄養障害
72	深見ら	4歳4か月	男	A¯	局所的刺激による歯胚の位置異常
74	加藤ら	4歳11か月	男	¯E	原因不明
74	栗原ら	5歳	男	E¯	歯胚の位置，方向の異常
		5歳	女	¯E	6の近心傾斜による
		3歳6か月	女	¯E	原因不明
74	一宮ら	3歳	女	全乳歯	原因不明（C.P）
76	香川ら	5歳4か月	女	ED|DE / ED|DE	原因不明

　口腔内所見は，現在，半萌出状態のものを含め $\frac{DCA}{DC}|\frac{ACD}{CD}$ の萌出を認め，$\frac{E|E}{}$ 相当部には，歯牙に起因する歯肉の膨隆を認めるほかは，舌および口腔軟組織に異常は認められない．また，$\overline{D|D}$ の近心小窩に軽度な齲蝕を認めるほかは，歯牙硬組織に異常は認められない．

　咬合状態については，上下顎の正中は一致せず，上顎に対して下顎がやや左方に偏位している．歯の対合関係は，$\frac{D|D}{D|D}$ は対合せず，$\overline{BA|AB}$ 相当部に $A|A$ が位置を占めている．また，$\frac{|AC}{CD}$ は交叉咬合を呈している．

　歯列の大きさは小野の計測法によると，歯列幅径，長径ともに標準を下まわっており，上下顎とも乳犬歯歯間幅径がとくに小さな値を示している．各歯の歯冠近遠心幅径，唇（頬）舌径は杉山の標準値と比較し全体に小さい値であるが，歯冠形態の異常は認められない（**図1a～c**）．

　X線写真所見は，臼歯部については2歳10か月時のパノラマX線写真像で，前歯部については等長法口内法X線写真像で，観察を行った．臼歯部に関して，乳歯に歯数の異常はなく，未萌出歯 $\frac{E|E}{E|E}$ は粘膜下に観察される．歯根の形成状態は，$\frac{D|D}{D|D}$ は根尖までほぼ完成されているが，$\frac{E|E}{E|E}$ の歯根は未完成である．永久歯は $\frac{6\ 4|4\ 6}{7\ 6\ 4|4\ 6\ 7}$ の歯胚を認め，その形態および形成状態に異常は認められない．前歯部に関して，乳歯，永久歯ともに歯数の異常は認められない．

　上顎において，$A|A$ の歯根は根尖までほぼ完成されているが，$CB|BC$ の根尖は未完成である．$B|B$ の歯軸は近心に傾斜し，X線フィルム上で，歯槽骨縁より約2mmの骨内に観察される．下顎においては，$\overline{CBA|ABC}$ の根尖は完成されておらず，$\overline{BA|AB}$ はX線フィルム上で歯槽骨縁から約3mmの骨内にあり，$\overline{|A}$ に歯軸の捻転が認められる．永久歯は $\overline{|1}$ を除いて乳歯よりも低位にあり，$\overline{|1}$ に歯軸の捻転が認められるほかは，その形態および形成状態に異常は認められない（**図4a, b，図5a, b**）．

また，歯槽骨については上下顎前歯部，臼歯部ともに異常は認められない．顎顔面の発育状態は3歳1か月時の側方頭部X線規格写真を用い，小野のプロフィログラムと福泉の基準値により検討を行った．その結果，A|Aの舌側傾斜と下顎角に大きな値を認めるほか，咬合不正によると思われる下顎骨の位置の異常を除き，発育状態に異常は認められなかった（**図2，図3**）．

4．処　　置

未萌出の原因を定め，時期の定期観察，時によっては歯肉や骨の開窓および牽引をする．多数歯の場合，暫間義歯で補い経過観察をする．

参考文献
1．赤坂守人，中田　稔編：小児歯科マニュアル，18，南山堂，東京，1987．
2．秋山育也，安永　満，峰松小百合，大西雄三，長坂信雄：多数乳歯の萌出異常の1症例，小児歯誌，18：637-642，1980．

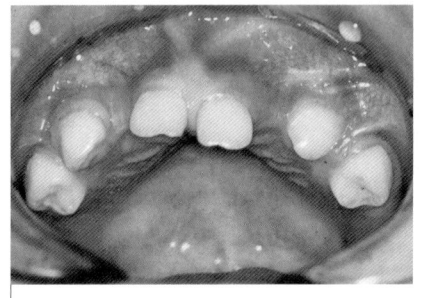

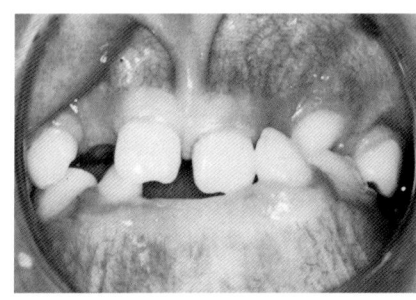

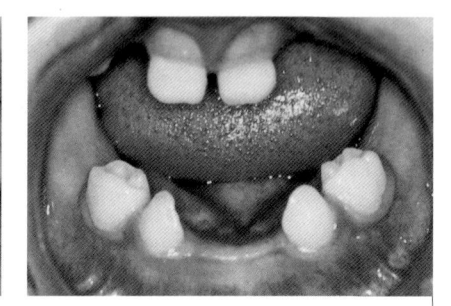

D C	A	A	C D
D C			C D

図1a～c　口腔と萌出歯．

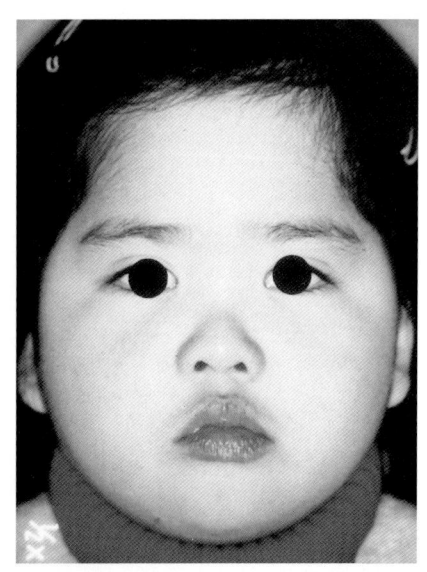

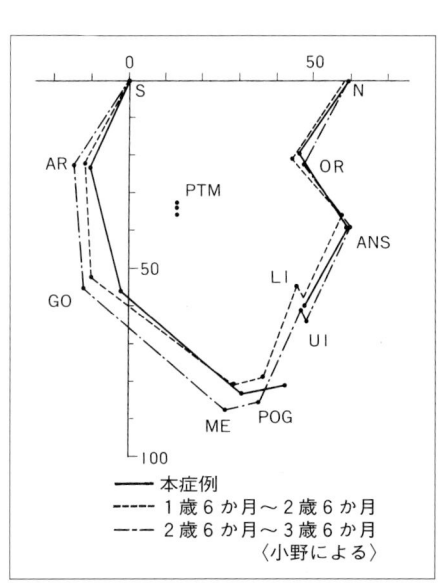

図2　正面顔貌．　　**図3**　プロフィログラム．

■多数歯乳歯の萌出障害■

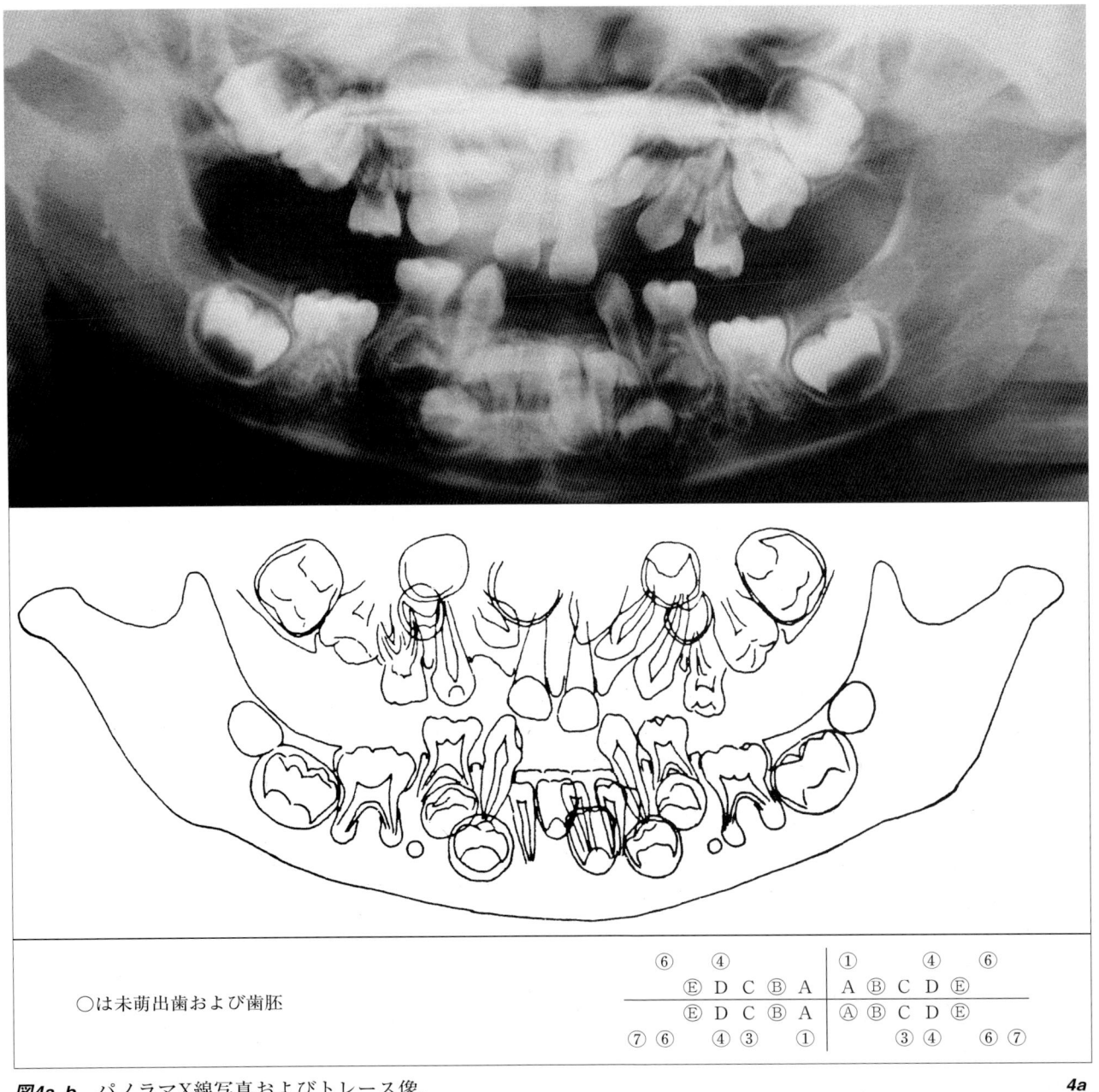

○は未萌出歯および歯胚

	⑥	④				①		④	⑥
Ⓔ	D	C	Ⓑ	A	A	Ⓑ	C	D	Ⓔ
Ⓔ	D	C	Ⓑ	A	Ⓐ	Ⓑ	C	D	Ⓔ
⑦	⑥		④ ③	①		③	④	⑥	⑦

図4a, b パノラマX線写真およびトレース像.

4a
4b

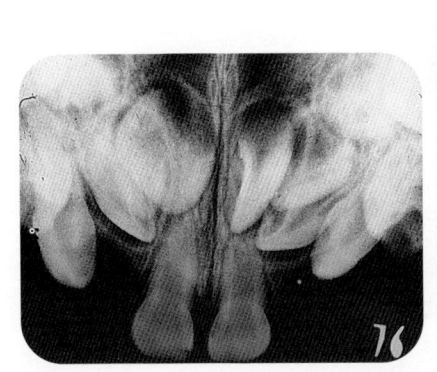

5a | 5b

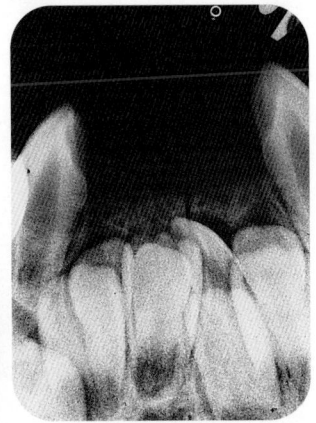

図5a, b デンタルX線写真像. **a**：上顎前歯部，**b**：下顎前歯部.

11

■ターナー歯■
Turner's Tooth

1. 定義および原因

　ターナー歯は歯の形成中の異常として現れるもので，小児の慢性化膿性顎炎，小児の根尖性歯周組織炎が起きた時期の乳歯直下の後継永久歯のエナメル質に減形成を認める．一般に小臼歯部に多く，とくに上顎小臼歯に多く認められるといわれている．

　ターナー歯の歯冠形成の異常には，エナメル質の限局性の白濁から，溝，咬合面のエナメル質の形成不全，および著しいものでは歯冠の萎縮を認めるものもある．これらは乳歯の炎症状態，範囲に影響が大きく及ぼされたと考える．

　全身的因子によるエナメル質減形成症のような多数の歯に異常を呈するものとは異なり，通常，乳歯の疾患部に現れ，エナメル質の変化も歯の一部に限られて現れるものである．

2. 頻度

　本多ら(1996)によれば，先行乳臼歯の根尖性歯周炎が原因と考えられるものについては，調査対象児童155名における920歯の小臼歯中17名(11%)，18歯(2.0%)に認められたという．また，岩堀によるターナー歯の断面的観察では，小学4～6年生で590名中56名(9.5%)の被検者にターナー歯と考えられる形成不全歯を認めたとしている．

3. 症例の特徴

　症状としては，全身的因子でないため，一部の歯に限局して現れ，多くの場合，エナメル質の減形成を認める．障害状態は炎症の強さ，その影響を受けた時期によって，エナメル質の白斑や黄褐色の変色から象牙質までの欠損と，歯冠や歯根の変形を伴うものまで，種々の症状を呈する．組織学的には，形成不全部では，エナメル小柱の構造配列が不規則で石灰化不全がみられることもあり，象牙質では一般に実質欠損までの変化は少ないが，ときには球間象牙質がみられる．

　一般に乳歯の根尖性歯周炎が，その直下に位置する形成中の後継永久歯に影響を及ぼし，障害を起こす．

[**症例1**]　6歳2か月女児．E｜慢性化膿性歯周組織炎(**図1a～e**)．

初診時：E｜は生活歯髄切断処置をされて髄床底部に切断糊剤の溢出を認め，歯周組織炎を呈していたため抜去．すでに5｜の後継永久歯は形態の異常を認める．

2年2か月後：5｜の萌出，咬合面(頰側咬頭部)に形成不全を認めるターナー歯を観察．

2年11か月後：5｜は歯冠2/3萌出，歯根の形成も著明．

3年8か月後：現在に至る．5｜はフッ化ジアンミン銀溶液を塗布する．歯根形成は緩慢で，反対側同名歯は未萌出．しかしX線写真像は正常である．

[**症例2**]　3歳11か月女児．E｜慢性化膿性歯周組織炎(**図2a～f**)．

初診時：E｜の歯冠の崩壊著明であり，歯周組織炎を惹起していたため抜去．

1年後：|5の萌出，歯冠部の広範囲に形成不全を認めるターナー歯を観察，フッ化ジアンミン銀溶液塗布，|Dは生活歯髄切断処置後，乳歯冠を装着する．

1年4か月後：|5の歯冠は1/2萌出，フッ化ジアンミン銀溶液塗布，歯根の形成をわずかに認める．

1年8か月後：|5の歯根は1/2程度形成，歯冠の咬合面遠心部に齲蝕を認めるが，自覚症状はない．

2年1か月後：|5に温度痛を訴える．生活歯髄切断処置（水酸化カルシウム剤）し，暫間的に乳歯冠を装着する．

3年7か月後：現在に至る．経過は良好であり，歯根形成も順調である．反対側同名歯は未萌出．しかしX線写真像は正常である．

[症例3] 3歳7か月女児．|E慢性化膿性歯周組織炎（**図3a〜g**）．

初診時：|Eの歯冠崩壊著明，とくに遠心根の病巣が著しい．抜去．|Dは生活歯髄切断処置後，乳歯冠を装着する．

3年11か月後：|5の萌出，咬合面頬舌側遠心面に広範囲の形成不全のターナー歯を観察，フッ化ジアンミン銀溶液塗布．歯根形成は順調．

4年4か月後：|5の歯冠2/3萌出，|5の歯冠萌出，異常なし．

4年5か月後：|5に自覚症状を訴える．生活歯髄切断処置（水酸化カルシウム剤）し，暫間的にアマルガム充填を施す．

4年7か月後：現在に至る．経過良好，歯根の完成を待つ．反対側同名歯は未萌出．しかしX線写真像は正常．

4. 処　置

処置にあたって，乳歯の歯周組織炎に対する十分な治療が行われた症例には，ターナー歯は少ないといわれている．もし，ターナー歯として萌出した場合においても，軽度の形成不全は簡単な歯冠修復に留まる．しかし，軽度の形成不全の場合で歯髄炎のないものは，乳歯冠で暫間的に処置され，歯冠の崩壊を防ぎ，また歯髄炎の罹患を防ぐ．そして歯根の完成を期待する．

参考文献
1．長坂信夫，長縄弘康，人見晃司：小児歯科における異常歯の処置とその経過，歯界展望，44：699-708，1974．
2．本多丘人，中村公也，兼平　孝，谷　宏：乳臼歯重度齲蝕に起因する小臼歯形成不全の出現頻度，口腔衛生会誌，46：332-338，1996．

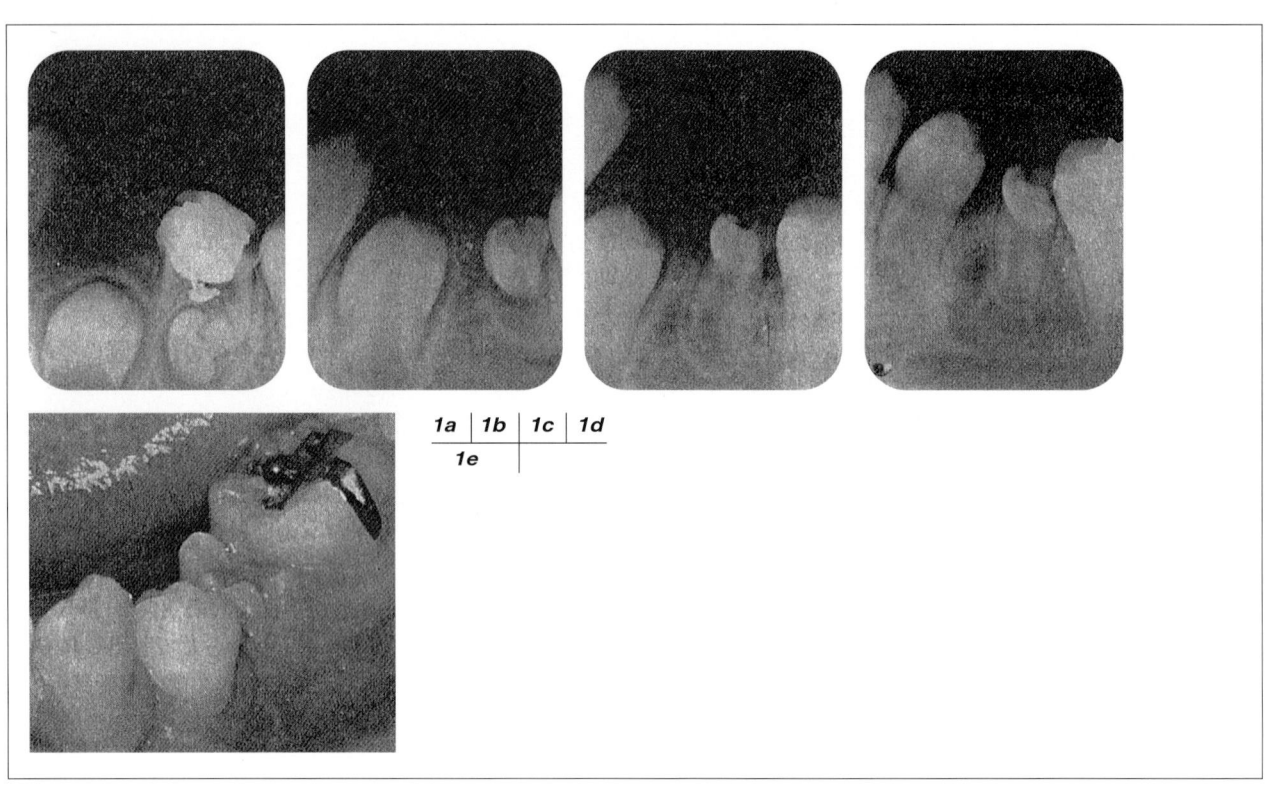

図1a〜b 症例1のX線写真像．**a**：初診時，**b**：2年2か月後，**c**：2年11か月後，**d**：3年8か月後，**e**：口腔内，3年8か月後の|5．［歯界展望Vol. 44, No. 5, 医歯薬出版，1974．より許可を得て転載］

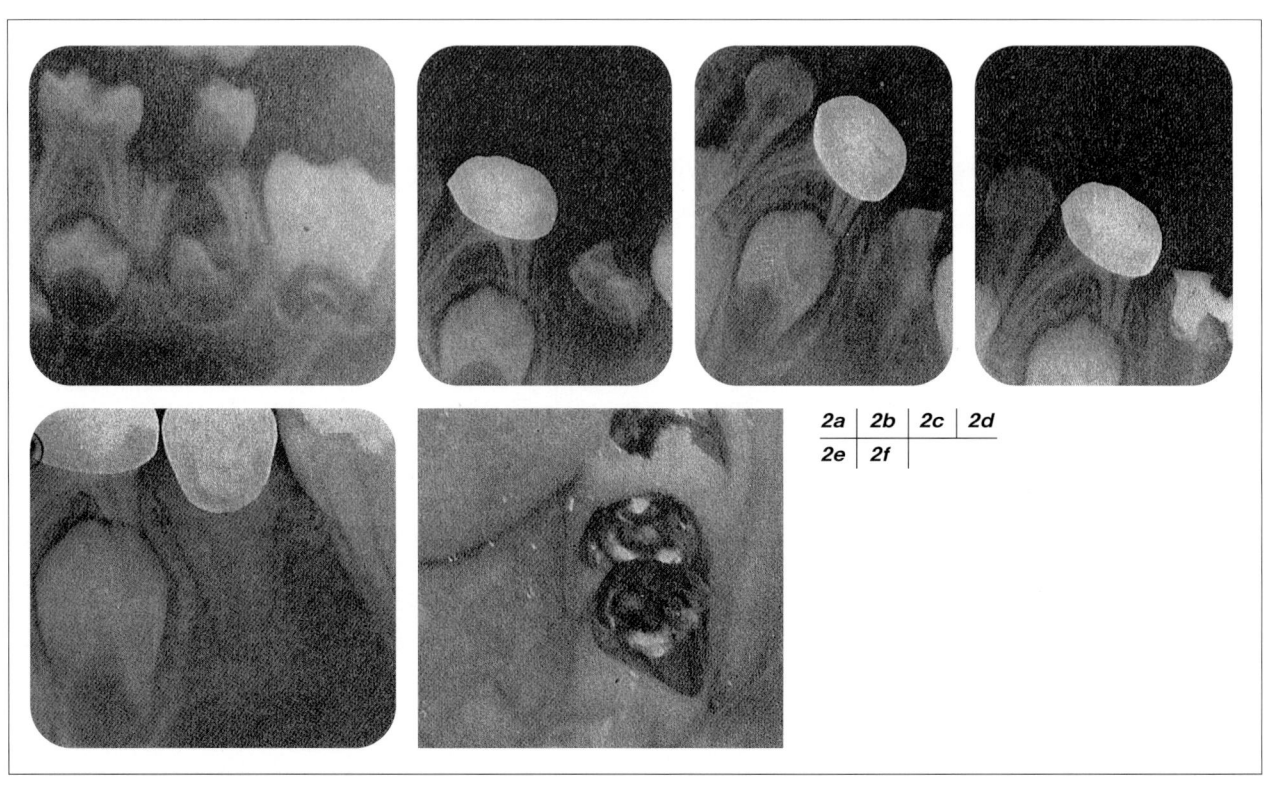

図2a〜e 症例2のX線写真像．**a**：初診時，**b**：1年後，**c**：1年8か月後，**d**：2年1か月後，**e**：3年7か月後，**f**：口腔内，3年7か月後の|5．［歯界展望Vol. 44, No. 5, 医歯薬出版，1974．より許可を得て転載］

■ターナー歯■

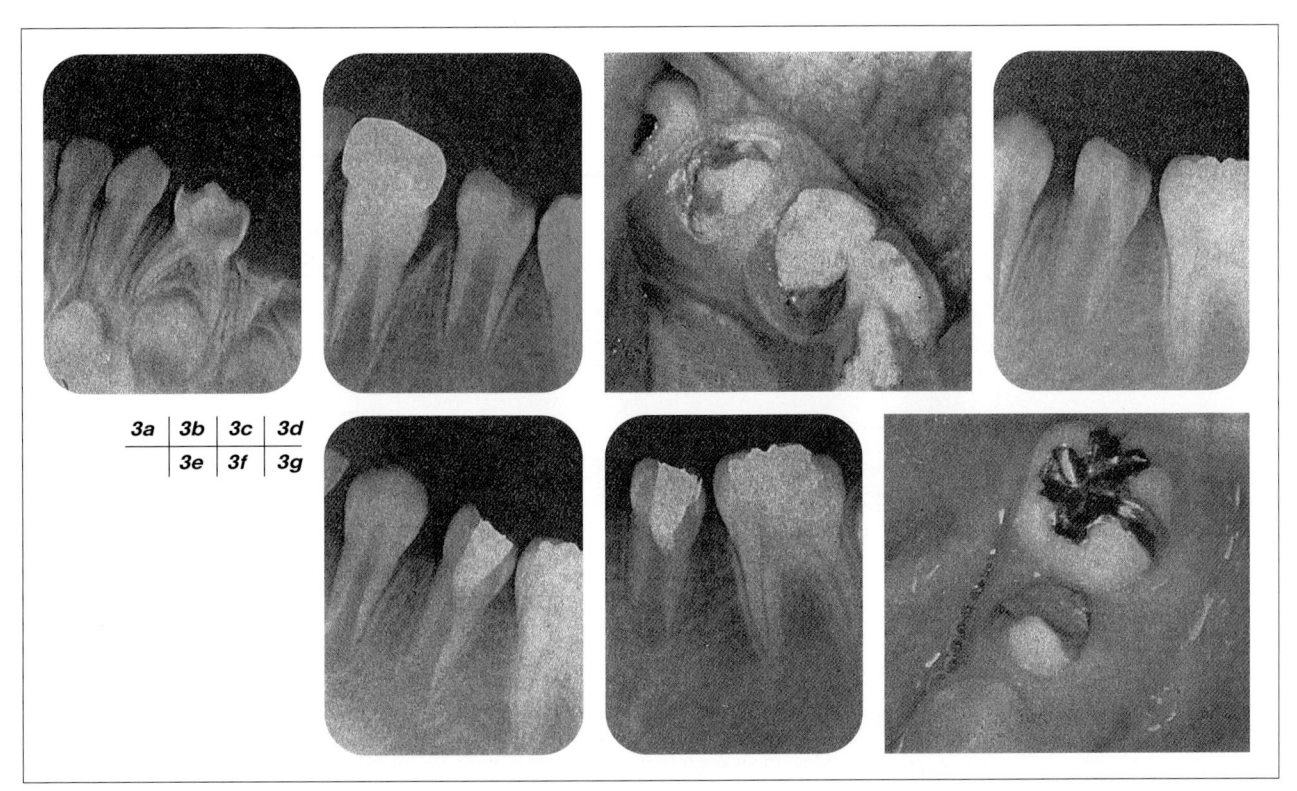

3a	3b	3c	3d
3e	3f	3g	

図3a, b, d, e, f 症例3のX線写真像．**a**：初診時，**b**：3年11か月後，**d**：4年4か月後，**e**：4年5か月後，**f**：4年7か月後．**c**：口腔内，3年11か月後の⑤，**g**：口腔内，4年7か月後の⑤．〔歯界展望Vol. 44, No. 5, 医歯薬出版, 1974. より許可を得て転載〕

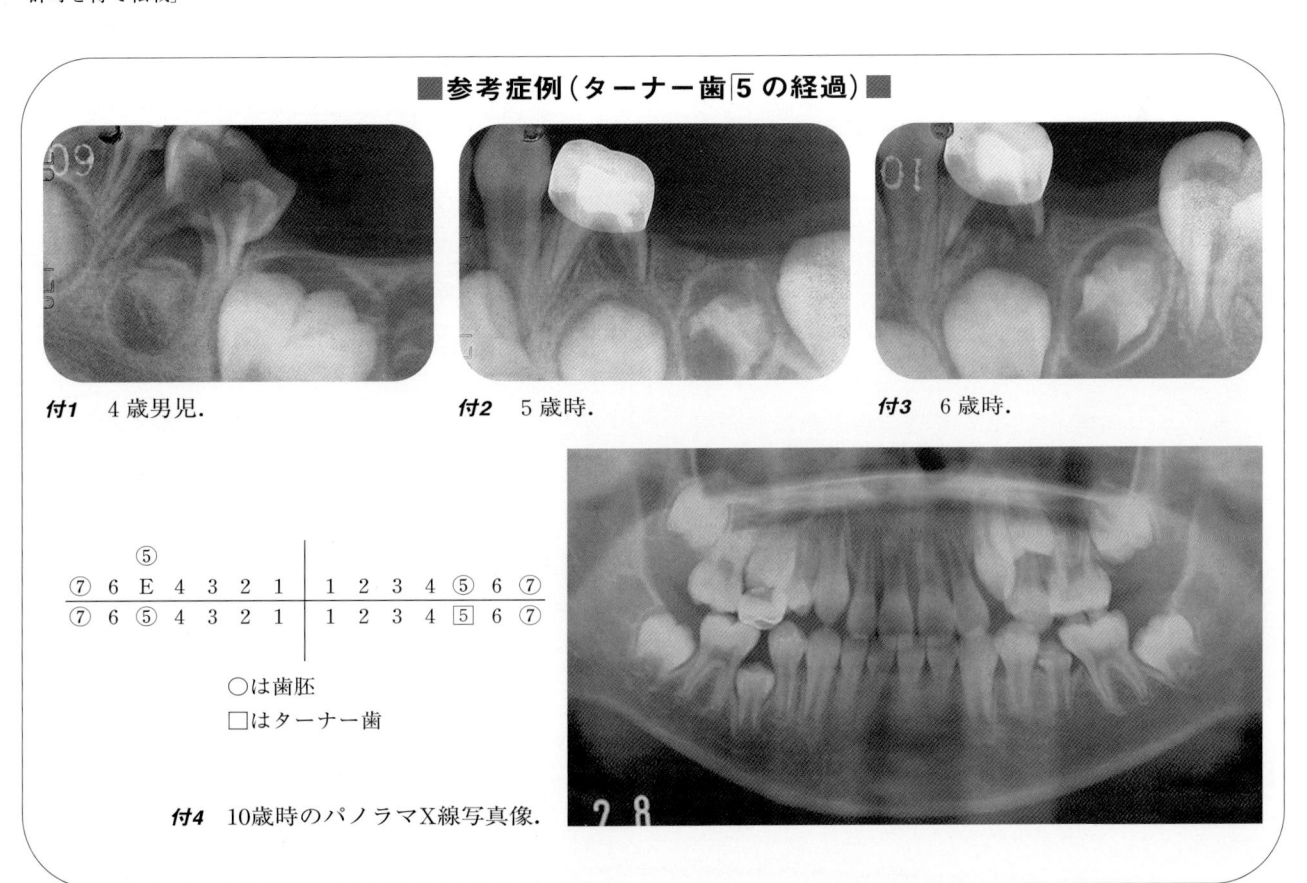

■参考症例（ターナー歯⑤の経過）■

付1 4歳男児．　　*付2* 5歳時．　　*付3* 6歳時．

```
            ⑤
  ⑦ 6 E 4 3 2 1 | 1 2 3 4 ⑤ 6 ⑦
  ⑦ 6 ⑤ 4 3 2 1 | 1 2 3 4 5 6 ⑦
```

○は歯胚
□はターナー歯

付4 10歳時のパノラマX線写真像．

15

乳歯隣接面齲蝕
Proximal Caries

1. 定義および原因

　平滑面齲蝕の一型である．近心，遠心の隣接した歯面に発生したものであると定義されている．乳歯齲蝕は，永久歯に比べ多発し，進行も急速なことから，予防とともに早期発見，早期治療が重要視されている．とくに，乳臼歯隣接面齲蝕は，側方歯群長の維持という意味からも，小児歯科臨床において，その早期発見，早期治療は重要な課題とされている．

　従来，乳歯齲蝕の疫学調査報告は数多くなされ，乳臼歯隣接面についても歯面別に詳細な報告がみられる．しかしながら，検診方法についてみると，視診，触診によるものであり，日常臨床で行われているX線診査を併用したものは，落合，真柳らの報告しかみられない．島田らは，抜去歯を資料として行った調査の結果，通法の口腔内診査方法では，とくに隣接面齲蝕に多数の見落としがあり，より効果的な診査方法の併用が必要であることを示唆している．X線診査を併用することによって，乳臼歯隣接面齲蝕の検出率が高まる．このことについては多数の報告があり，親里，大森，大西，Rugg-Gunn，Gwinnettらが指摘するように，その読影，診断には十分な注意が必要である．現在では乳臼歯隣接面齲蝕の診査方法として最も有効なものと考えられている．

　原因としては，歯間の不潔，接触点の不備などがあげられ，近心，遠心の隣接した歯面に発生し，とくに接触点以下に認められることが多い．この部分は歯の自浄作用が行われにくい不潔域で，プラークや食物残渣が停滞しやすい．罹患エナメル質表層は広く，エナメル小柱の走向に沿って進行し，内部で狭くなっている．エナメル象牙境に達すると，そこでいったん側方に拡大し，そこから象牙細管の走向に沿って進行し，特異な円錐形の齲蝕病巣が形成される．

2. 頻度

　2～5歳の各年齢において，島田らの報告と比較し，上下顎第二乳臼歯遠心面を除くほとんどの面で高い値を示した．とくに，上下顎第二乳臼歯近心面，第一乳臼歯遠心面の値は高く，第二乳臼歯萌出により隣接部が形成されてまもない2歳児においても，下顎第二乳臼歯近心面32.0％，第一乳臼歯遠心面で50.0％の値を示した．第二乳臼歯遠心面ではX線透過像を示すものは少なく，上下顎ともに齲蝕罹患歯率は低い．

　著者らの調査では，隣接面初発の齲蝕を明確にするため，辺縁隆線を含んだ実質欠損や充塡物を有するものを除外しているのに対し，島田らは残根状態のものは除外したものの，2面以上に及ぶ齲蝕や充塡物を有するものをも含めたためと考えられる．とくに，咬合面齲蝕の罹患傾向の高い下顎第二乳臼歯では，咬合面齲蝕の波及が考えられる．また，第二乳臼歯遠心面の齲蝕発生の誘因である第一大臼歯の萌出状態については，本調査でX線透過像を示したもの3歳児2例，4歳児1例，5歳児3例のう

ち，第一大臼歯萌出例は5歳児の1例だけであった．

歯面別にみると各年齢で，上下顎の同名歯面では，上顎に比べ下顎の方が高い齲蝕罹患歯面率を示した．上下顎とも，第二乳臼歯では遠心面より近心面が，第一乳臼歯では近心面より遠心面が高い値を示し，また，第二乳臼歯近心面と第一乳臼歯遠心面を比較すると第一乳臼歯遠心面の方が高い齲蝕罹患歯面率を示した．増齢的には，第二乳臼歯遠心面を除く他の面では齲蝕罹患歯面率は増加の傾向を示した．

年齢別にみると，高い齲蝕罹患歯面率を示した2歳児では重症であるものの割合は低く，第二乳臼歯近心面，第一乳臼歯遠心面では増齢的に増加を示した．歯面別にみると，上下顎第二乳臼歯遠心面では重症なものは認められなかった．第二乳臼歯近心面，第一乳臼歯遠心面では上下顎とも第一乳臼歯遠心面に重症なものが多くみられた．

視診，触診による乳臼歯隣接面齲蝕の検出に限界のあることは従来多くの報告がある．著者らにおいて，X線透過像の深さによって検出率を求めたところ，全歯面を一括するⅠ群（エナメル質に留まる透過像を認めるもの）11.1％，Ⅱ群（象牙質1/2以内の透過像を認めるもの）33.8％，Ⅲ群（象牙質1/2以上の透過像を認めるもの）71.4％であった（**図1a, b，図2a, b**）．

X線写真でエナメル質内に留まる透過像を示す程度の齲蝕では，視診，触診による検出はきわめて難しく，重症なものでも多くの見落としのあることが明らかとなった．上下顎を比較すると，Ⅰ群では差は認めないが，重症なもの，とくにⅢ群では上顎の検出率が低く，舌および唾液による困難さはあるものの，直視の可能な下顎の方が視診，触診による発見が容易なことがうかがわれる．第二乳臼歯近心面，第一乳臼歯遠心面（以下，接触部という）と，第二乳臼歯遠心面，第一乳臼歯近心面（以下，非接触部という）を比較すると，下顎に対し上顎では，Ⅰ群，Ⅱ群，Ⅲ群ともに接触部の検出率が低く，上顎乳臼歯接触部の齲蝕検出の難しいことを示した．接触部の両歯面を比較すると，各群で第一乳臼歯遠心面の検出率が低く，ことに上顎第一乳臼歯遠心面はⅢ群のものでも，その検出率は45.7％と著しく低く，乳臼歯隣接面中で視診，触診による検出が最も難しいことを示した（**図3a, b～図8a, b**）．

3．症例の特徴

乳臼歯隣接面齲蝕患者と口腔内全体の齲蝕罹患の間にも一定の関連性がある．乳臼歯隣接面に比較すると，早期に齲蝕罹患を起こしやすい上顎前歯部（CBA|ABC）dmfs指数との関係をみると，上顎第一乳臼歯近心面においてのみ，隣接面齲蝕を有するものほど，また重症なものほど高い値を示し，他の面では一定の傾向はみられなかった．

咬合面の齲蝕罹患との関係をみると，上顎第一乳臼歯を除く他の乳臼歯では，各隣接面が0群（X線透過像を認めない）のもので，咬合面が健全なものは，50％以下で，咬合面の齲蝕罹患傾向の強い下顎第二乳臼歯では最も低い値を示した．このことから，上顎第一乳臼歯以外の乳臼歯では，隣接面に比較し咬合面の齲蝕罹患傾向の方が強いことがうかがえる．上顎第一乳臼歯では，遠心，近心両隣接面で0群のうち，咬合面が健全なものは68.8％，66.9％と高く，隣接面齲蝕が重症なⅡ群でも，他の乳臼歯に比べ健全な咬合面を有するものの割合が高く，咬合面齲蝕に比べ隣接面齲蝕罹患傾向の強いことがうかがわれる．

[症例] 本学症例のX線診査結果と口腔内齲蝕罹患状態との関係について検討した結果は，以下のとおりである．

①乳臼歯隣接面の齲蝕罹患状態

各歯面で，従来の報告に比べ高い齲蝕罹患歯面率を示した．とくに，下顎第一乳臼歯遠心面は，各年齢で最も高く，重症なものの割合も高かった．上下顎とも第二乳臼歯近心面，第一乳臼歯遠心面では，増齢的に重症なものが増加を示した．

②視診，触診による検出率

X線診査でエナメル質に限局する透過像を認めたものは，視診，触診による検出率が11.1%であった．重症なものほど高く，象牙質1/2以上の透過像を示すものでは，71.4%であったが，上顎第一乳臼歯遠心面は，45.6%と低い検出率であった．

③口腔内齲蝕罹患状態との関係

dmft指数，dmfs指数ともに，隣接面齲蝕を有するものが高く，とくにdmfs指数は，重症なものほど高い値を示した．上顎第一乳臼歯近心面では，dmft指数，上顎前歯部(CBA|ABC) dmfs指数との間にも同様の傾向を示した（**表1**）．

咬合面の齲蝕罹患状態は，上顎第一乳臼歯を除き，隣接面齲蝕が重症なものほど，咬合面が健全なものの割合が減少し，C2，C3のものが増加を示した．

4．処　置

前歯部，臼歯部を問わず，成形修復，鋳造修復が適用されるが，とくに前歯部では，審美的観点から成形修復が行われる．

表1 口腔内齲蝕罹患状態との関係

指　数	X線判定	上　顎 E 遠心面	上顎 E 近心面	上顎 D 遠心面	上顎 D 近心面	下顎 E 遠心面	下顎 E 近心面	下顎 D 遠心面	下顎 D 近心面
dmft 指数 (歯)	0	8.4	7.7	7.7	8.1	8.4	7.7	6.9	7.9
	I	9.5	9.4	9.0	11.1	15.0	8.8	8.6	10.9
	II	−	9.9	9.7	13.3	−	10.2	8.5	12.1
	III	−	8.2	9.4	17.0	−	9.8	10.3	15.0
dmfs 指数 (面)	0	12.9	11.5	11.4	12.1	12.8	11.5	9.9	11.8
	I	15.5	14.7	13.7	19.1	32.0	13.3	12.7	17.7
	II	−	16.5	15.4	23.9	−	17.9	13.1	20.7
	III	−	14.1	15.8	26.0	−	18.0	17.5	21.5
上顎前歯部 dmfs 指数 (CBA|ABC) (面)	0	4.7	4.7	4.8	4.4	4.6	4.8	4.3	4.2
	I	4.5	4.8	4.7	6.3	10.5	4.4	4.9	6.9
	II	−	4.6	4.3	8.8	−	5.7	4.1	7.5
	III	−	1.8	4.3	9.0	−	2.5	5.5	7.0

参考文献

1．大西雄三，秋山育也，天野秀昭，鍋島耕二，長坂信夫：乳歯隣接面齲蝕に関する研究　第1報　抜去乳臼歯のX線写真による検討，小児歯誌，19：188-193，1981．
2．秋山育也，天野秀昭，大西雄三，長坂信夫：乳歯隣接面齲蝕に関する研究　第2報　X線診査による乳臼歯隣接面齲蝕罹患状態の調査，小児歯誌，20：165-175，1982．

■乳歯隣接面齲蝕■

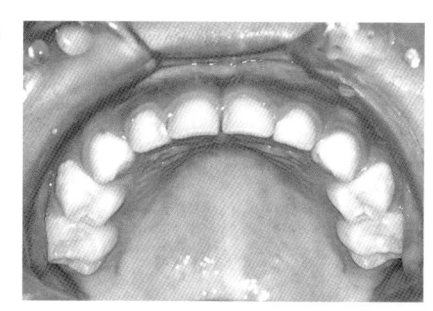

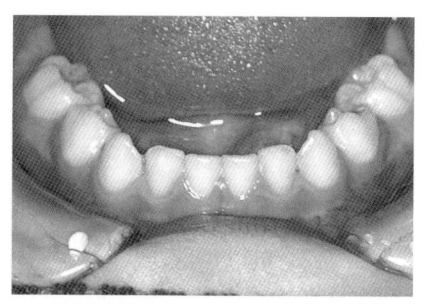

図1a, b 5歳患者の口腔内．視診では上下顎乳臼歯部ともに齲蝕は認められない．

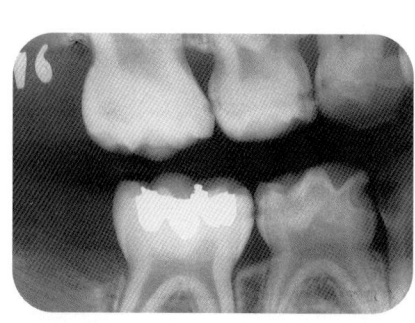

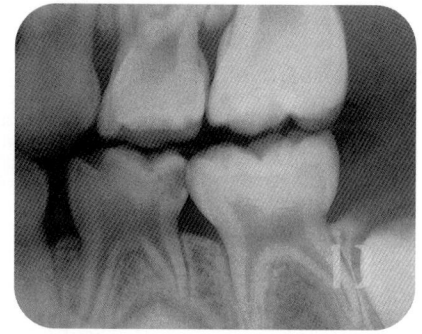

図2a, b 図1のX線写真像．臼歯部隣接面に齲蝕を認める．

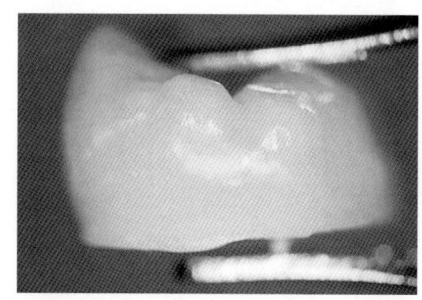

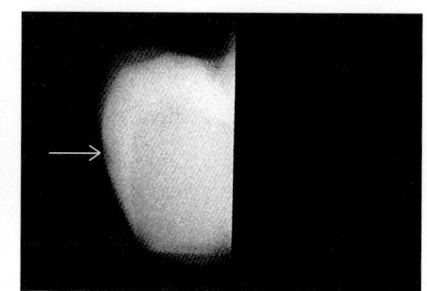

図3a, b 抜去歯隣接面齲蝕（C_0）とそのX線透過像．

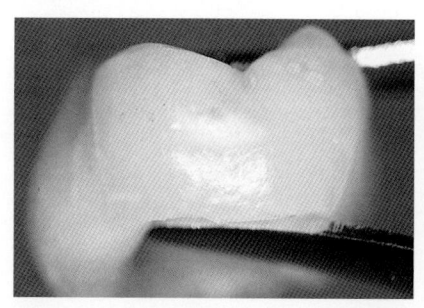

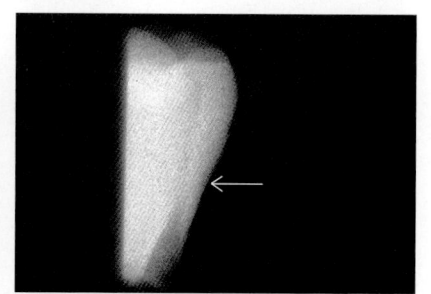

図4a, b 抜去歯隣接面齲蝕（C_1）とそのX線透過像．

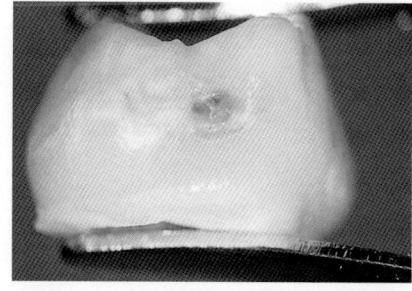

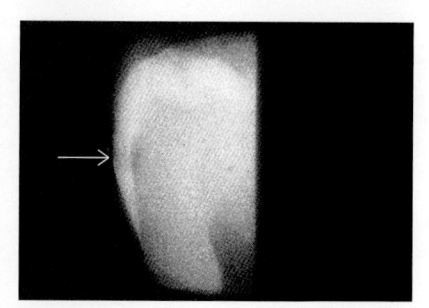

図5a, b 抜去歯隣接面齲蝕（C_2）とそのX線透過像．

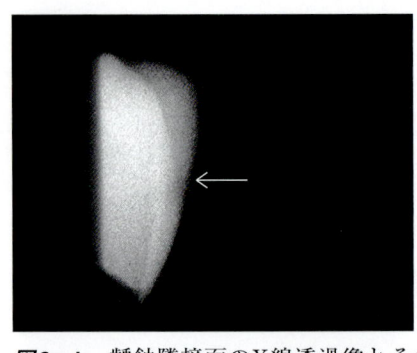

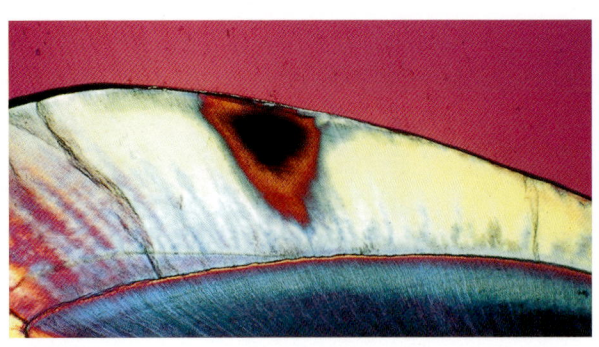

図6a, b　齲蝕隣接面のX線透過像とその病理組織像．

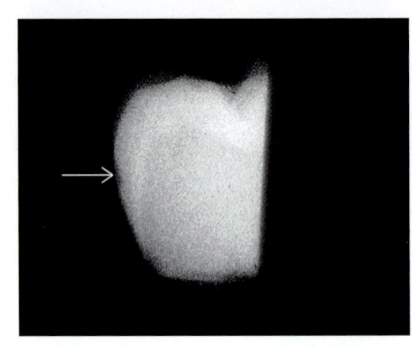

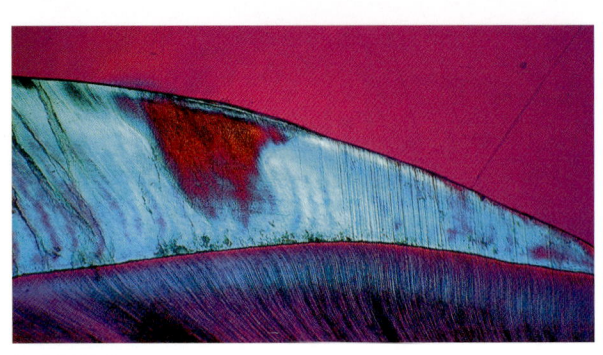

図7a, b　齲蝕隣接面のX線透過像とその病理組織像．

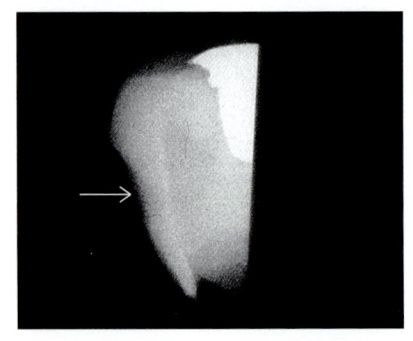

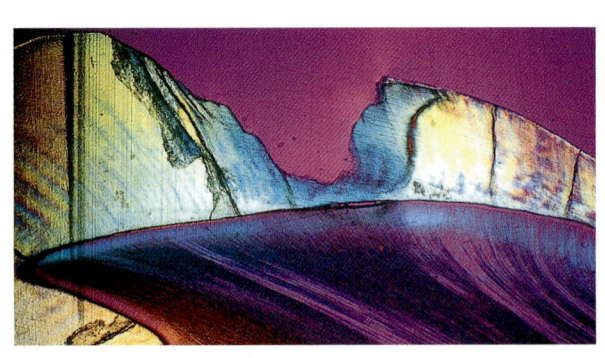

図8a, b　齲蝕隣接面のX線透過像とその病理組織像．

乳歯双生歯
Geminate Teeth

1. 定義および原因

　双生歯の発生機序にははっきりした定説はなく，それに伴う定義もまちまちである．Weil (1893) は1870年に初めて癒合歯を癒着，融合，双生の3型に分類し，そのうち，双生歯とは一正常歯胚と一過剰歯胚との先天的結合によるものとし，この発生機序としては，一つの単純な歯胚の代わりに，二つの歯胚が1歯牙小囊中に閉じ込められ，この2歯胚の完全または一部の融合を生じて発生するものとしている．また，この形態においては一方の歯の発育が著しく遅れ，ついに非常に奇形となり，このため歯冠部あるいは歯根部の固有の形態を失うとしている．

　分類としては，Busch (1897) や藤田 (1964) は組織発生の立場から，歯の結合を，

1. 融合歯：正常歯の2個の歯胚が，まだ軟組織である時期に，互いに合体してのちに複合歯となったもの．すなわち，正常歯どうしの結合
2. 癒着歯：別々の2個の歯胚から生じた歯が，のちに歯根のセメント質肥厚によって互いに結合したもの
3. 双生歯：正常歯の歯胚と過剰歯の歯胚とがまだ軟組織である時期に，互いに合体してのちに複合歯となったもの．すなわち正常歯と過剰歯とが結合したもので，歯髄腔の一部を共有しているもの

としている．結合の時期によって，歯冠の一部だけが分かれているものから，歯冠が完全に分かれていて，歯根部だけが共有するものまで，いろいろの段階があり，歯髄腔も合一しているものから二分しているものまでさまざまである．融合の成り立ち方には，1個の歯胚が不完全分裂をなす場合と，2個以上の歯胚が早期に結合する場合が考えられるとしている．また，藤田 (1945, 1949) は，これらの変化は口蓋裂，兎唇，顎裂などの形成異常に基づく機械的影響によることもあるが，ことに乳歯の場合，系統発生学的に一種の退化型と解することができるとしている．

　Euler (1934) も，

1. 癒着：2本の歯がすでにそれぞれの象牙質の部分を形成し終えた時期に結合したもの．歯髄は完全に分離されており，セメント質の被覆だけが共通している
2. 融合：歯冠の形成がまだ完成しない時期に2個の歯胚が結合したもの．多くは歯根歯髄が共通しているが，歯冠歯髄は分かれてそれぞれの歯冠内に髄室角をもっている
3. 双生：正常歯と過剰歯との合体で，合体の時期によって癒着あるいは融合となる．しかし，ただ癒着または融合という場合は，正常歯列内にある2本の隣接歯の合一 (union) を意味する

と分類，定義している．しかし，Eulerは1939年に以上の分類のうち，双生を，1個の歯胚がいろいろな原因で分裂して，同時に2個または多数の歯を生ずる場合と改定

している．そして分裂の程度によって，癒着歯または融合歯となり，完全に分裂した場合には独立した2本または数本の歯となると述べている．

さらにThoma（1960）も，双生歯の発生はエナメル器の亀裂に由来するもので，2個の歯冠と1個の歯根が形成されるとし，双生歯は歯牙腫の一つの形態ともみられ，その出現ははなはだ稀で，遺伝的傾向が濃厚であると考えられるとしている．

2. 頻　　度

正常歯と過剰歯が結合した双生歯の発現頻度は明らかではないが，永久歯においては，蜂須賀（1940）によると，8,507名中9名，0.1％と報告している．

乳歯では伊藤（1939）は平均0.15％と報告している．中村（1939）は1.40％，坂本ら（1955）は0.1％と報告している．また斎藤（1959）は0.05％と報告している．

また，双生歯の発現部位も明らかではないが，永久歯では蜂須賀（1940）は上顎前歯部，ことに中切歯に多くみられ，大臼歯部では上顎智歯と過剰歯との融合が多く，10％の頻度で対称性に現れるとしている．上顎は下顎の約1.5倍の高率で，小臼歯部には少ないと報告している．藤田（1958）は，上顎切歯部に多くみられ，ついで上下顎の小臼歯部，上下顎の大臼歯部の順で，犬歯部では最も稀にしかみられないとしている．

乳歯では，伊藤（1939）によれば主として前歯部である．中村（1939）は上顎に比較して下顎に多く，部位的には乳側切歯と過剰歯，乳犬歯と過剰歯，乳中切歯と過剰歯の順であるという．景山（1941）は上顎は下顎に比べて約1/10の割合であるとしている．斎藤（1959）は上顎前歯部に発現した双生歯を報告し，左右差や性差がないとしている．また，黒須ら（1968）も圧倒的に下顎に多く，乳前歯にみられるとしている．

以上のように，双生歯の発現頻度は稀で，発現部位も明らかではない．しかし，過剰歯の発現が前歯部に多いことから，正常歯と過剰歯の融合も前歯部に認められる可能性が多い（**表1**）．

3. 症例の特徴

歯髄腔の一部が共通になっている．発生部位は，乳歯では前歯部に多い．永久歯では，上顎前歯部と上顎大臼歯部に多い．

［症例］　3歳7か月の女児．後継歯を伴った下顎左側乳中切歯部の過剰歯と，下顎右側乳中切歯と過剰歯との融合歯（双生歯）を認めた稀有な症例．

［家族歴］　同胞の弟（1歳8か月）に上顎乳前歯正中部に埋伏過剰歯を1歯認めた．そのほか特記すべき事項はない．

［既往歴］　胎生3週頃流産の徴候があり入院，その後回復．出生は正期産吸引分娩であった．

全身的所見は良好であり，初診時体重は16.1kg，身長104cmである．

口腔内所見は，ヘルマンの歯齢ⅡAで，口腔内清掃状態は良好である．軟組織には異常はなく，処置は上顎右側第二乳臼歯および下顎左右側第二乳臼歯にそれぞれアマルガム充填がなされ，下顎第二乳臼歯の頬側部にはフッ化ジアミン銀の塗布がされている．そのほか硬組織の異常はないが，とくに歯数の異常として，下顎左側乳中切歯部に過剰歯を認め，右側乳中切歯は，双生歯様形態を呈している．

下顎乳中切歯形態は，左側乳中切歯部の2歯は乳歯列内にあり，色調，形態，ともに正常乳中切歯と類似している．また右側乳中切歯は，形態的に正常乳中切歯より大きく，乳歯列内にあり，色調は正常乳切歯と類似して，唇側面の歯冠中央部に豊隆を認め，また舌側面は，溝状の融合線を認め，左側乳歯過剰歯と対称的に現れた乳歯過剰歯と正常乳歯が融合した双生歯と思われる（**図1, 図3**）．

　咬合状態において正中は正常であるが，前歯部の被蓋は，オーバーバイト0.6mmで浅く，両側とも上下顎乳側切歯は切端で咬合している．臼歯部の咬合状態において，ターミナルプレーンは左右側ともに垂直型で，左側側方歯群は1歯対1歯の咬合を認める．

　歯冠幅径は，乳歯歯冠近遠心幅径の計測値を小野の標準値と比較してみると，双生歯を除いて，上下顎の乳歯はいずれも標準値内であった．下顎左側乳中切歯部の2歯は，それぞれ4.0mmと同じ値を示した．右側の双生歯は5.4mmで下顎乳中切歯の標準値より1.2mm大きい値を示した．

　歯列弓に関して，歯列の状態は上下顎とも半円形を呈し，霊長空隙および歯間空隙を認める．歯列弓の測定値を小野らの標準値と比較してみると，上顎で標準値内にあり，下顎ではD-D間E-E間が標準値内で，他はわずかに大きい値を示した．

　口腔外X線写真像は，上顎において乳歯および永久歯胚の異常は認められない．下顎においては，各乳歯に後継歯を認めるが，乳歯および永久歯胚に歯数の異常を認める．とくに左側乳中切歯部の2歯は，正常な根形成を呈し，吸収は認めず，両者ともに後継歯が観察される．形態はともに永久中切歯様を呈し，発育状態には異常がないが，中央側の後継歯の大きさは，やや小さく観察される．右側双生歯は，歯冠部，歯根部ともに融合しており，歯髄腔は一つでやや大きい観を呈している．双生歯の根尖部には，1歯の後継歯を認め，永久中切歯様形態を呈し，発育状態も正常である（**図2, 図5**）．

　口腔内X線写真像は，左右乳犬歯および乳側切歯の後継歯の大きさ，形態は類似し，また，双生歯の下の永久歯胚と，左側永久切歯歯胚に隣在する後継歯は大きさ，形態が類似していると思われるが，中央側の後継歯は他の切歯と異なり，やや小さく，唇側に位置している．したがって，総合的に判断して中央側の乳中切歯を過剰歯と考える（**図6**）．

　頭部X線規格写真は，X線セファログラムを用い，飯塚のpolygonおよび小野のプロフィログラムと比較したものでは，上下顎乳切歯の前方傾斜と下顎骨の前方位が認められる（**図4**）．

　各所見を総合して，下顎正中部の乳切歯は過剰歯と判定し，それに後継歯を認めた．また下顎右側乳中切歯は，形態的に大きく，歯冠部に融合線を認め，乳中切歯部過剰歯と乳中切歯の融合した双生歯である．

4．処　　置
　双生歯による影響として考えられるものを以下にあげる．

1）不正咬合への影響　Milicherは，双生歯の過度の幅径によって歯列弓の美的障害，ならびに圧迫状態とともに，これが歯列の不正をきたしやすいとしているが，蜂須賀

の調べでは，はなはだしい歯列弓の拡大，縮小，不均等はみられず，また不正型も認めなかった．また，双生歯自体および隣在歯に転移，捻転をみるのは，発生の原因とも関連している．そのため，早期からの咬合誘導処置および矯正治療が必要である．

2）**齲蝕との関係** 伊藤(1939)，および蜂須賀は比較的齲蝕の罹患は低率と発表しているが，双生歯自体の癒合状態が複雑であること，また，これ自体，捻転，転移していたり，隣在歯の捻転，転移が多いこと，食片残渣が停滞しやすいわりに清掃不十分であるために齲蝕に罹患しやすい．そのため口腔健康管理と齲蝕予防処置が必要である．

3）**埋伏について** 双生歯自体および癒合過剰歯については比較的埋伏が多く，そのためそれが神経痛の原因歯になることもあり，時に外科的処置を要することもある．

4）**炎症との関係** 双生歯自体が直接炎症の原因とはならないが，複雑な歯形から齲蝕の好発する原因となり，歯根部炎症を起こしやすい．そのため齲蝕の治療および外科的処置が必要となることがある．

5）**治療との関係** 分岐歯髄中の一つは罹患歯髄で，もう一つは健康歯髄である場合も理論上考えられ，このためX線的診査により十分な観察を行い，歯髄の結合，分離を見極め，適当な処置を必要とする．

表1 後継歯を有する乳歯過剰歯の報告

年度	報告者	症例性別	部位	年度	報告者	症例性別	部位
1940	小松崎	女児	CBBA|ABBC	1977	三浦ほか4名	女児	CBBA|
1957	深田ほか1名	女児	|AA'B	1980	原ほか2名	男児	BSA|
1966	荻原	男児	CB'B	1980	原ほか2名	男児	BSA|
1969	栗原ほか1名	男児	|AA'B	1982	本症例	女児	CBG|SABC
1975	宮沢ほか1名	男児	CB'B|BB'C				

G：双生歯，S：過剰歯

参考文献

1. 黒須一夫編：改訂第5版 現代小児歯科学, 97, 医歯薬出版, 東京, 1994.
2. 赤坂守人, 中田 稔編：小児歯科マニュアル, 14, 南山堂, 東京, 1987.
3. 荻田修二, 渡辺美津子, 松村 祐, 長坂信夫：乳歯列における双生歯の2症例, 小児歯誌, 16：487-495, 1978.
4. 平岡弘士, 香西克之, 西尾明子, 長坂信夫：後継歯を伴う下顎乳歯過剰歯の1例, 小児歯誌, 20：633-641, 1982.

■乳歯双生歯■

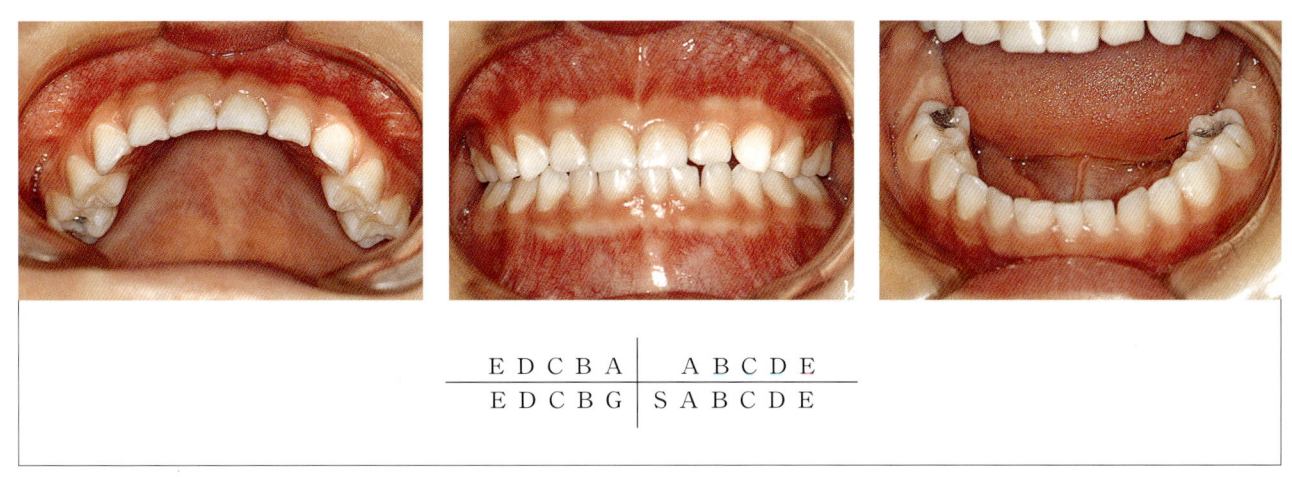

E D C B A	A B C D E
E D C B G	S A B C D E

図1a〜c 下顎に双生歯と過剰歯を認める．Gが双生歯，Sが過剰歯である．

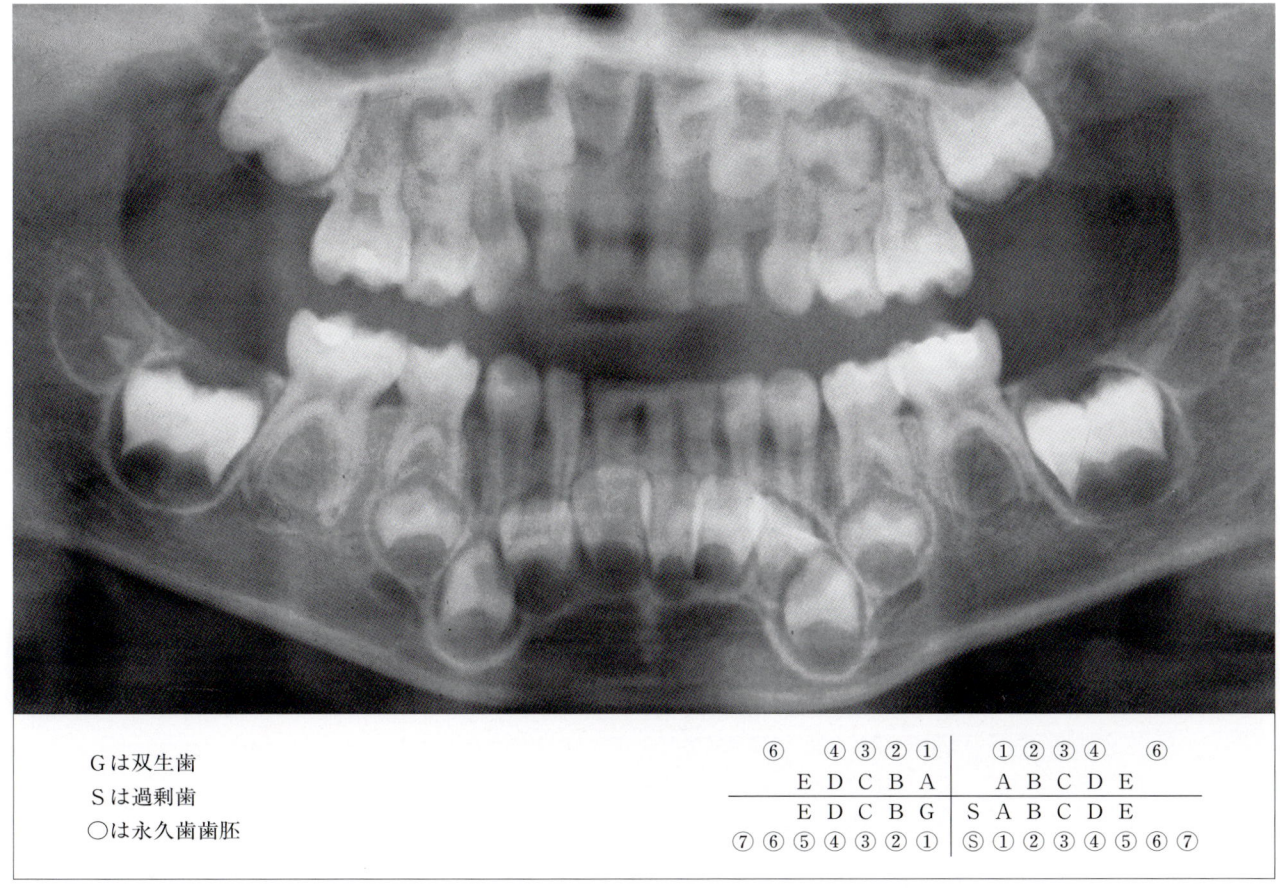

Gは双生歯
Sは過剰歯
○は永久歯歯胚

⑥　④③②①	①②③④　⑥
E D C B A	A B C D E
E D C B G	S A B C D E
⑦⑥⑤④③②①	Ⓢ①②③④⑤⑥⑦

図2 初診時パノラマX線写真．

25

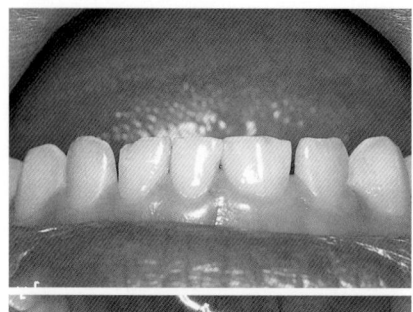

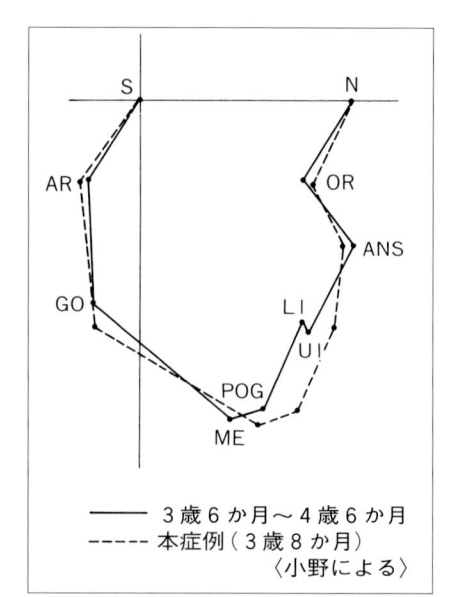

図3a, b $\overline{\mathrm{AG|S}}$の唇側面(上)と舌側面(下).

図4 プロフィログラム.

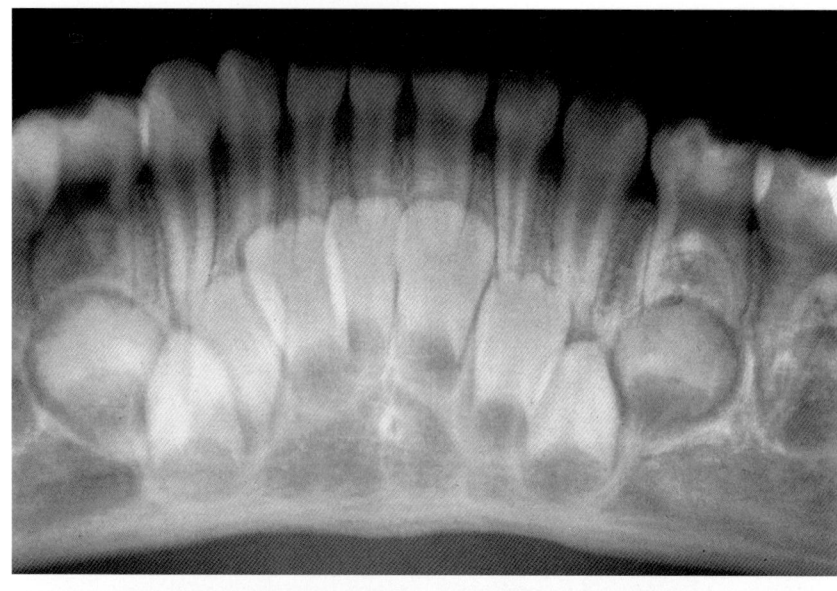

―― 3歳6か月～4歳6か月
---- 本症例(3歳8か月)
〈小野による〉

図5 X線写真像($\overline{\mathrm{AG|S}}$).

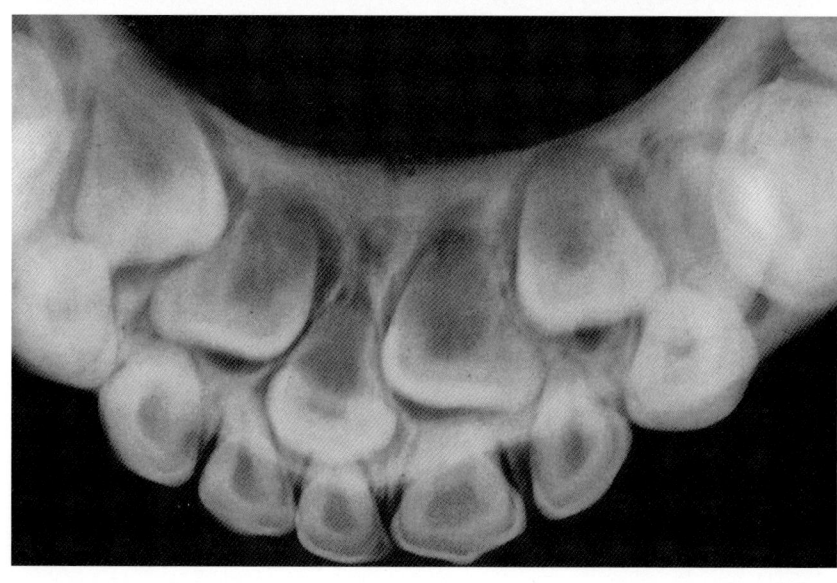

図6 X線写真像($\overline{\mathrm{AG|S}}$).

上顎乳歯過剰歯

Supernumerary Tooth

1. 定義および原因

歯数の異常には，歯数の過剰と不足があり，ヒトの歯は各歯種についてその数が決まっている．その定数以上の歯の存在のことを過剰歯という．永久歯の過剰歯は判定しやすいが，乳歯では，真性乳歯過剰歯が乳歯列に萌出する場合，その部位の判別が困難である．過剰歯が乳歯であると判定するにあたって，これまでのほとんどの症例報告では，形態が正常であること，歯列上に配列することの2点をあげている．また，深田は過剰歯の形成された時期が重要であると述べ，萩原は，乳歯と乳歯過剰歯の齲蝕進行程度が同程度であることから，歯牙形成時期と萌出時期がほぼ同一であると推論し，山本らは，永久歯と乳歯のエナメル質の石灰化度に差があるため，X線の透過性に差が生ずると考え，原らもそれを支持し，X線の不透過度を測定し判定の一助としている．

しかし，捻転や叢生が生じた乳歯や顎骨内に埋伏している永久歯胚を同一X線写真上で比較することは，あまりにも条件にばらつきがあるため疑問に思われる．萩原は過剰歯に後継永久歯胚が認められたことこそ乳歯過剰歯であると言い切っている．岡本らの乳臼歯部過剰歯の報告は，前述の歯列上に配列するという点にはそぐわないものの，形態，萌出時期を考慮して乳歯過剰歯と判定している．視診およびX線診査によって，歯冠の形態，大きさ，色調，咬耗，齲蝕の進行程度，歯根の形態，大きさ，根尖の形成と吸収状態，歯髄腔の形態，後継永久歯胚の位置と形成状態等を考慮して判定すべきであることが，先人による乳歯過剰歯の報告から指摘されてきた（**表1**）．

乳歯過剰歯の判定は，歯冠形態，大きさ，萌出状態を，隣接歯および反対側同名歯と比較し決定した報告が多い．平岡ら，森主は後継永久歯胚の位置と大きさから判定している．旭爪らは歯胚の感覚が広い位置に過剰歯が発生しやすいという説を取り入れ，栃原は歯の交換順序を定期的に観察し，乳歯過剰歯を決定している．とくに栃原は，永久歯過剰歯を下顎正中部の歯であると判定しているにもかかわらず，下顎正中部の乳切歯を乳歯過剰歯と判定していない．また笠原ら，森主，三浦ら，畑らなど，あえて正常乳歯と乳歯過剰歯の区別をしなかった報告も多くある（**表2**）．

原因について，これまでの歯数過剰の成因としては大別して二つの考え方がある．一つは系統発生学隔性遺伝説（先祖返り）があげられており，I 2/2 C1/1 Pm2/2 M3/3＝32を一般歯式とする現代人が，昔のわれわれの先祖であった動物の歯式 I 3/3 C1/1 Pm4/4 M3/3＝44の失われた歯の再現によると考えたものである．他は，個体発生学的な形成障害を原因とするもので，歯の発生初期において何らかの原因で歯胚が分離する（歯胚分裂説），あるいは正常歯胚とは独自に正常数よりよけいな歯胚が形成される（組織誘導説）と考えたものである．何らかの原因の一つとして，永井らの不完全唇裂に過剰歯の発生が多いという報告を，歯の発生時期に特異刺激が加わる

ことによって歯胚の過剰が生じやすくなるものと考えると合致する．

　乳歯過剰歯における後継永久歯胚の保有の観点から原因を論ずると，萩原らは隔世遺伝説をとっている．朝倉らは，過剰歯の原因を，歯胚の分離によるものと考え，永久歯埋伏過剰歯が認められても，乳歯過剰歯の後継永久歯胚として論ずるべきではないとしている．また，分離説を支持した萩原は，歯胚の発生時期を全く異にする乳側切歯と，永久側切歯との両方に歯胚を分裂させる原因が長期にわたって顎内に内在することにより，後継永久過剰歯が生じると考えた．

　これらに対し，中島は，過剰歯の分離したものと歯の大きさが平均値と比べて決して小さくないことから，歯牙形成要素を過剰歯に分け与えたという証拠はないと述べている．組織誘導説はMossがあげている．歯の発生因子である誘導刺激強度，その継続期間，その特異性，組織の刺激特異性の4因子が満たされ，異常誘導として働きかけることによって過剰歯が発生し，正常歯と同一の発生過程をとると考えられている．もし，乳歯過剰歯の成因が歯胚の過形成であれば，それに伴う永久歯胚の過形成があってもいいはずである．山崎らは後継永久歯胚のある乳歯過剰歯と後継永久歯胚のない乳歯過剰歯の成因を別に考えるべきかもしれないと述べている．原らも過剰歯が発現する原因はそれぞれの症例により種々な原因が考えられ，成因は単一なものではなく，複数であることが考えられるとしている．

　遺伝的影響について，中村の正中歯に対する遺伝的影響を認める報告，深田らの一卵性双生児における同部位・同形態の過剰歯が認められた報告，吉本の同胞の妹に双生歯を認めた報告，栃原の同胞の弟に双生歯を認めた報告などがある．本学症例においても，右側上顎乳切歯部に過剰歯を認める男児の場合，その兄の右側上顎乳中切歯が双生歯を呈しており，乳歯過剰歯に対する遺伝的影響が示唆される．

2. 頻　　　度

　真性の乳歯過剰歯の発現頻度はきわめて稀であり，岡本は数万人中に1例，生田は23,600人中2例，後藤は1,500人中2例，森主らは932人中1例であったと報告しているが，乳歯過剰歯においては，後藤は1,500人中2例，森主らは932人中1例あったと報告している．湯浅は1,260人中1例もみないとし，深田は10,149人中真性の乳歯過剰歯は1例もなかったと報告している．萩原らは調査対照289人中の1例を報告し，またGrahnenらは，スウェーデンの3〜5歳児1,173人中3例，Lutenは1,558人中乳歯過剰歯が11歯と，さまざまな報告がなされている．唇，顎，口蓋裂患者は過剰歯の頻度が多いとされているが，乳歯過剰歯についての報告で，大橋は260人中8例，今西は1,184人中21例としている．性差は男児23例，女児19例で若干男児に多い．

3. 症例の特徴

　過剰歯の形態も正常な歯に近いものから，円錐型をしたものまで種々認められる．口腔内に萌出しているものも，埋伏しているものもある．切歯部の過剰歯は，上顎正中部に最も多く認められる．上顎正中部に1本のみ過剰歯があるものを正中歯とよぶこともある．下顎切歯部の過剰歯は稀であり，過剰犬歯はきわめて稀である．小臼歯部の過剰歯は，上顎より下顎に多くみられる．大臼歯部の過剰歯は比較的頻繁に認められる．第三大臼歯の後ろにあるものを，臼後歯（または第四大臼歯）とよぶ．上顎

第二・第三大臼歯の近心頰側にあるものを，臼傍歯とよぶ．

　発現部位は乳歯過剰歯のほとんどが上顎乳前歯部で，その大多数はAB間あるいはBC間に発現しており，右側の方が多い．上顎正中部に発現した乳歯過剰歯には朝倉の報告がある．下顎乳前歯部の報告は栃原，原田ら，荻田ら，平岡ら，山本らの報告があるが，すべて女児に認められている．上顎乳臼歯部には岡本らの報告があるが少ない．両側性に生じたものは上顎4例，下顎1例の報告がある．上顎乳前歯部に発現した乳歯過剰歯の左右差は右側18例，左側13例であった．

　乳歯過剰歯の後継永久歯胚の存在について，Grahnenらは30%保有すると報告し，旭爪らは30例中10例（33.3%）の保有率を報告している．本学の三浦，平岡らの報告と合わせると，6例中5例が後継永久歯胚を保有し，一瀬らの報告においても4例中3例に認められた．

[**症例**]　乳歯列に発現した乳歯過剰歯を有する3症例を示す．3歳9か月男児，6歳4か月男児，4歳3か月男児で，上顎右側乳切歯部に発現したものであった．

　家族歴には，6歳10か月の同胞の兄に右側上顎乳中切歯が双生歯を呈していたが，そのほか，特記すべき事項はない．既往歴は，右側口唇裂の既往を有する例が1症例あり，その他に特記すべき事項はない．

　過剰歯はいずれも乳歯列弓内に存在し，色調は乳歯色，歯冠形態は乳切歯型をとっていたが，若干の形態異常を呈するものもあった．形態異常には，辺縁隆線の発達，偶角の鈍角化，歯冠長の増加などが認められた．乳歯列の過剰歯が歯列に与えている影響として，乳歯過剰歯および隣在歯の捻転，正中線の偏位，捻転に伴う切端咬合，側方歯群の1歯対1歯の咬合が認められた（**表3，表4，図1a，図2a, b，図3a，図4a, b，図6，図7a, b，図8**）．

　X線診査の結果，乳歯過剰歯の歯根形成状態，歯根吸収状態，歯髄腔の状態，そして歯冠歯根比にはとくに異常はみられなかった．また，乳歯過剰歯の後継永久歯の存在は，3例中2例に認めた（**図1b, c，図3b, c，図5**）．

　乳歯過剰歯と判定するにあたって，男児の2症例は歯冠形態から乳歯過剰歯と判定できたが，1症例は隣在歯と同形態を呈し判定に困難をきわめた．

4．処　　置

　臨床的観点から問題となるのは，不正咬合と，それに伴う自浄作用と口腔清掃困難による齲蝕発生があげられる．不正咬合について，栃原は下顎乳歯過剰歯の症例で，臼歯部では正常咬合，前歯部で軽度の反対咬合であったと報告している．ほとんどの症例で，正中の偏位を認め，旭爪らは30例中19例に隣在歯や乳歯過剰歯の捻転，叢生が認められたと述べている．また，久芳らの埋伏した乳歯過剰歯が乳中切歯の萌出を妨げていた症例の報告がある．

　齲蝕予防および予防矯正の意味で，抜去は良好な手段の一つである．

参考文献
1. 一瀬智生，小倉勇人，吉田かおり，長坂信夫：乳歯列に発現した乳歯過剰歯の口腔内所見，小児歯誌，30：1081-1093，1992．

表1 乳歯過剰歯の報告例

年度	報告者	年齢	性別	乳歯過剰歯発現部位	後継歯	過剰歯所見
1931	栃原	5歳1月	♂	右側上顎乳切歯部	−	
1932	岡本	4歳4月	♀	左側上顎乳犬歯部		
1940	小松崎	5歳	♀	両側上顎乳側切歯部	＋	
1941	後藤	5歳2月	♂	右側上顎乳側切歯部		
1952	深田ら	7歳3月	♂	左側上顎乳側切歯部	−	
1954	埴原			右側上顎乳側切歯部		辺縁隆線発達
1956	栃原	6歳7月	♀	右側下顎乳中切歯部	？	
1957	深田ら		♀	左側上顎乳中切歯部	±	
1964	荻原	5歳5月	♂	右側上顎乳側切歯部	−	
1966	荻原	4歳8月	♂	右側上顎乳側切歯部	＋	切歯結節の付加
1966	荻原ら			両側上顎乳側切歯部	−	対象的に捻転
1967	遠藤ら	5歳7月	♂	左側上顎乳中切歯部	−	
1969	栗原ら*	6歳10月	♂	左側上顎乳中切歯部	＋	辺縁隆線の発達，捻転
1970	笠原ら	3歳8月	♂	右側上顎乳側切歯部	−	
1971	森主ら	6歳2月	♀	左側上顎乳側切歯部	−	
1971	森主ら	4歳2月	♀	左側上顎乳側切歯部		
1974	原田ら	3歳2月	♀	両側下顎乳側切歯部	−	近心部に結節状のもの
1975	宮沢ら		♂	両側上顎乳側切歯部	＋	
1977	三浦ら	3歳8月	♀	右側上顎乳側切歯部	＋	切端が近遠心的圧平，歯冠長径大
1978	岡本ら	3歳2月	♂	右側上顎乳臼歯部	−	多結節状，歯列弓外に萌出
1978	朝倉ら	5歳0月	♂	上顎正中部	？	2根
1978	荻田ら	4歳0月	♀	左側下顎乳側切歯部		
1979	轟ら	5歳9月	♂	右側上顎乳中切歯部		
1980	原ら	3歳4月	♂	右側上顎乳側切歯部	−	
1980	原ら	6歳1月	♂	右側上顎乳側切歯部	＋	舌側孔深い
1980	原ら	2歳9月	♂	右側上顎乳側切歯部	＋	
1981	宮井ら	3歳5月	♂	両側上顎乳犬歯部	−	歯冠幅径小さい
1981	守口ら	2歳6月	♀	右側上顎乳側切歯部	−	高径が高く舌面窩が深い
1981	守口ら	3歳10月	♀	右側上顎乳側切歯部	−	
1981	守口ら	1歳6月	♂	左側上顎乳側切歯部	−	
1982	平岡ら	3歳7月	♀	左側下顎乳中切歯部	＋	
1982	畑ら	3歳9月	♂	左側上顎乳犬歯部		
1984	旭爪ら	4歳1月	♀	左側上顎乳犬歯部		
1984	旭爪ら	5歳1月	♀	左側上顎乳側切歯部	＋	
1985	外山ら	4歳6月	♂	両側上顎乳中切歯部	−	
1985	山崎ら	2歳9月	♂	右側上顎乳側切歯部	±	切縁が凹状で辺縁隆線発達
1985	山崎ら	5歳1月	♀	左側上顎乳側切歯部	−	辺縁隆線発達
1986	山本ら	1歳6月	♀	右側下顎乳中切歯部	−	
1991	原ら	3歳11月	♀	右側上顎乳側切歯部	＋	
1991	久芳ら	1歳6月	♀	左側上顎乳中切歯部	−	
1992	本症例	3歳9月	♂	右側上顎乳側切歯部	−	
1992	本症例	6歳4月	♂	右側上顎乳側切歯部	＋	辺縁隆線発達
1992	本症例*	4歳3月	♂	右側上顎乳側切歯部	＋	切端が近遠心的圧平，歯冠長径大

＊は唇裂を有する症例

表2 乳歯列期に上顎前歯部に発現した乳歯過剰歯と永久歯過剰歯の鑑別

		乳歯過剰歯	永久歯過剰歯
口腔内診査（視診）	発現部位	ほとんどが乳側切歯部で，正中部には1例のみ	正中，乳中切歯部，歯列弓外（乳中切歯の舌側）
	隣在する乳切歯への影響	捻転，生理的空隙の閉鎖など，歯の移動を生じる	動揺，脱落など歯根吸収を生じる
	形　態	切歯形	円錐歯（切歯形をしたものはきわめて少ない）
	萌出時期（齲蝕の状態）	隣在する乳切歯とほぼ同じ時期（齲蝕進行状態も同様）	乳歯列期以降（齲蝕は認められない）
	色　調	乳歯色（白色）	永久歯色（黄白色）
X線診査	歯　根	歯根形成状態は隣在する乳切歯と同程度．歯冠/歯根比が小さく，髄腔比が大きい．生理的歯根吸収が生じる	歯冠/歯根比が大きく，髄腔比が小さい．生理的歯根吸収は生じない
	後継永久歯胚	約30％は有する	ない
	X線透過度	隣在する乳歯エナメル質と同じ	隣在する乳歯エナメル質より低い

表3 歯冠幅径，唇舌径，高径（mm）

歯種		幅径	唇舌径	高径
症例1	B2|	5.2	4.2	4.1
	B1|	5.7	4.5	6.3
	A|	6.3	4.5	4.7
	|A	6.3	4.5	4.7
	|B	5.2	4.4	4.6
症例2	B|	5.0	3.7	4.4
	◎	5.9	4.1	5.8
	A|	6.2	4.3	5.2
	|A	6.6	4.3	4.3
	|B	5.1	4.1	4.1
症例3	B|	5.4	4.3	5.0
	◎	5.3	4.4	6.4
	A|	6.6	4.4	5.6
	|A	6.9	4.4	5.6
	|B	5.7	4.4	5.6

◎は乳歯過剰歯を示す

表4 歯列弓幅径，長径，高径（mm）

			症例1	症例2	症例3	平均値
歯列弓幅	上顎	Ⅲc−Ⅲc	31.3	30.8	30.9	30.44
		Ⅲ1−Ⅲ1	25.9	25.5	26.1	25.48
		Ⅳ−Ⅳ	39.3	39.3	39.3	39.85
		Ⅴ−Ⅴ↑	45.9	45.7	48.5	47.76
	下顎	Ⅲc−Ⅲc	22.2	22.3	22.8	23.84
		Ⅲ1−Ⅲ1	19.1	18.6	18.8	19.55
		Ⅳ−Ⅳ	30.5	29.4	30.9	33.48
		Ⅴ−Ⅴ↑	38.9	36.0	40.6	39.78
歯列弓長	上顎	Ⅰ−Ⅲ	8.7	9.0	10.4	8.35
		Ⅰ−Ⅴ	22.3	23.7	25.1	22.85
	下顎	Ⅰ−Ⅲ	4.7	5.1	5.8	5.51
		Ⅰ−Ⅴ	17.0	19.1	20.3	19.59
歯列弓高		dental	2.8	5.0	2.8	3.96
		Ⅰ−Ⅰ	7.0	9.4	7.3	7.86

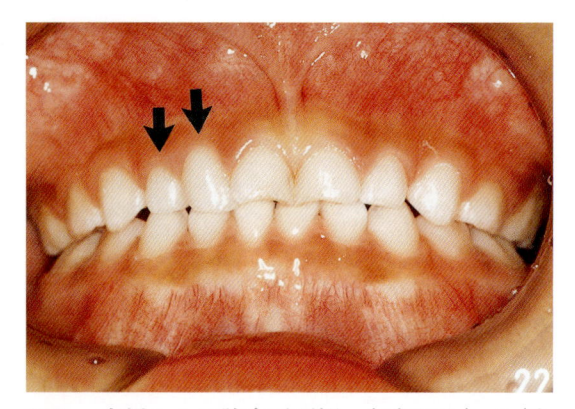

図1a 症例1：口腔内正面観．矢印はB1|，B2|を示す．

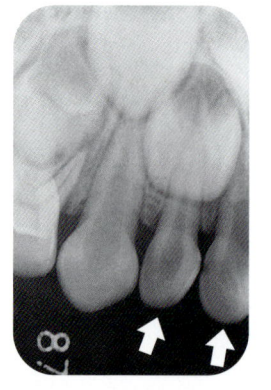

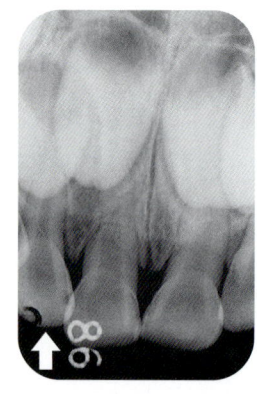

図1b, c 症例1：X線写真像．矢印はB1|，B2|を示す．

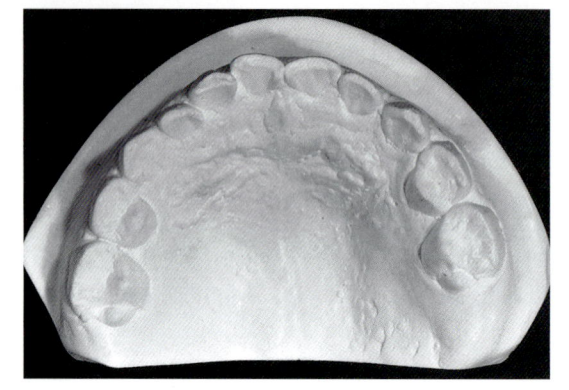

図2a 症例1：上顎歯列模型．

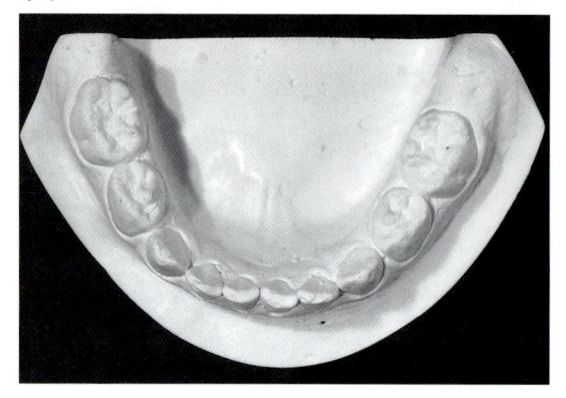

図2b 症例1：下顎歯列模型．

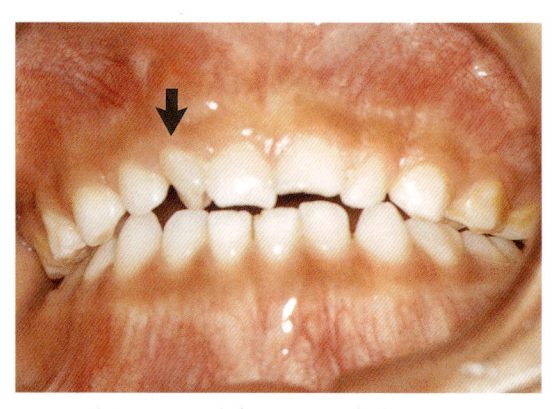

図3a 症例2：口腔内正面観．矢印は乳歯過剰歯を示す．

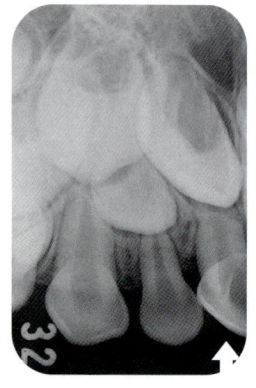

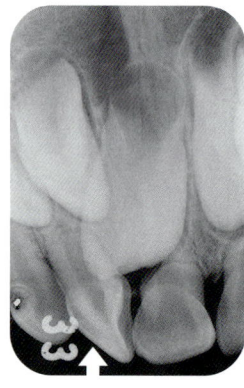

図3b, c 症例2：X線写真像．矢印は乳歯過剰歯を示す．

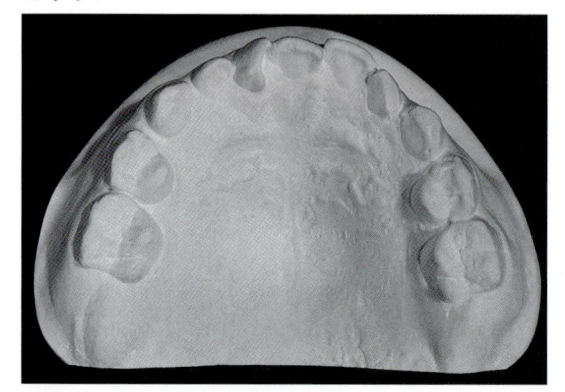

図4a 症例2：上顎歯列模型．

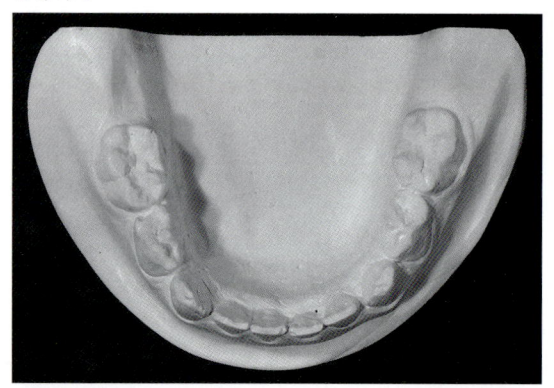

図4b 症例2：下顎歯列模型．

■上顎乳歯過剰歯■

Ⓢは過剰歯
○は永久歯歯胚

⑦	⑥	⑤	④	③	②	Ⓢ	①	①	②	③	④	⑤	⑥	⑦
		E	D	C	B	Ⓢ	A	A	B	C	D	E		
		E	D	C	B		A	A	B	C	D	E		
⑦	⑥	⑤	④	③	②		①	①	②	③	④	⑤	⑥	⑦

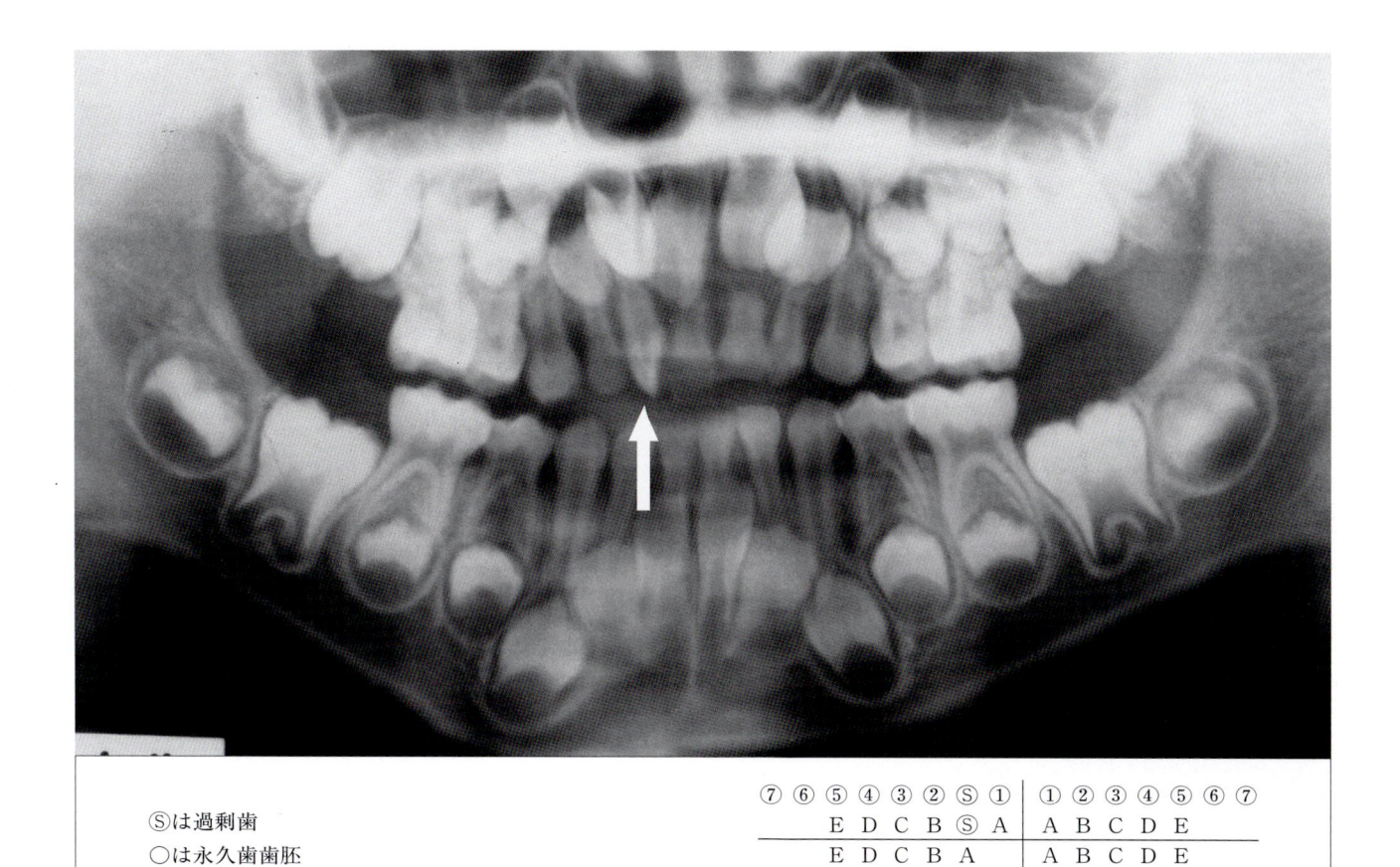

図5 症例2：パノラマX線写真像．矢印は乳歯過剰歯を示す．

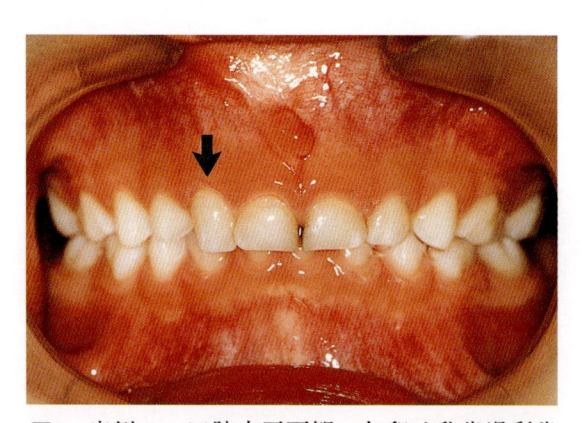

図6 症例3：口腔内正面観．矢印は乳歯過剰歯を示す．

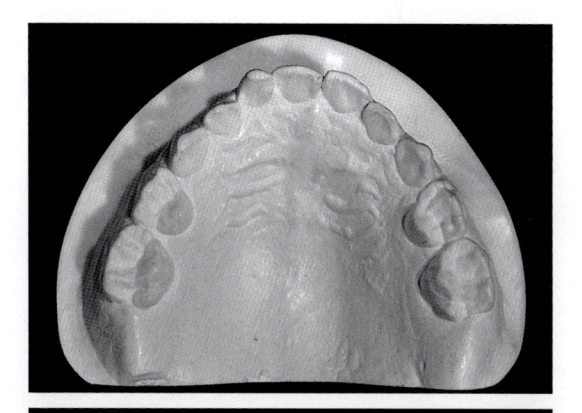

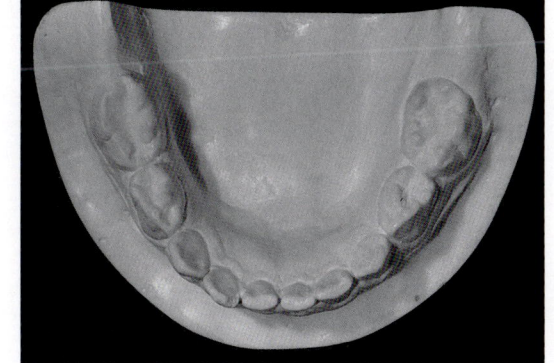

図7a 症例3：上顎歯列模型．
図7b 症例3：下顎歯列模型．

⑦	⑥	⑤	④	③	②	Ⓢ	①	①	②	③	④	⑤	⑥	⑦
		E	D	C	B	Ⓢ	A	A	B	C	D	E		
		E	D	C	B		A	A	B	C	D	E		
⑦	⑥	⑤	④	③	②		①	①	②	③	④	⑤	⑥	⑦

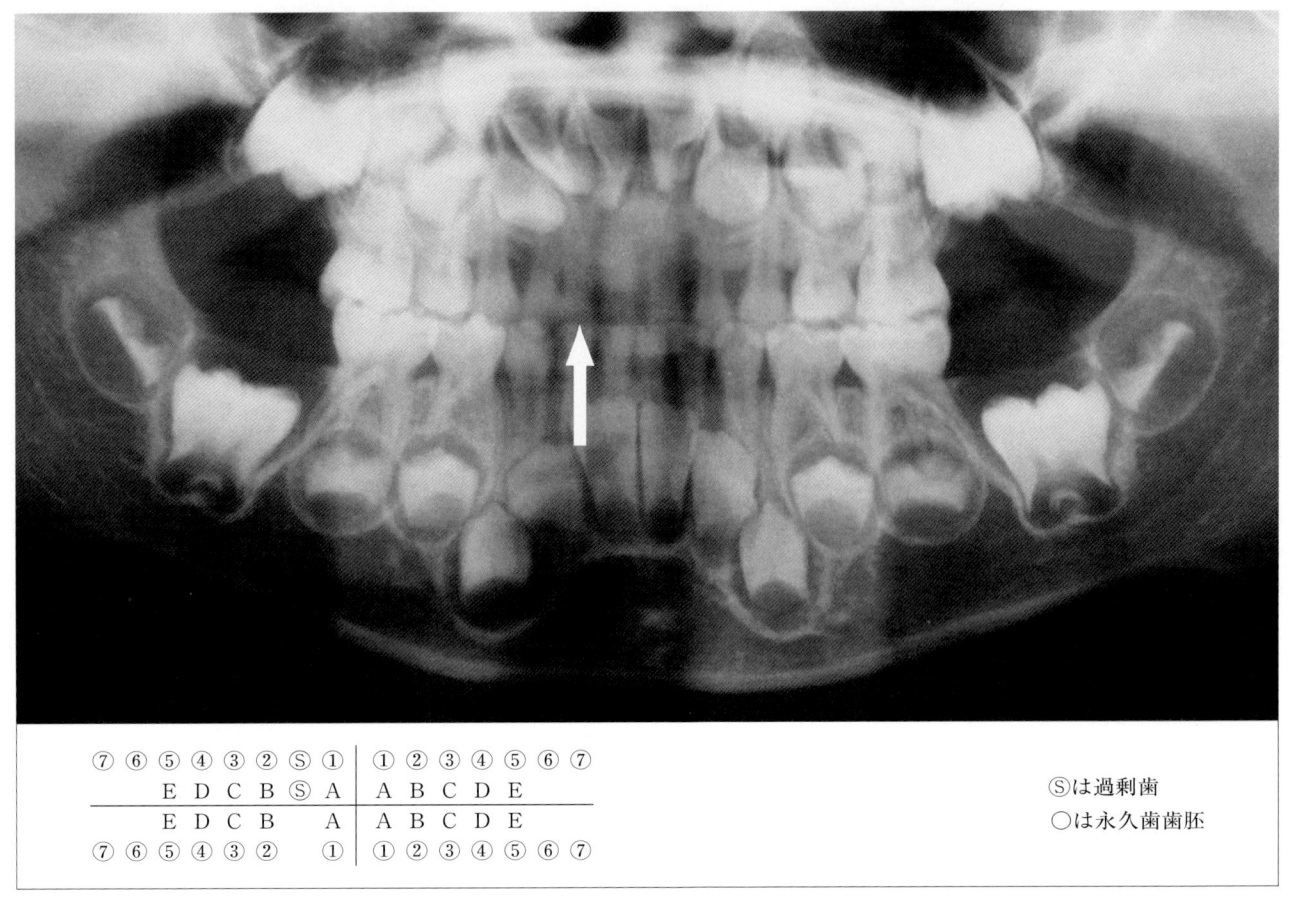

Ⓢは過剰歯
○は永久歯歯胚

図8 症例3：パノラマX線写真像．矢印は乳歯過剰歯を示す．

乳歯埋伏歯
Impacted Tooth

1. 定義および原因

歯の埋伏は，半埋伏歯（歯肉上に一部萌出をみる場合）と完全埋伏歯（全く萌出をみない場合）に分けられる．石川は，歯の埋伏とは，一定の萌出時期を過ぎても歯冠が萌出しないで，口腔粘膜下または顎骨内にかくれている状態としている．そして，乳歯の埋伏は永久歯に比べると出現度は低く，部位別では乳臼歯に最も多く，ついで乳犬歯，乳切歯の順であると述べている．

一般に，歯は萌出以前にも顎骨内で口腔内に向かって移動を行っているといわれ，歯根が1/3〜1/2形成されると萌出を始めるとされている．Grønは歯の萌出は歯根形成状態と密接な関係があり，2/3形成された状態で歯槽骨頂縁を貫き，3/4形成された時期に萌出すると述べている．

一般的な原因としては，①全身的原因として，くる病，ダウン症候群，クレチン病，鎖骨頭蓋異骨症，小児性粘液水腫，結核，先天性梅毒，内分泌機能異常，外胚葉性異形成症などがある．②局所的原因としては，乳歯の晩期残存・早期喪失，骨性癒着，歯槽骨の肥厚，口腔粘膜の肥厚，隣接歯の位置異常・形態異常，歯牙腫，慢性骨髄炎，濾胞性歯嚢胞などがあげられる．

1歯または数歯の埋伏の原因については，
1．埋伏歯の歯胚の位置異常，萌出方向の異常
2．埋伏歯の萌出の障害
　①萌出部位の不足
　②埋伏歯自身の大きさと形の異常
　③埋伏歯の濾胞性歯嚢胞，あるいは歯牙腫
　④隣接歯の歯根嚢胞
　⑤顎骨の腫瘍
　⑥顎骨との癒着，骨の肥厚，歯肉の線維性肥厚
　⑦骨折
　⑧全身疾患
　⑨遺伝

などが考えられている．

乳歯の埋伏についての症例は非常に少ない．このうち，歯胚の位置異常および方向異常によると思われるもの，局所的刺激によると思われるもの，萌出余地の不足によると思われるもの，腫瘍によるもの，歯肉の肥厚によるもの，顎骨との癒着によると思われるもの，後継永久歯の位置異常によると思われるものが報告されている．

2. 頻度

永久歯群は乳歯群よりも発現頻度が高く，好発部位は乳歯群では乳臼歯に最も多い．

ついで乳犬歯および乳切歯の順である．永久歯群では下顎智歯，上顎智歯，犬歯，下顎第二小臼歯の順に多いといわれている．また，過剰歯とくに上顎中切歯部の過剰歯は埋伏していることが多い．頻度に関しては，中村らは3.6％，井上らは3.3％と報告している．

3. 症例の特徴

1歯または数歯が埋伏している場合と，多数歯が埋伏している場合とがあり，また歯が完全に顎骨内にある完全埋伏歯と歯冠の一部を口腔に露出している不完全埋伏歯とに区別される．

[症例] 初診時3歳7か月の正常女児で，$\overline{E|}$が完全に埋伏していた例である．5歳11か月の現在まで経過観察を行った．

① **全身所見** 初診時（3歳7か月，身長101.2cm，体重14.2kg，カウプ指数13.9であった．現在（5歳11か月）の身長117.2cm，体重19.0kg，カウプ指数13.8で，初診時，現在とも体格はややせ型である．発育，栄養状態に異常は認められない．

② **口腔内所見** 初診時（3歳7か月），$\overline{E|}$以外の全乳歯の萌出は完了しており，ヘルマンの歯齢はⅡAであった．$\overline{E|}$は完全埋伏の状態で，粘膜には発赤，腫脹，膨隆など異常所見は認められなかった．$\overline{A|A}$のC_2以外には硬組織の異常はみられなかった．

現在（5歳11か月）も$\overline{E|}$の萌出はみられず，$\overline{E|}$相当部歯肉の舌側に膨隆を触れる．$\overline{E|}$の開窓術施行後，同部位は瘢痕治癒し，瘻孔がみられる．そのほかに著しい軟組織の異常は認められない．$\overline{A|A}$にはフッ化ジアンミン銀が塗布され，$\overline{D|}$の咬合面，遠心隣接面にコンポジットレジンが充填されている．

咬合状態については，正中は左側に2mm偏位し，オーバージェット2mm，オーバーバイト3mmである．ターミナルプレーンは右側は垂直型である．$\overline{|D}$は遠心に傾斜し，$\overline{|E}$の挺出がみられる．

歯列は上下とも半円型で，小野の計測値によると上下歯列幅径，下顎の歯列長径は標準値を上まわり，上顎歯列長径は標準値より小さな値を示している．歯冠の近遠心幅径は，小野の標準値と比較するとすべて大きな値を示した（**図1a〜c, 図2a, b**）．

X線写真所見は，パノラマX線，デンタルX線，咬合法X線写真を用いて観察を行った．初診時，上下顎とも乳歯の歯数の異常は認められなかった．永久歯胚は$\frac{87|78}{8|58}$が未確認であった．歯の発育状態はMoorreesの歯牙発育段階と比較すると，3歳8か月に相当し暦年齢とほぼ一致した．$\overline{E|}$は顎骨内に埋伏しており根尖は未完成であった．歯根膜腔は連続して観察でき，Ankylosisを思わせる所見は認められなかった．また，傾斜，捻転などの位置異常もなく，萌出方向にも異常は認められなかった．後継永久歯胚は確認できなかった（**図3a, b**）．

開窓術施行後は，歯冠上の歯槽骨は除去されていたが，萌出傾向は認められず，約1年後のX線写真では歯槽骨が再生されていた．$\overline{|E}$の萌出は全くみられず，$\overline{|6}$が近心に傾斜し，$\overline{|E}$への接近が認められた．

現在（5歳11か月），永久歯胚は$\frac{8|8}{8|8}$を除いてすべて確認できる．歯の発育状態は，Moorreesの歯牙発育段階では4歳11か月に相当し，暦年齢との間に1年の遅れがみられる．とくに，$\overline{234}$の形成が標準に比し遅れている．また，下顎前歯部の歯根の吸

収が開始されておらず，標準に比し遅れている傾向にある．E̲の位置に変化はなく根尖は閉鎖されている．E̲と並んでE̲の舌側に5̲の歯胚が存在している．5̲の発育状態は反対側とほぼ同様と思われる．また，E̲の歯冠上に6̲が萌出しつつある（**図4a, b**）．

　　側方セファログラムを用いて，飯塚のPolygon，小野のプロフィログラムと比較検討を行った．その結果，下顎前歯の舌側傾斜，オトガイ部の突出以外に著しい異常は認められなかった．

4．処　　　置

埋伏歯はその位置，歯軸の偏位，捻転の度合，歯根の完成度，歯根の湾曲度や周囲組織の状態などを診査し，総合的に判断して，経過観察をするか，開窓をするか，あるいは牽引誘導を行う，などの処置を決定しなければならない．場合によっては，隣在歯の根や周囲組織に損傷を与えないよう注意して抜歯する必要もある．

参考文献

1. 中村進治：埋伏歯の診断と治療1，1-10，書林，1978.
2. 井上直彦：埋伏歯について―歯科矯正学の立場から―，日矯歯誌，20：67-81，1961.
3. 高見由佳，進士久明，副島嘉男，本川　渉：本学小児歯科外来における埋伏歯の牽引症例について，小児歯誌，32：587-594，1994.
4. 岡本潤子，長坂信夫：埋伏下顎第2乳臼歯の1症例，広大歯誌，15：211-217，1983.

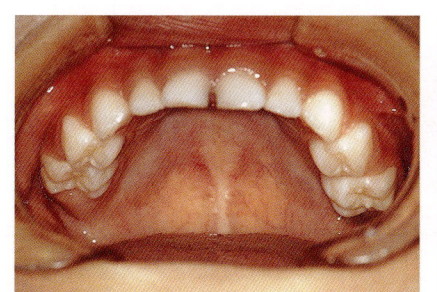

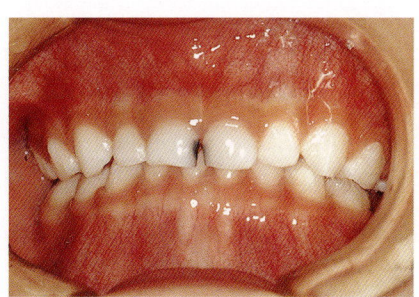

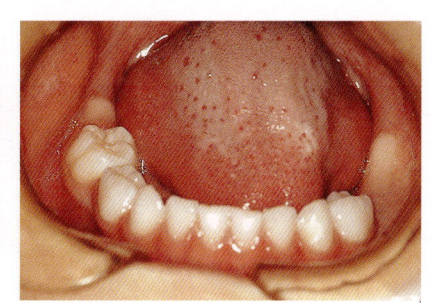

```
E D C B A | A B C D E
E D C B A | A B C D ○
```

図1a～c　初診時（3歳7か月）口腔内．**a**：上顎，**b**：咬合時正面観，**c**：下顎（○は未萌出）．

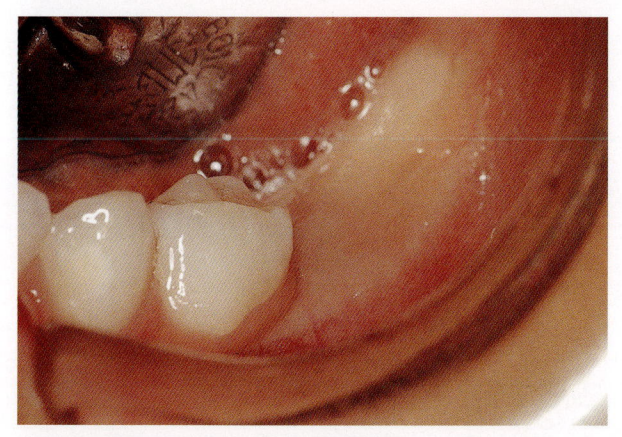

図2a　初診時（3歳7か月）のE̲部． 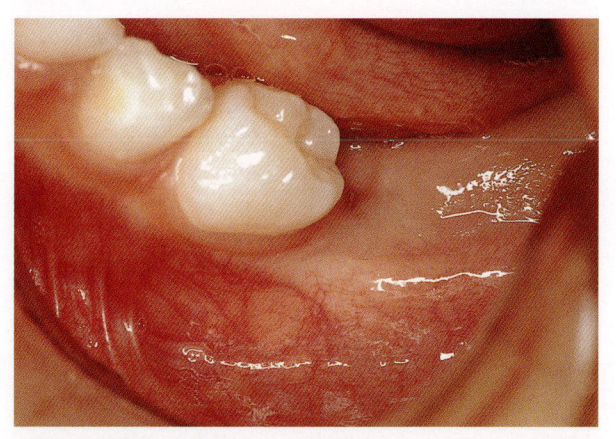　　　　　　**図2b**　再診時（5歳11か月）のE̲部．

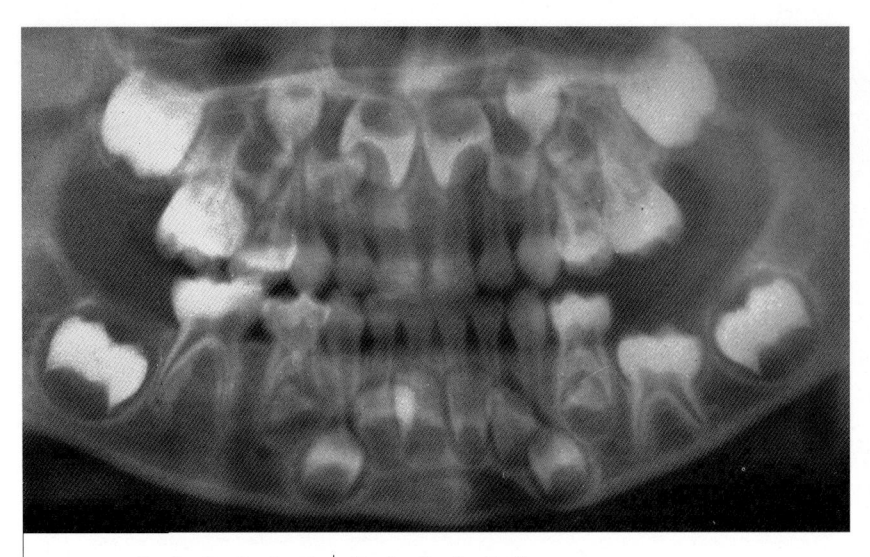

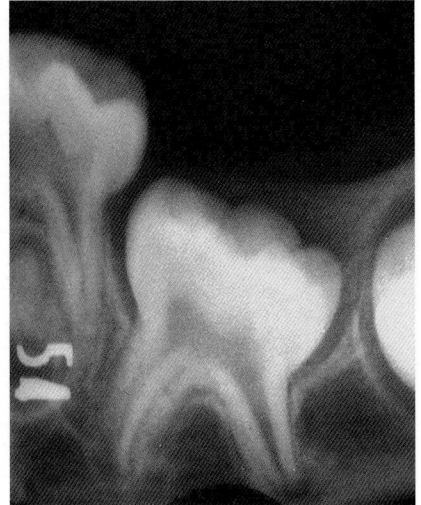

⑥	⑤	④	③	②	①	①	②	③	④	⑤	⑥
	E	D	C	B	A	A	B	C	D	E	
	E	D	C	B	A	A	B	C	D	Ｅ	
⑥	⑤	④	③	②	①	①	②	③	④		⑥

Ｅは未萌出歯
○は永久歯歯胚

図3a, b 初診時（3歳7か月）．**a**：パノラマX線写真像，**b**：埋伏歯Ｅのデンタル X線写真像．

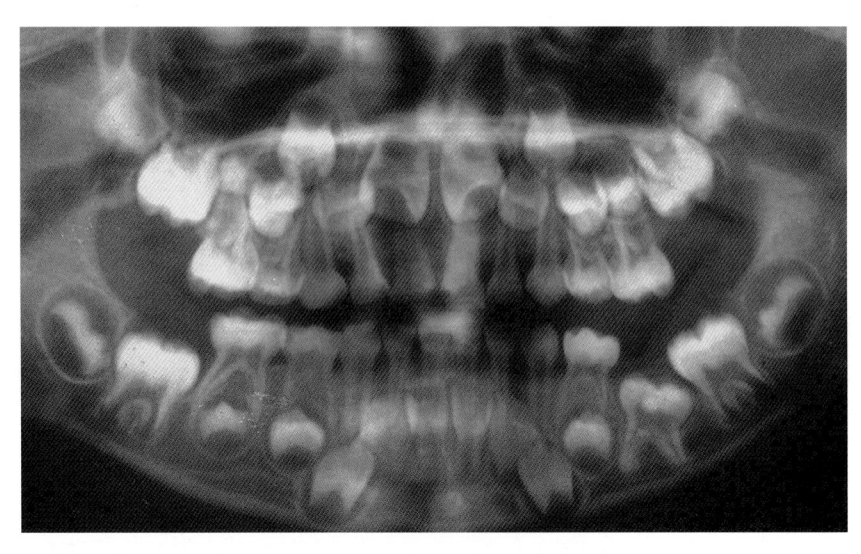

⑦	⑥	⑤	④	③	②	①	①	②	③	④	⑤	⑥	⑦
		E	D	C	B	A	A	B	C	D	E		
		E	D	C	B	A	A	B	C	D	Ｅ		
⑦	⑥	⑤	④	③	②	①	①	②	③	④		⑥	⑦

Ｅは萌出歯
○は永久歯歯胚
6̲の近心傾斜

図4a 再診時（5歳11か月）パノラマX線写真像．

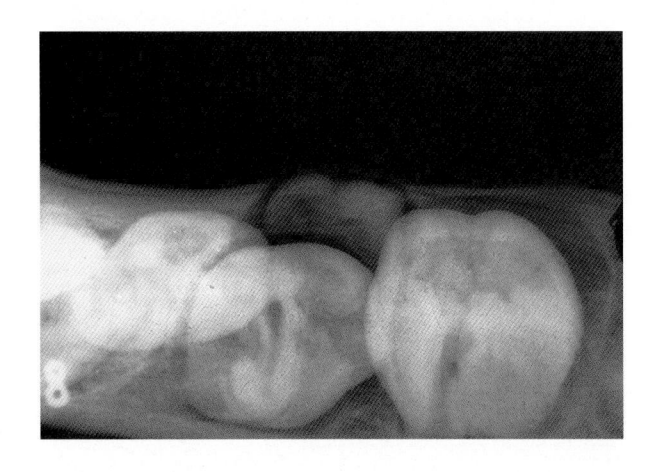

図4b 再診時（5歳11か月）咬合法X線写真像．5̲の歯胚が存在する．

乳歯外傷による永久歯歯冠形態異常

Crown Malformation of Permanent Teeth Derived from Traumatic Injuries to a Primary Tooth

1. 定義および原因

　小児歯科臨床において，外傷を主訴として来院する患者は少なくない．槇本ら，木村ら，稗田ら，間下ら，藤居らは乳歯外傷に関する実態調査を行い，報告している．これらの報告から，乳歯外傷は，2歳前後に最も高頻度に発生し，好発部位は上顎前歯部，受傷の状態としては脱臼が多い．乳歯が外傷を受けた場合，顎骨内での位置関係から，後継永久歯胚にも障害が及ぶといわれている．

　Rushtonは，乳歯外傷既往のある下顎前歯の歯冠屈曲を5症例報告している．Schreiberは，陥入乳歯42症例を追跡調査した結果，8症例の後継永久歯にエナメル質欠損を認め，その欠損は茶色もしくは，白色を呈しており，その表面は滑沢なものから粗造なものまでさまざまであったが，どの場合も欠損部位は硬かったと報告している．

　Hallらも，外傷によって永久歯のエナメル質形成不全，歯根形成不全，埋伏がみられた症例を報告し，歯の発育段階のうち，開始期，増殖期，組織分化期，形態分化期にダメージを受けると，正常な発育パターンから逸脱し，障害が認められると述べている．MacGregorは，乳歯外傷が重篤であればあるほど，受傷時年齢が低ければ低いほど，永久歯胚の被るダメージは大きくなる可能性があると述べ，永久歯に現れる障害として，①エナメル質外層のみの形成不全，②エナメル質と象牙質の形成不全，③石灰化不全，④湾曲をあげている．また，Andreasenらは，後継永久歯に現れる発育障害は受傷時年齢，乳歯の被った外傷のタイプ，歯槽骨破折の有無によって決まると述べている．

　歯の発育障害の原因は，全身的原因と局所的原因に分けられ，全身的原因として，栄養障害，ビタミンの欠乏，内分泌障害，先天性梅毒，遺伝など，局所的原因として，炎症，外傷があげられている．全身的原因の障害は左右対称に現れるが，局所的原因の障害は局部に限られているのが普通である．乳歯外傷が後継永久歯に発育障害を起こす過程として，直接的機械力によるものと外傷後の感染によるものの二つが考えられる．Sellisethは外傷後，乳歯を抜歯した方が，保存したものよりも後継永久歯の障害は少ないと述べている．

　AndreasenらやRavnは，サルの上顎乳中切歯を陥入させた乳歯の研究の結果，陥入乳歯をそのまま保存していた例では，抜歯した例と比較すると，エナメル上皮のダメージが激しいと述べている．Andreasenらは，永久歯の障害は乳歯の変位が起こった瞬間に引き起こされるものであり，その後の治療は，疫学的要因として，あまり重要でないと述べている．

2. 頻度

　乳歯外傷時，その後継永久歯が発育障害を生ずる頻度を，Andreasenらは41％，間

下らは65.8％，尾崎は63.7％と報告している．発育障害の発生頻度を乳歯外傷のタイプ別にみると，Andreasenらは，乳歯が陥入（intrusive luxation）した場合36歯中25歯（69％）に，関節離断（exarticulation）した場合27歯中14歯（52％）に，亜脱臼（sub-luxation）した場合35歯中12歯（27％），挺出（extrusive luxation）した場合76歯中26歯（34％）に，永久歯の障害を認めている．亜脱臼や挺出の場合には，乳歯と後継永久歯の間に存在する硬・軟組織にわずかの衝撃が加わるだけなのに対し，陥入の場合には，歯槽骨の破折や粉砕を伴い，永久歯に外力が直接加わるため，発生頻度が高くなると述べている．

そして，関節離断の場合，高頻度に発育障害がみられるのは，乳歯特有の病因を反映していると述べている．Ravnは，乳歯が陥入した場合と関節離断した場合に，後継永久歯に現れる発育障害を比較研究しており，その中で，発育障害の発生頻度は，陥入54％であるのに対し，関節離断74.1％であり，5％の危険率で有意差があるとしている．

尾崎は陥入を生じた15歯中11歯（73.3％）の後継永久歯に発育障害を認めている．また彼は，実験的にイヌの乳歯を陥入させて，後継永久歯に現れる影響を調べているが，障害発生頻度は74％と報告している．このとき陥入させなかった乳歯（陥入歯の隣在歯）の後継歯においても47％に発育障害を認めており，これは臨床で行われる受傷後の整復固定や抜歯，あるいは投薬などの処置を施していないために生じたものであろうと述べている．

発育障害の発生頻度を受傷時年齢別にみると，Andreasenらは4歳以前と以後では発生頻度が大きく違うと報告しており，これは発育中の歯胚は発育初期に感受性が高いためと述べている．尾崎も，1～3歳までの間は増齢につれて発生頻度が高くなるが，4歳を過ぎると発生頻度は急に低くなると報告しており，これは先行乳歯の歯根尖と後継永久歯胚の位置的関係の変化，乳歯根の完成度や生理的吸収，後継永久歯胚の石灰化の進行程度などが影響しているものと述べている．

3．症例の特徴

乳歯に加わった外力が後継永久歯胚に及んだとき，永久歯に現れる障害は，受傷時の臨床的要因によってさまざまな形態を呈すると考えられる．Sellisethは，後継永久歯に現れる障害を，①歯根の湾曲，②著明なエナメル質形成不全，③軽度なエナメル質形成不全，④石灰化不全，⑤萌出障害，⑥臨床上異常なし，の6種類に分類している．また，Andreasenらは，乳歯外傷によって永久歯に生じた発育障害を，①白色または黄褐色のエナメル質の変色，②白色か黄褐色のエナメル質の変色と水平的なエナメル質形成不全，③歯冠の湾曲歯，④オドントーマ様の異形成歯，⑤複根歯，⑥口腔前庭部への歯根湾曲歯，⑦側方への歯根湾曲，⑧歯根発育の部分的あるいは完全停止，⑨歯胚全体の脱離，⑩萌出障害の10項目に分類している．⑨，⑩の所見は，①～⑧の二次的なものであるため，以後，臨床的要因との分析は行われていない．その発現頻度は後出の**表1**のように報告しており，後継永久歯に現れる障害としては，エナメル質の障害が最も多いことがわかる．

エナメル質の障害について，Viaは，乳歯外傷の既往のある患児の後継永久歯に，

エナメル質欠損を認めた症例を報告し，エナメル質欠損は，外傷，代謝異常，テトラサイクリン投与，遺伝などによって起こり，エナメル基質形成障害の結果である減形成（hypoplasia）と石灰化障害の結果である未成熟（hypomaturation）に分けられると述べている．Andreasenらは，エナメル基質形成障害の結果を外エナメル質形成不全，石灰化障害の結果を内エナメル質形成不全とよんでおり，前歯のエナメル質形成不全の約10%は，外傷によるものだと述べている．

エナメル質の障害と臨床的要因との関係について，Andreasenらは，白色または黄褐色のエナメル質の変色は，乳歯外傷のタイプ，受傷時の歯胚形成時期に関係なく発現するのに対し，白色か黄褐色のエナメル質の変色と水平的なエナメル質形成不全歯は，歯冠形成時期に，主に陥入や挺出が加わった場合に発現すると述べ，エナメル質の二次石灰化は，幅広い時期にわたって行われ，歯根形成の初期もまだ続いていることの証明と考えている．

歯冠や歯根の形態異常については，その発現頻度は，エナメル質の障害に比較してはるかに低く，Rodda，井上，高木による症例報告がある．Andreasenらは，乳歯外傷の影響が現れた後継永久歯207歯のうち13歯をオドントーマ様異形成歯と分類している．そのオドントーマ様異形成歯とは，病理組織学的検索をすると歯牙硬組織の集合状態が複合性歯牙腫（complex odontome）の形態を呈しているもので，好発部位は上顎前歯部，受傷時年齢は，1歳以下から3歳にわたっており，歯冠1/4形成あるいは，それ以下でなかったかと推測している．

また，乳歯外傷のタイプは，陥入と関節離断が多く，後継永久歯13歯中12歯は埋伏していたと述べている．オドントーマは歯の硬組織，すなわち象牙質，エナメル質，セメント質の増殖からなる病変として定義されており，その発生機序は，歯の形成組織として分化能の高い歯芽組織が，何らかの刺激によって増殖し生じると考えられている．外傷がその刺激となりうることは，笹野が述べており，HitchinやLevyも外傷によるオドントーマの発現例を報告している．しかしLevyは，外傷刺激によって生じた形態異常歯とオドントーマは組織学的に鑑別するのは困難であるが，両者を明確に区別し，オドントーマとは正常な歯とは別に，新しい組織の成長したものであるとしている．

[症例]　8歳10か月の男児．上顎右側前歯部の歯冠形態異常を主訴として来院．

家族歴は7歳1か月の弟に上顎正中部埋伏過剰歯を1歯認めるほか，特記すべきことはない．既往歴としては，胎生期および出生時において，特記すべきことはないが，4歳7か月のとき，急性リンパ性白血病（以下，ALLと略す）を発病した．現病歴は，母親への問診によると1歳6か月頃，上顎乳前歯部を打撲し，上顎右側乳中切歯（A|）は，約90度回転し，歯槽骨内に陥入したため，同歯の抜歯処置を受けたとのことである．2 1|とも，萌出直後から歯冠形態異常に母親が気づいていたが，ALL加療中のため，今回の受診まで放置していた．

全身的所見は，初診時体重28.0kg，身長131cm，ローレル指数124.6で標準である．ALLについては，寛解後，現在も広島市民病院にて，2週間に一度の定期検査を受け，同病院のプロトコールに従った治療を受けている．

口腔内所見では，$\frac{6EDC21|12CDE6}{6\ DC21|12C456}$ の乳歯9歯，永久歯14歯を認める．

ヘルマンの歯齢はⅢBである．$\frac{E}{6}$にC₁，$\underline{D}$にC₂の齲蝕を認め，$\frac{6ED|C}{6\ |D}$には修復処置がなされている．$\underline{1|}$は，歯頸側1/2はエナメル質に被覆されているが，切端側1/2は，遠心隅角部にエナメル質をみるだけで，黄白色の象牙質が露出しており，探針により擦過痛を認めた．$|2$は栓状歯の形態を呈していた．$\underline{2|}$は，歯冠中央から切端側にかけて，黄色を帯びた硬組織が歯冠周囲をとりまいていた．硬組織の表面は，粗造感があり，その中に周囲よりもやや白く光沢のある部位が散在していた（**図1a, b，図3**）．

歯冠近遠心幅径は，上顎前歯部以外は，左右同名歯間に著しい違いはなかった．上顎では，$\underline{2|}$，$\underline{C}$，$\underline{D}$，$\underline{E}$，$\underline{6}$が，下顎では，$\overline{D}$，$\overline{6}$が1SDよりも小さい値を示した．なお，$\underline{1|}$，$\underline{2|}$の値は右側の2本の形態異常歯を除外したものである（**図2**）．

上顎4前歯の歯冠近遠心幅径を比較すると，$\underline{1|}$のエナメル質を認める部位の幅径は，$|\underline{1}$の同部とほぼ同じ値を示した．$\underline{2|}$は形態異常のため，$|2$よりも約2.3mm大きい値を示すが，歯頸部での幅径は，4.6mmと$|2$の同部位計測値よりも小さい値を示した．

咬合状態について，正中に偏位はみられず，前歯部被蓋は，オーバージェット3.4mm，オーバーバイト1.4mmの値を示した．$\underline{2|}$の歯冠をとりまいている硬組織は$\overline{2|}$の切端と接触していた．臼歯部の咬合は，左側は1級，右側は2級の関係であった．

歯列弓を計測すると，上顎歯列は，犬歯間幅径が1SDよりも小さい値を，第一大臼歯間幅径が1SDよりも大きい値を示し，下顎歯列は，長径，幅径とも1SDの範囲内の値を示した．

X線所見は，初診時の口腔内X線写真では，永久歯の歯数異常，歯胚の位置異常，歯槽硬線の消失は認められなかった．$\overline{6|}$の歯軸の近心傾斜が認められた．

上顎前歯部の口腔内X線写真では，歯根膜腔の拡大，根尖病巣，歯髄腔の異常などは4歯とも認められなかった．歯根形成状態については，中切歯は左右とも同程度の形成であるのに対して，側切歯は右側の形態異常歯が左側の栓状歯よりも遅れていた．また，$\underline{1|}$は切端側1/2の透過性が遠心隅角部を除いて高く，肉眼的なエナメル質欠損部位と一致していた．$\underline{2|}$は，歯頸側ではエナメル質が歯冠部の輪郭を形成しているが，切端側では明確でなく不均等な透過性を示す硬組織が認められた（**図4**）．

4．処　　　置

歯質欠損（実質欠損）の程度によるが，欠損部の形態修正としてはレジンによる修復が行われ，歯冠全体の修復を必要とする場合もある．上にあげた症例の処置としては，$\underline{1|}$はエナメル質形成不全部分をレジンにて修復し，$\underline{2|}$はタービンで硬組織を削除した後，レジンで形態を整えた（**図5**）．

表1 乳歯外傷による永久歯の発育障害の分類および発現頻度

	歯 数	比 率（％）
白色または黄褐色のエナメル質の変化	49	23
白色か黄褐色のエナメル質の変色と水平的なエナメル質形成不全歯	26	12
歯冠の湾曲歯	6	3
オドントーマ様の異形成歯	0	0
複根歯	0	0
口腔前庭部への歯根湾曲	0	0
側方への歯根湾曲	3	1
歯根発育の部分的あるいは完全停止	4	2
障害なし	125	59
計	213	100

（Andreasenら，より引用）

参考文献

1. 山本益枝，中島正人，三宅雄次郎，信家弘士，秋山育也，三浦一生ほか：外傷が影響したと思われる永久歯歯冠形態異常の1例，小児歯誌，25：477-487，1987．

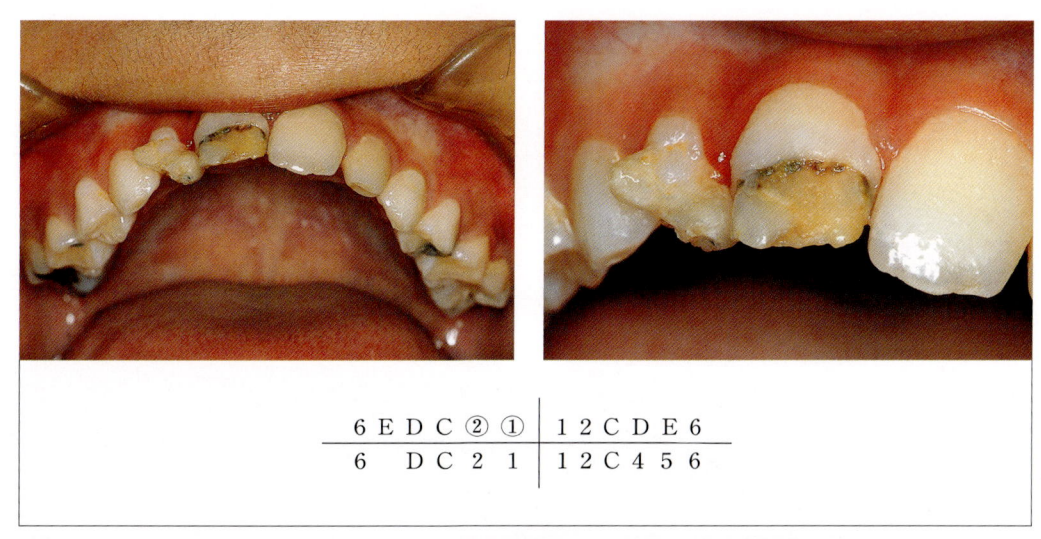

```
6 E D C ② ①  | 1 2 C D E 6
6   D C 2 1  | 1 2 C 4 5 6
```

図1a, b 初診時上顎．右は拡大図，②①が乳歯外傷による永久歯冠形態異常を示す．

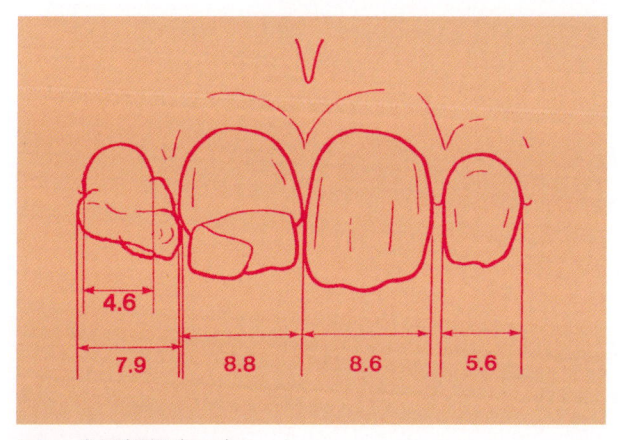

図2 歯冠幅径（mm）．

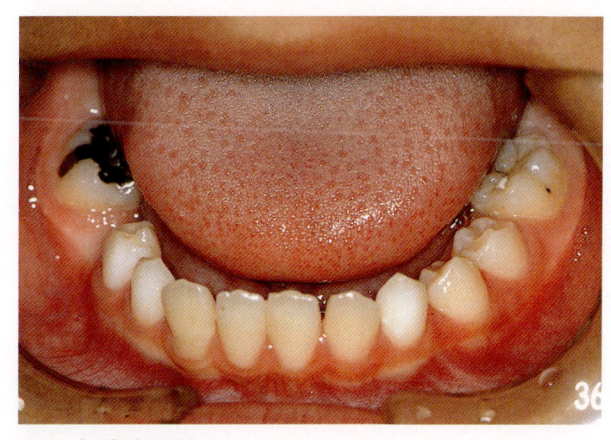

図3 初診時下顎．

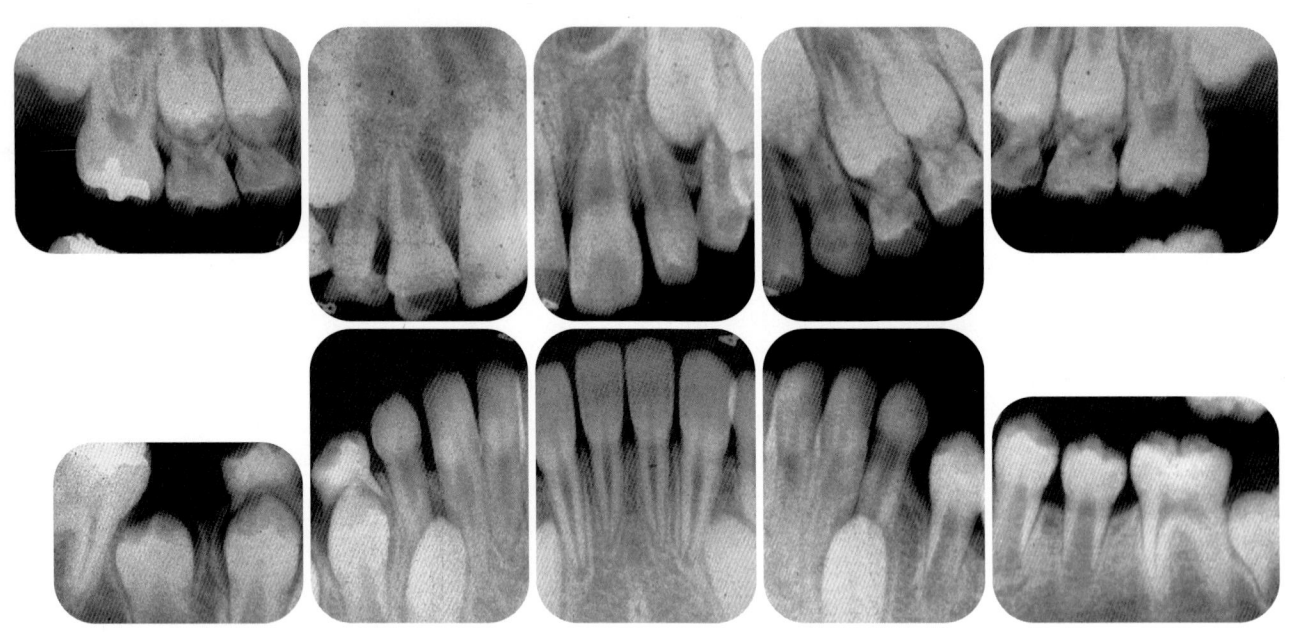

図4 初診時の全顎X線写真像．2 1|が形態異常歯．

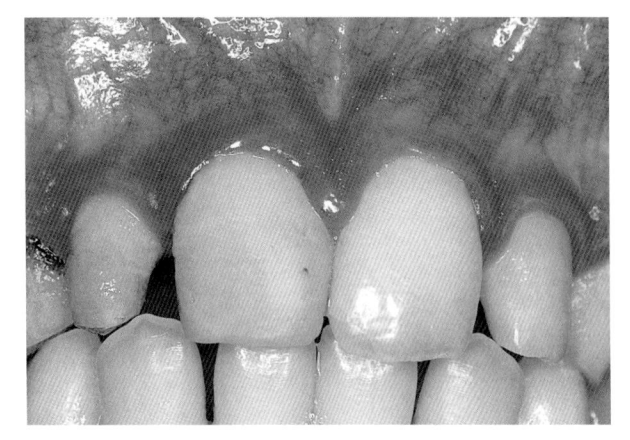

図5 2 1|の形態修正終了時．

44

上顎Odontodysplasia

Ghost Teeth

1. 定義および原因

　Odontodysplasiaは，McCallら（1947）によって初めて記載された疾患で，非対称性，局所性に現れ，エナメル質，象牙質の著しい形成不全と石灰化不全を主な特徴としている．また，Rushton（1965）はX線像で特有な幻影状を呈していることにより，Ghost teethとよんでいる．乳歯・永久歯ともに侵されるが，乳歯に認められれば，その後継永久歯も同様な状態を呈することが多い．Ghost teethは連続する数本の歯に現れるが，上顎前歯部が多く，罹患歯は萌出が遅延するか埋伏するといわれている．本症の原因は不明で，今まで約100例程度が記載されているにすぎず，わが国での報告はほとんどみない．

　Odontodysplasiaの原因は不明であるが，遺伝，栄養障害，放射線障害，外傷，感染などの因子が考えられている．しかし，患児に遺伝，栄養障害の既往はなく，また，障害が起こるほどの放射線を被曝した既往もない．外傷，感染のために起こるという報告もあるが，乳歯・永久歯の双方が障害され，それも形成初期，すなわち乳歯では妊娠5〜6か月，永久歯では生後6か月以降に障害が起こるため，外傷や感染とは考えにくい．

　Rushtonは歯堤が乳歯と永久歯に分裂する以前に，歯堤の体細胞性突然変異が起こるのではないか，あるいはウイルスの潜在感染が歯胚形成期になると活発になり，障害を起こすのではないかと述べている．GibbardやBurch，Heroldは，局所の血液供給障害によって細胞代謝に阻害が起こるのではないかと述べている．DouniauやBouyssonはその患者2名に骨成長障害がみられたとし，Gardnerは根尖部に外傷性骨嚢胞に類似した空隙がみられたとし，Burchは扁平上皮で囲繞された歯根嚢胞の1例を報告した．Sibleyらはある種の内分泌異常であると述べている．本学症例においては，その原因は不明であった．

2. 頻度

　CrawfordとAldredは，下顎より上顎が約2.5倍多いと報告している．Rushtonは分布状態を研究し，下顎より上顎が約2倍多く，部位としては，上顎前歯部に最も多く現れ，ついで上顎臼歯部，下顎前歯部で，下顎臼歯部は稀であると述べている．Gibbardは右側より左側に多いと述べている．また，著者らの症例では連続した数本の歯に現れているが，Rushton，RosenblumおよびNeupevらは連続しないケースを報告している．一般に片側性に生じるが，上顎では，正中を越えて反対側の中切歯も侵されることがある．しかしChaudhryの，右側上顎部を除く全顎の歯が侵されたという報告もある．Lustmannらは51例中11例が正中を越えて侵されていたと報告している．またHermanとMosおよびWaltonらの全歯が侵されたという報告もある．乳歯および永久歯ともに侵されるが，乳歯にみられれば永久歯にも同様の所見がみられる．

性差，人種差は認められず，普通患歯には萌出遅延あるいは埋伏が認められる．

罹患歯は齲蝕になりやすく，局所の感染を併発するとRamstomおよびAlexanderは述べており，GibbardはX線写真を撮らなければ本症は診断がつきにくく，抜歯されてしまうケースが多く，実際にはもっと頻度は高いと述べている．

3. 症例の特徴

病理組織所見においては，各研究者の記載は必ずしも一致していないが，これは検索歯の変化の程度により異なると思われる．一般にエナメル質は薄く，表面は凹凸を示し，部分的に欠如していることもある．小柱の構造についてはさまざまの記載があるが，著者らの症例では不規則であった．象牙質については，一般に障害は歯根部より歯冠部に強く，厚さは薄い．また，象牙前質は著明に認められ，肥厚している．Gardnerは冠部象牙質の障害の差により球間象牙質やcleftがみられるmild typeと，それに加え細胞封入，無構造物の出現が認められるsevere typeとの2型に分けている．また，cleftの内容や無構造物はcollagen-freeのdentinal matrixからなっていると述べている．象牙細管の構造・数については，それぞれの報告は一致していないが，CrawfordとAldredは電子顕微鏡で象牙質を観察し，象牙細管の数は減少し，構造は不規則で異常な走向を示していたと述べている．またKinirosらは象牙細管の数は減少していたと述べている．

著者らの症例では，無構造物の出現はないものの，ほぼ同様の所見であったが，象牙細管の走向は不規則であった．エナメル象牙境はRushton，Abramは不規則であったと報告しているが，本症例ではエナメル象牙境は正常像を呈していた．

歯髄については，一般に歯髄腔は異常に大きく，中に象牙質粒あるいは石灰化物の形成がみられ，髄壁部の不規則な凹凸がみられるとしている．Heroldは象牙芽細胞は数も少なく，分化の程度も低かったと述べ，歯髄内の石灰化物は，変性壊死細胞が形成したのではないかと述べている．本症例では周囲に象牙前質が認められる象牙質粒が観察され，象牙芽細胞も部分的にすうそに配列しているのが観察された．GibbardやBergmanらは未萌出歯において，エナメル質表面に球状の石灰化物が存在しているのを認め，Gibbardはそれを退縮エナメル上皮の石灰化したものであると述べているが，SappとGardnerは電子顕微鏡および組織化学所見からこれを2型に分け，いずれも一種のセメント質とみなした．本症例においては石灰化物は認められなかった．

Gibbardは根の形成について本症を約20年間観察し，根は短かったと述べているが，障害の程度が軽いケースにおいては正常に根を形成しているという報告もある．

[症例] 1歳11か月の男児．上顎左側前歯部歯肉の腫脹・出血・疼痛で来院した．

家族歴には特記事項はない．既往歴としては妊娠43週で骨盤位分娩にて出生．生下時の体重3,540g，身長50.5cm．妊娠中および出生後の全身状態について特記すべき事項はない．|ABC にOdontodysplasiaを認める．全身的には発育・栄養状態に異常は認められず，手根骨の化骨状態も正常であった．$\frac{DCBA|ABCD}{DCBA|ABCD}$の萌出をみるが，|BCは歯冠の一部しか萌出しておらず，|ABC部歯肉にび慢性の発赤・腫脹・排膿を認めた（図1a〜c，図2）．また，X線写真よって，|ABCとその後継永久歯胚にOdontodysplasia特有のX線幻影像を認めた（図3，図4）．病理組織所見では，エナメル質は薄く波状の凹凸

を呈し，小柱の構造・配列は不規則であった．象牙質も薄く厚さも不規則で，そのほとんどが球間象牙質で占められ，冠部象牙質には多くのcleftが観察され，その一部は歯髄腔にまで達するものもあった．象牙細管の走向も不規則で，肥厚した象牙前質内には象牙芽細胞や血管が陥入しているのが認められた．|Cにおいては，歯髄は正常像を呈していたが，象牙芽細胞の配列はすうそであった（**図5，図6a, b，図7a～c**）．

4. 処　　　置

Odontodysplasiaは齲蝕になりやすく，局所の感染を併発するとAlexanderは述べており，保存処置を試みた例もあるが，ほとんどが抜歯されている．Lianは視診で齲蝕が認められなくても電顕からは，cleftから細菌が侵入し歯髄炎や歯根膜炎を起こしやすいことがわかると述べている．GibbardはX線写真を撮らなければOdontodysplasiaの診断がつきにくいため，抜歯されてしまうケースが多いと述べている．

参考文献
1. 峰松小百合，坂井右子，陳　璧真，大西雄三，三浦一生，長坂信夫：Odontodysplasia(Ghost teeth)の一症例，小児歯誌，19：194-201, 1981.
2. 岡田　貢，桑原さつき，田口裕子，志俵千賀子，市川史子，信家弘士ほか：下顎に発生したOdontodysplasia(Ghost teeth)の一症例，小児歯誌，33：614-623, 1995.
3. 長坂信夫，岡田　貢，香西克之，簡　妙蓉：Odontodysplasia(Ghost teeth)の症例，小児歯科臨床，3(7)，81-88, 1998.

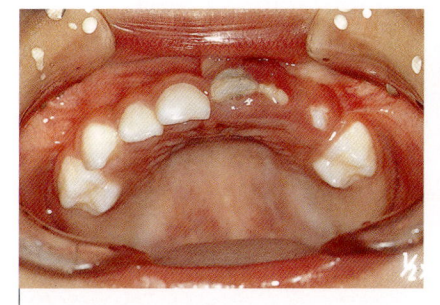

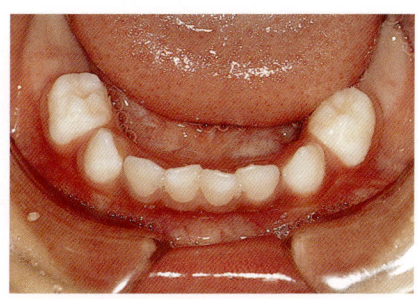

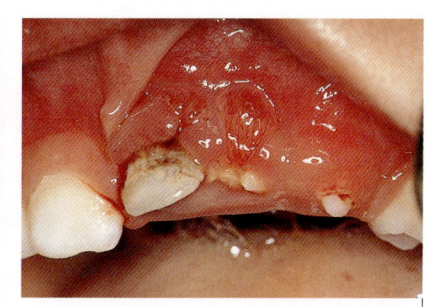

図1a～c　初診時口腔内，□がOdontodysplasia．**c**：上顎左側前歯部歯肉．　　　1a｜1b｜1c

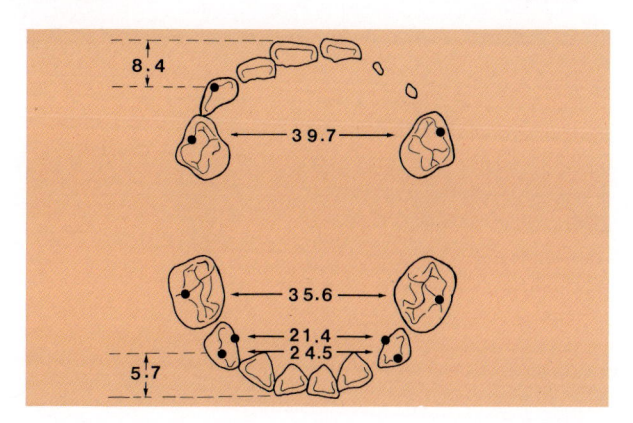

図2　歯列計測値(mm)，＜小野による＞．

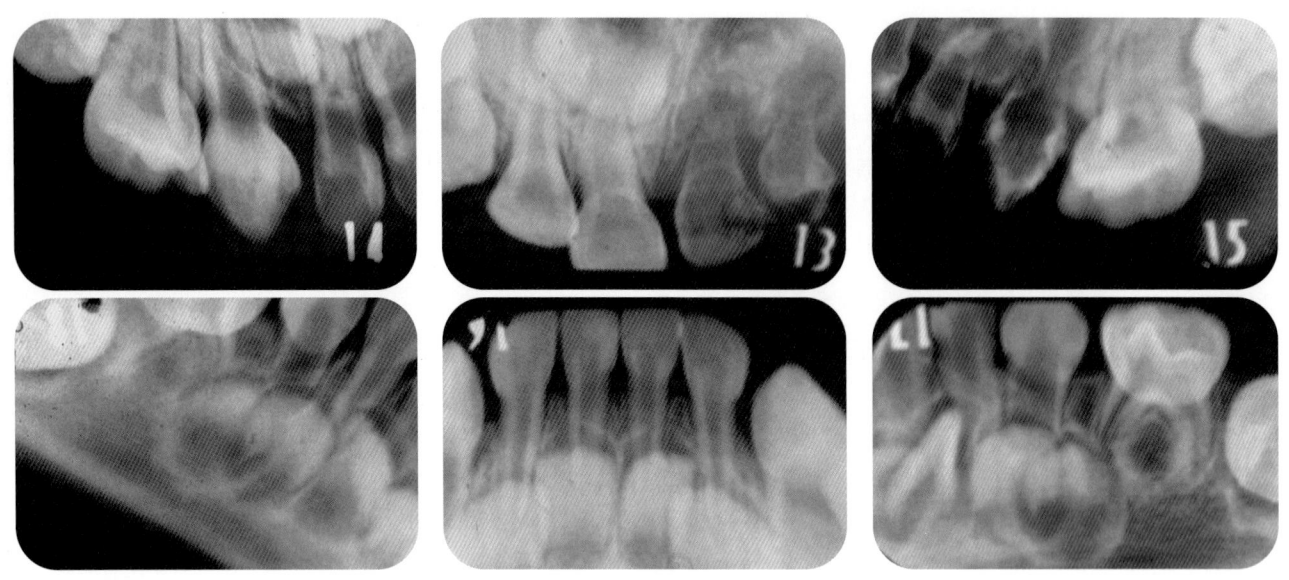

図3 X線写真像，|ABC がOdontodysplasia．

	⑥	④	② ①			④		⑥	
	Ⓔ	D	C B A	A	B	C	D	Ⓔ	
	Ⓔ	D	C B A	A	B	C	D	Ⓔ	
	⑥		③ ② ①	① ② ③				⑥	

□はOdontodysplasia
○は永久歯歯胚

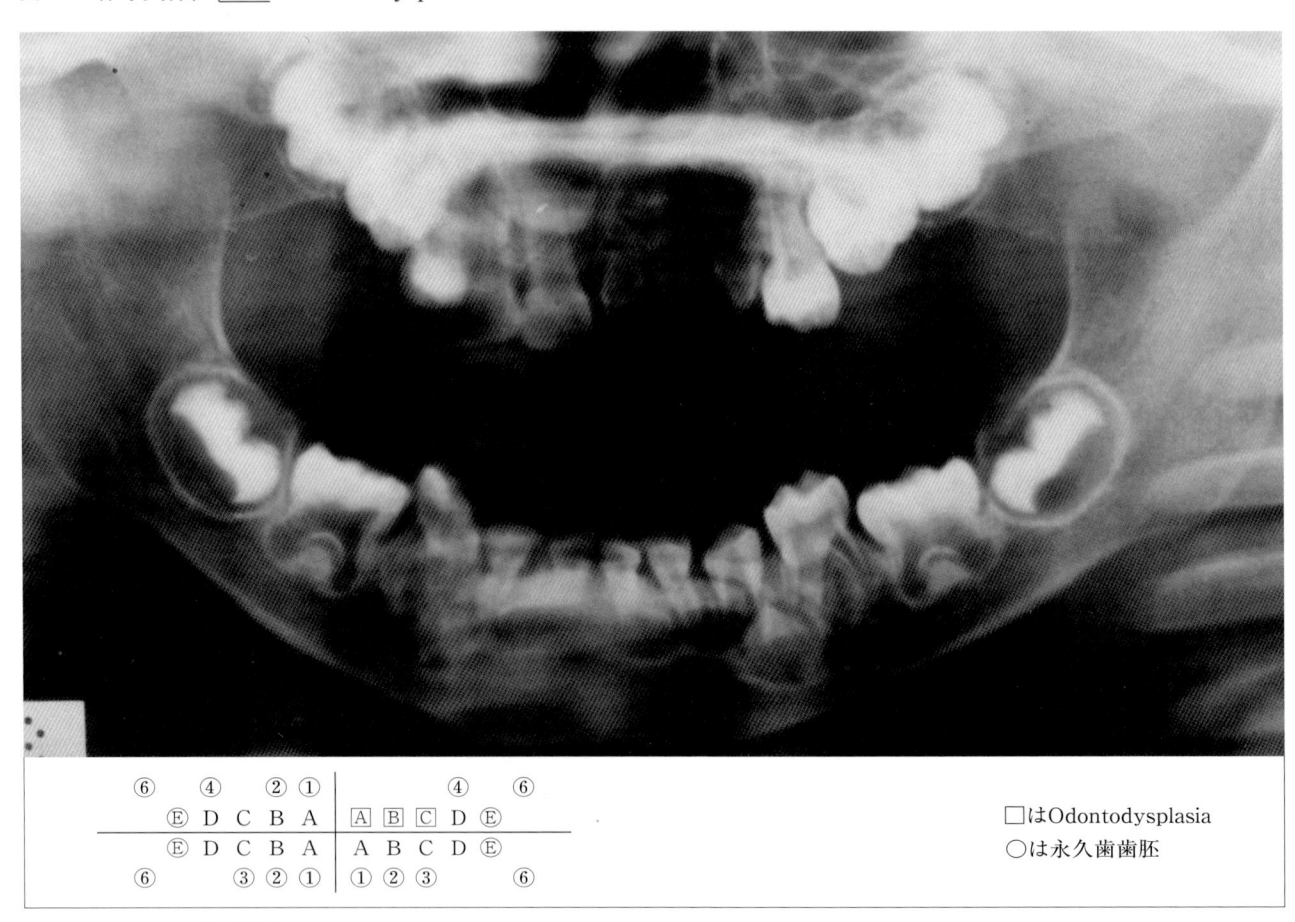

図4 パノラマX線写真像．

■上顎Odontodysplasia■

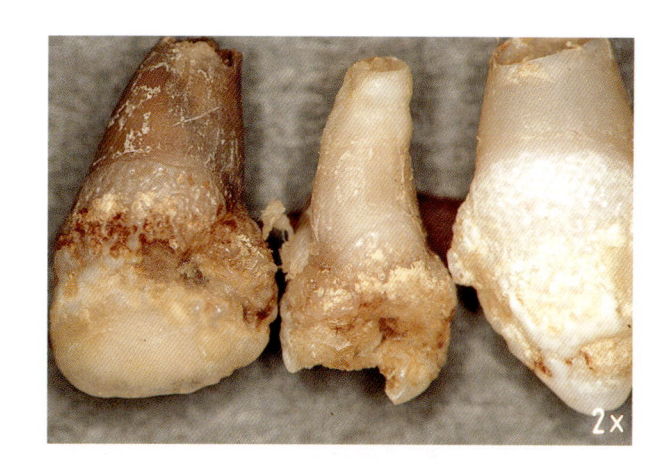

図5 抜去したOdontodysplasia |ABC.

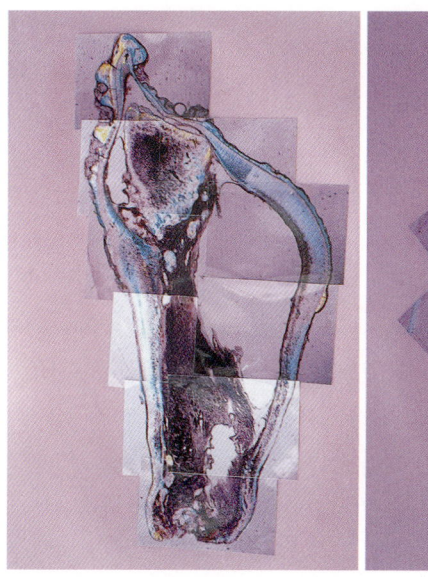

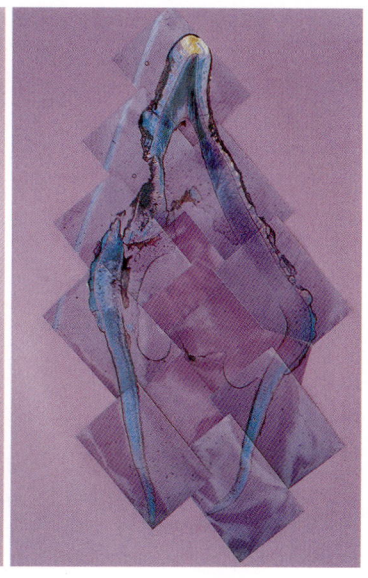

図6a, b 抜去歯の病理組織標本（未脱灰，×3）．
a：|Aのエナメル質は薄く，波状の凹凸を呈している．象牙質も稀薄である．**b**：|Bではエナメル質の凹凸は切端部に著明で，歯髄腔内に象牙質粒がみられる．

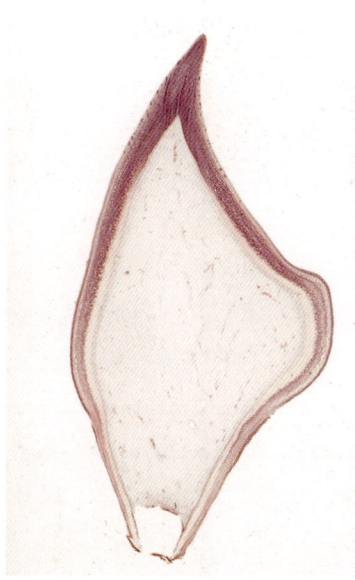

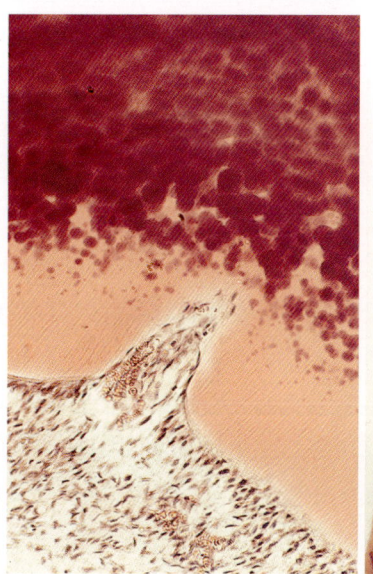

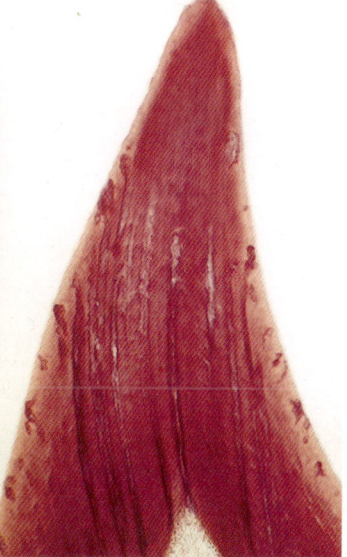

図7a〜c |Cの病理組織標本（脱灰）．**a**：象牙質は薄く，そのほとんどは球間象牙質で占められている（×3）．**b**：切端部に多くのcleftがみられる（×13）．**c**：肥厚した象牙前質（predentin）の中に，象牙芽細胞や血管が陥入している（×132）．

49

■融合歯（癒合歯）■
Fused Teeth

1. 定義および原因

　歯の発育異常で，2個以上の歯が結合していることがある．石川らは2個または数個の歯のセメント質のみによる結合を癒着，象牙質およびエナメル質，あるいは象牙質とセメント質による結合を融合と分類定義しており，一般に多く用いられている．融合歯を石川らは次のように分類している．

1．癒着：2個または数個の歯のセメント質のみによる結合．
2．融合：2個または数個の歯の象牙質およびエナメル質，あるいは象牙質とセメント質による結合．

　これも正常歯どうしの場合には「正常歯の癒着または融合」とよび，正常歯と過剰歯との場合には「正常歯と過剰歯との癒着または融合」とよび，さらに過剰歯相互の場合には，「過剰歯の癒着あるいは融合」とよぶことにしたいと述べ，一般に多く用いられている．

　一方，関根は乳歯の癒合歯の形態を歯冠部について次の3型に分類している．

1．不完全癒合：2個の歯が本来の形態に近い形で癒合したもので，切端より歯頸部に向かって舌面唇面ともに明確な縦溝をもって境されている．
2．中間型：2歯の境界が歯頸部まで達せず，歯頸部において完全な癒合を呈しているもの．
3．完全癒合：それぞれ本来の形態を全く離れ，どちらかの形態に吸収されたように，その歯幅は1歯よりわずかに大きく，一見1歯が欠如しているかのようにみえ，欠如歯との判別困難なもの．

　斎藤は，永久歯の前歯部における形態を次の2分類にしている．

1．不完全型：癒合の部分歯に境界のあるもの．
2．完全型：部分歯の境界はみられず，幅径の小さなものは外見上癒合歯であることを鑑別しにくいもの．

　さらに完全型については，藤田が下顎前歯部は犬歯を加えて癒合過程によって退化するので，極端な場合には完全に1本の歯が消失したかのような外観を与え，癒合の痕跡もみられないと述べ，癒合と欠如との間には明らかな境界がないと述べている．斎藤も癒合と欠如とを従来のように区別して考えることをやめて，歯別の判定が困難な場合は主として中切歯と側切歯であるから，それの癒合した1＋2は癒合切歯と表現することを提唱している．また，正常歯と過剰歯との癒合歯を双生歯といっている．

　融合歯の発生原因は，1個の歯胚が不完全分裂をなす場合と，2個以上の歯胚が早期に結合する場合とが考えられる．融合歯の原因については，遺伝的障害，環境的障害がある．環境的障害には口蓋裂，兎唇，顎裂などの形成異常に基づく機械的影響，発育時期における打撲その他の外傷や栄養障害，ホルモン，放射線照射および特殊な

薬物による影響などがあげられる．また発生機序については，歯胚の破壊，歯胚の圧迫，歯胚の分裂によるもの，遺伝によるもの，進化論などいろいろあるが，いまだ定説をみない．藤田，斎藤は，遺伝による家系的関係を強調しており，系統発生学的な退化傾向を重視している．融合歯が下顎前歯部に多い理由について，野田は，藤田らの報告にみられるように，下顎前歯部では歯胚相互の発生時期が接近しており，発生する場所が狭いためであると述べている．一方，大月も上顎前歯部の融合歯が下顎に比べ非常に低率であるのは，上顎永久歯の石灰化開始時期が下顎永久歯のそれより非常に遅れているためであると述べている．

2．頻度

癒着は，乳歯ではセメント質の肥厚が起こりにくいのでほとんどみられないとされおり，また永久歯においても比較的少ないとされている．融合の頻度について，乳歯においては，伊藤が1.40％，湯浅は2.85％，中村は1.4％，最近では深田らは3.30％，1歳6か月児歯科健診に関する疫学的研究では4〜5％前後であると報告している．一方，永久歯についての調査によると，山田は0.16％，大月は0.19％，住谷は0.25％，斎藤は0.03％，吉田は0.8％と報告している．原田らは多少のばらつきはあるものの，永久歯における出現頻度は0.2％内外であり，乳歯は約1/10程度の出現率であると述べている．

永久歯の融合歯の出現部位については，斎藤の報告によると，上顎前歯部14.3％，下顎前歯部85.7％であり，また斎藤がまとめた過去の文献による癒合歯の統計によっても，下顎の癒合歯が全体の157例のうち142例（90.5％）を占め，そのうちほとんどが1＋2と2＋3（135症例）であったと報告している．

性差については，景山，住谷は女性に多いと述べている．北村も39例中男11例，女14例，性別不明14例であり，女性に多いようであると報告している．

3．症例の特徴

多くの場合，歯根部の歯髄腔は一つになっているが，歯冠部の歯髄腔は二つに分かれているものが多い．

[症例]　7歳4か月の男児に，下顎右側前歯部（2̄1̄）の融合歯を認めた（**図1a〜c**）．

初診時，下顎右側前歯部（2̄1̄）の形態異常を主訴としていた．家族歴としては，5歳10か月の弟に A̱Ḇ の融合歯を認めた．既往歴としては，4歳時に上顎前歯部に外傷を受けている．全身的発育，栄養状態は良好である．2̄1̄は融合し，前歯部に叢生を認めた．2̄1̄の融合歯は遠心舌側方向へ傾斜し，1̄の遠心舌側辺縁隆線部に2̄の近心部が融合している．

X線所見：歯数の異常はなく歯胚の形成状態も正常であった．1̄の歯軸は傾斜しており，1̄と2̄は歯冠部で融合しているが歯根は分かれている．歯髄が連結しているか否かは不明である．融合歯の歯根は未完成であった．原因については遺伝傾向も考えられるが不明である．本症例の処置として2̄1̄を分割し，2̄には生活歯髄切断を行った．SLAで歯軸を改善し，歯冠修復を行って経過観察中である（**図2, 図3**）．

4．処置

一般には経過観察を行う．融合部のエナメル質の溝の深いものは，齲蝕の好発部位

となるので注意を要する．乳歯の融合歯では，その交換期に晩期残存し，後継永久歯の萌出を障害することが多いので時期をみて抜歯する．さらに，乳歯の融合歯では後続の永久歯が欠如することがある．永久歯の融合歯は下顎前歯部に多く認められ，歯列の不正，形態の異常がみられるが，臨床的にはそのまま放置されている場合が多く，処置についての報告は少ない．正常歯と過剰歯との融合歯の処置は，歯を分割し，抜髄および根管充填を行っている．他側の歯は抜去し，ホーレーの保定装置などを用いて歯列の不正を回復して，歯冠修復を行い，形態を回復している場合もある．

参考文献

1．赤坂守人，中田　稔編：小児歯科マニュアル，14，南山堂，東京，1987．
2．冨士田稔子，砂田雅彦，今西　一，長坂信夫：永久歯下顎前歯部融合歯の処置及び経過について，小児歯誌，23：528-535，1985．

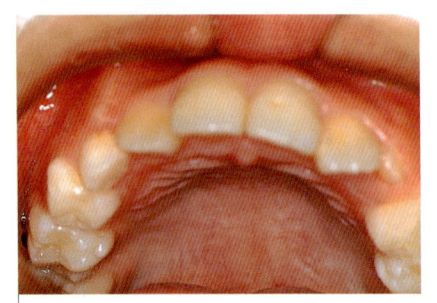

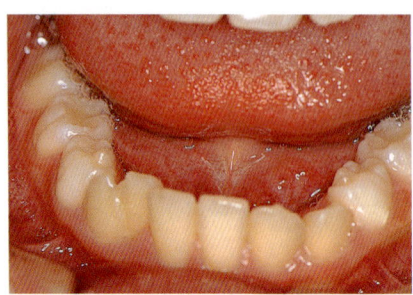

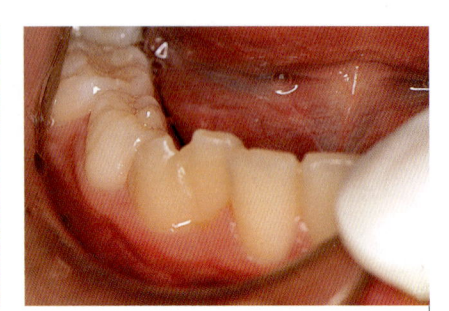

図1a～c　初診時口腔内，☐が融合歯（拡大図：c）である．　　　1a│1b│1c

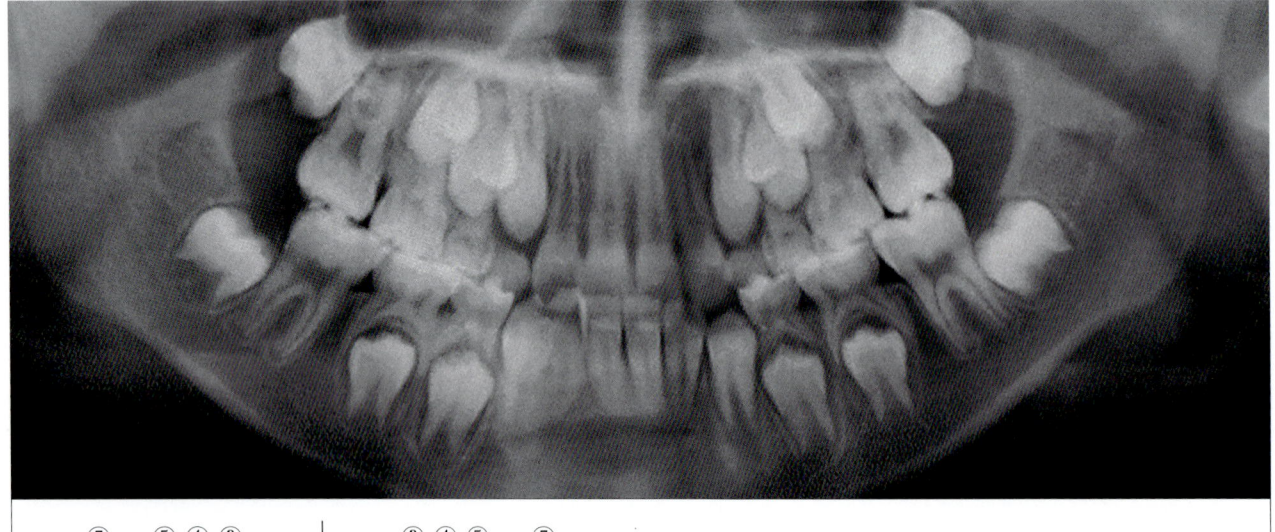

図2　パノラマX線写真像．

■融合歯（癒合歯）■

■**参考症例**■

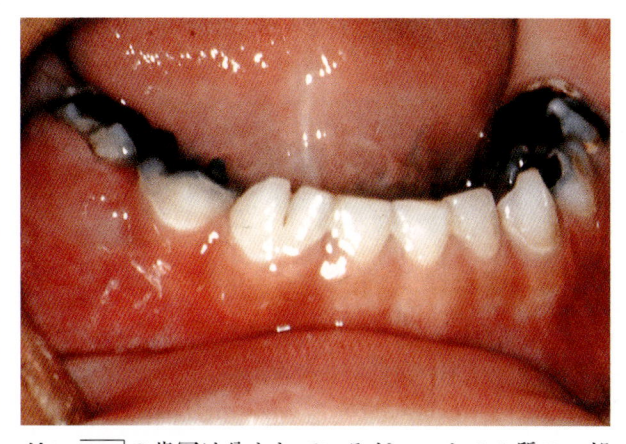

付1 $\overline{\text{CB}}$の歯冠は分かれているが，エナメル質の一部とセメント質が癒合している．

付2 $\overline{\text{CB}}$の歯冠部は区別されているが，歯根が癒合している．

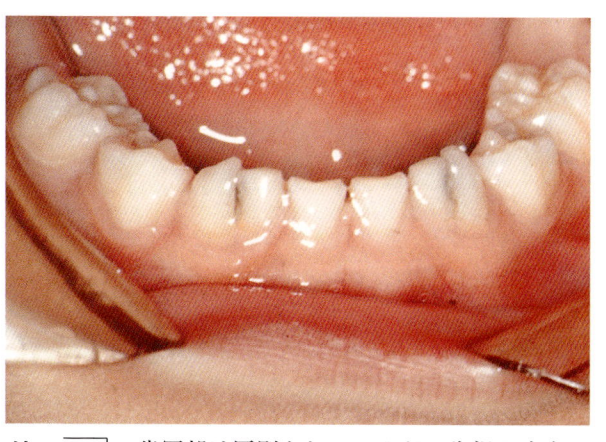

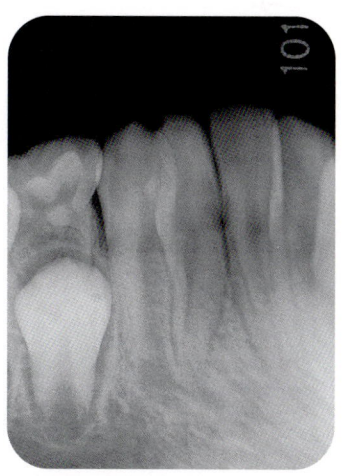

付3 デンタルX線写真像．$\overline{\text{CB}}$のエナメル質およびセメント質ともに癒着している．

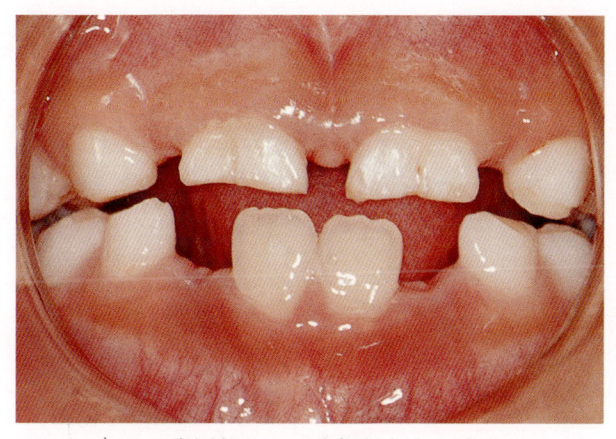

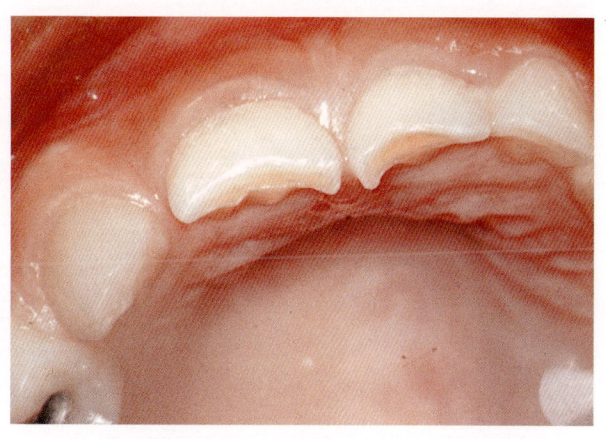

付4 $\overline{\text{BA}|\text{AB}}$の歯冠部および歯根部ともに癒合している．

付5 $\underline{\text{B A}}$の歯冠部および歯根部ともに完全に癒合し，歯髄まで合体している．

53

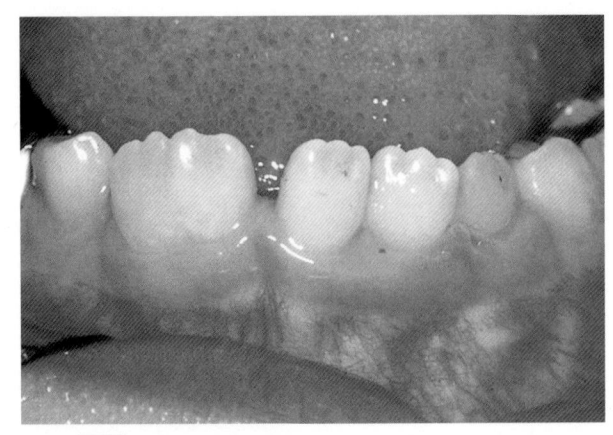

付6 ̄2̄1̄の歯冠部が癒合した．

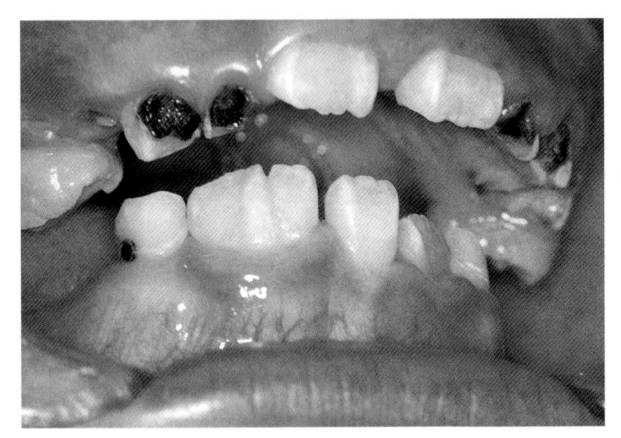

付7 ̄2̄1̄の歯冠部が癒合した．

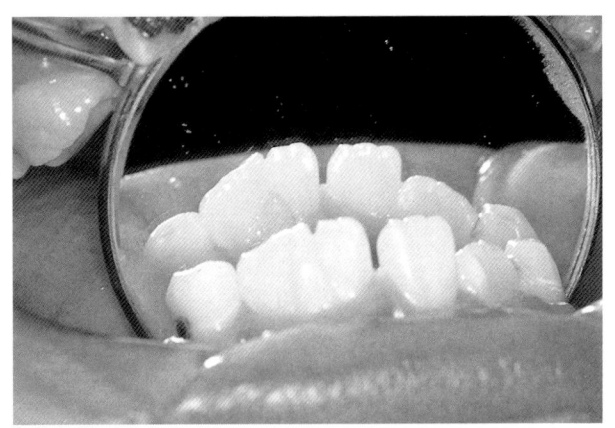

付8 付7と同一例の舌側面観（ミラー像）．

完全無歯症
Total Anodontia

1. 定義および原因

人類の歯数の不足は，大部分が系統発生学的意義を有する退化現象であり，絶えず歯数減少の方向に向かって進化しつつあると藤田(1958)は述べている．先天性部分無歯症の大多数は，系統発生学的退化現象であり，この場合も，歯の欠如には一定の規則性があるといわれている．外胚葉性異形成症は，外胚葉系の組織に何らかの欠陥が現れ，歯においても欠損または形成不全がみられる．すなわち外胚葉性異形成症は，歯の異常，汗腺の欠如または形成不全，毛髪の発育不全などによって構成される奇形群である．

歯の異常には，歯数の異常，形態の異常，位置の異常および咬合の異常を伴う．とくに，歯数の異常には，乳歯，永久歯ともに完全に欠如する完全無歯症，部分的に欠如する部分無歯症などがある．前者はきわめて稀な疾患である．外胚葉系統の器官に発育異常，奇形を併発する外胚葉性異形成は，Widderburn(1936)が10人の男子に発現した無汗症，減毛症，無歯症等を記述したものが最初といわれている．Weech(1929)は本疾患をまとめ，外胚葉器官の形成不全が，全症例に存在し，また遺伝も認められることから，遺伝性外胚葉異形成症(hereditary ectodermal dysplasia)とよんだ．そして，これらを汗腺の欠如による無汗，歯の形成障害や欠損，毛髪の形成不全などを示すAnhidrotic type(無汗型)と，汗腺は正常で爪，歯，毛髪の形成障害を示すHidrotic type(有汗型)の2型に分類している．前者はごく稀にしか現れないとされている．

原因として，Thomaら(1960)は一般的には無歯症は外胚葉の発育が抑制されたときの1症状として現れるが，局所的には歯系外胚葉の発育の抑制によって起こり，それが最もひどいときには歯堤(dental lamina)の完全な無形成と，歯の完全な喪失を生じる．もし，外胚葉組織の発育抑制が軽いときは歯堤は形成され，乳歯のエナメル原器の形成をみるが，全遺伝力は乳歯の形成に使いつくされ，永久歯は発育しない．これが永久歯全部性，乳歯一部性の無歯症の原因で，このような症例は渡辺(1966)，Warr(1938)らが報告している．Downs(1928)は内分泌疾患の患者すべてに，歯数不足や栓状歯などを認めている．先天梅毒，妊娠初期の母体への感染などが記述されているが，それらを単一の原因とするには問題がある．

2. 頻度

塚田はわが国で無汗型の外胚葉性異形成症の報告は12例あると記載している．それらは完全な無歯症から一部の歯が欠如しているものまでいろいろあるが，全く生歯に異常のないものはないと述べている．渡辺らは1965年までの内外の文献から調査した外胚葉性異形成38例中，33症例に永久歯または乳歯の全部性，あるいは一部性欠損を認めている．Finn(1968)は無汗型外胚葉性異形成82症例を調査したところ，23.1%に

完全無歯症を認め，63.5％が下顎の方に，54％が上顎の方に無歯症を認めた．両顎ともにあるものが8.1％であった．Shore（1970）は完全無歯症は稀であるが，部分無歯症は，外胚葉性異形成にはすべて現れるとしている．これら先天性無歯症で，完全無歯症の報告はGibbs（1916），Guilford（1883），Thomaら，わが国では塚脇，落合，塚田の3症例をみるにすぎない．外胚葉性異形成を伴ったもので，乳歯，永久歯および上下顎完全無歯症の場合は非常に稀な症例である．

3. 症例の特徴

外胚葉性異形成は汗腺の形成不全または無形成，毛髪の発育不全，無歯症の三大徴候があるが，その他，爪の異常，鞍状鼻，萎縮性鼻炎などの症状がみられる．Thomaら（1960）は外胚葉性異形成の臨床所見を**表1**のように12項目に分けている．

外胚葉性異形成の症状は，発育障害の始まった時期によって異なり，障害時期が早ければ早いほど，多数の外胚葉性諸器官が含まれ，多様な臨床症状を呈するとされているが，渡辺ら（1966）は完全無歯症の場合，歯堤，歯牙原器を全く欠如することから，口腔上皮およびその下にある間葉からの歯の増殖を生じる細胞の分裂増殖期に，すでに障害が始まり，そして本症の発育不全の始まる時期は，胎生6週頃が多いと推定している．

[**症例**] 3歳2か月の初診で来院して総義歯を装着し，5歳11か月で再来院した男児．無汗型外胚葉性異形成の症状を呈する完全無歯症である．

患児は完全無歯症のほか，寡毛症，無汗症の3徴候を伴っており，無汗型外胚葉性異形成症と診断された．眉毛は疎で，広い前額，頤部の突出，鞍鼻，口唇の翻転などの典型的な顔貌を有していた．顎顔面の発育においては，上顎骨の劣成長がみられるが，下顎骨にはとくに異常がみられなかった．歯槽堤は，約3年間で，上顎，下顎ともに長径・幅径に成長がみられた（**図2**）．

1 **全身的所見** 再診時（5歳11か月），体重23.0kg，身長118.4cm（カウプ指数16.4）で，全身的に発育栄養状態は良好である．頭髪は細く疎で，後頭部は地肌が透視できる．眉毛はきわめてうすく，鼻部に近い部分のみわずかに認められるが，睫毛はまばらで，黒く太く存在しており，目の周囲には，色素沈着が認められる．前額は広く，頤部は突出し，口唇は翻転しており，鞍鼻を有するなど，一種独特な老人様顔貌を呈している．皮膚は乾燥しており，手掌，足底の皮膚は角化している．初診時に比し，再診時は，頭髪はいくぶん濃くなり，目の周囲の色素沈着も顕著に認められた．爪には異常は認められない（**図3**）．

2 **口腔内所見** 口腔内に歯は認められず，歯槽堤は低下しており，とくに下顎歯槽堤は低く薄く萎縮している．口腔粘膜は適度に湿潤し，舌および小帯に異常は認められない．また，初診時に装着した乳歯義歯を使用していたが，咬合は反対になっていた．口腔内印象模型を初診時，再診時と比較してみると，約3年間に，上顎歯槽堤の長径は約5mm，幅径は3mm，下顎歯槽堤の長径は約12mm，幅径は6mm成長している（**図1，図7**）．

3 **X線写真所見** 5歳11か月時の手根骨のX線写真像は，大菱形骨，小菱形骨は化骨途中で，有頭骨，有鉤骨，月状骨，三角骨，尺骨遠心端の骨核の合わせて5個の化骨

がみられ，5歳半から6歳の骨年齢を示しており，化骨状態は正常範囲にある（**図6**）．

パノラマX線写真像では，顎骨内においても全歯胚は欠如している．顎顔面の発育状態は，5歳11か月時の側方頭部X線規格写真を用い，小野によるプロフィログラムと飯塚の基準値（ⅡC）によって検討を行った（**図4**）．

その結果，上顎突出度が－17，A－B平面角が10.2と上顎突出度が著しく小さく，上顎骨基底部前方限界点（ANS）が後退しており，上顔面部の劣成長を示している．下顎骨については，下顎角は平均値内にあるが下顎下縁平面角，Y軸角が小さくなっており，これは歯の欠如に起因する咬合高径の減少によるものと思われる．長径的には，下顎骨のGo－Meはやや長い（**図5**）．

母方の従兄も部分無歯症，寡毛症，無汗症で，無汗型外胚葉性異形成症である．問診よって，母の弟も同症状を認める．しかし，患児の母，伯母とその娘には，歯数，頭髪，発汗にとくに異常を認めなかった．したがって本症例では，女子が保因者で男子に発症する，伴性劣性遺伝によるものと考える．

4．処　　置　全部床乳歯義歯の装着により咬合，咀嚼機能の回復を図る．そのとき咬合採得に注意をはらうこと，例はセファログラムや研究模型などを参考にして設計をすることである．また，顎・顔面の成長に応じて，定期的な検査と義歯の再製を試みることが必要である．

参考文献
1．長縄弘康，若林幸枝，杉浦恭子，長坂信夫：完全無歯症の一例，小児歯誌，8：105-110，1970．
2．白川美穂子，峰松小百合，坂井右子，大西雄三，長坂信夫：伴性劣性遺伝と思われる完全無歯症の一症例，小児歯誌，19：627-634，1981．

表1 外胚葉性異形の臨床所見

臨床所見項目
1．汗腺の欠如・不足による無汗症，皮膚の乾燥
2．皮脂分泌の欠乏による無皮脂症
3．涙腺・咽頭腺・結膜腺・唾液腺の欠乏
4．乳腺の減発育
5．禿頭症・体毛の多毛または減毛
6．虹彩の形成異常
7．指爪の不完全
8．口唇の外翻
9．指節の欠如・不足
10．鞍（状）鼻
11．萎縮性鼻炎
12．発声困難

（Thomaら，より引用）

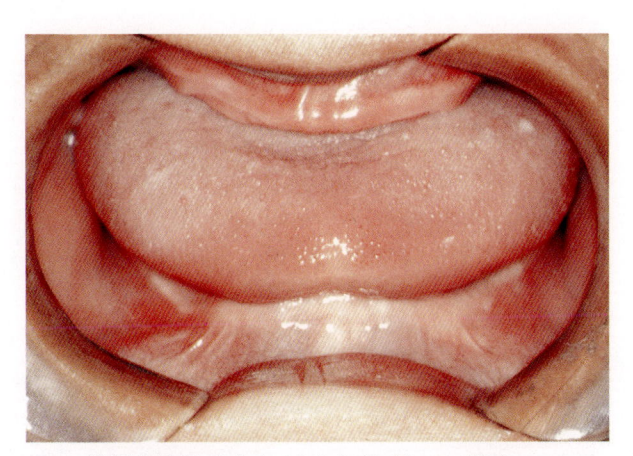

図1 外胚葉性異形成症（完全無歯症）の口腔内．

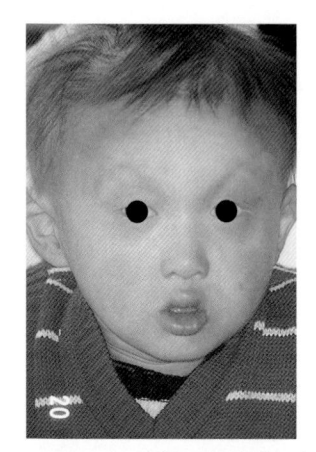

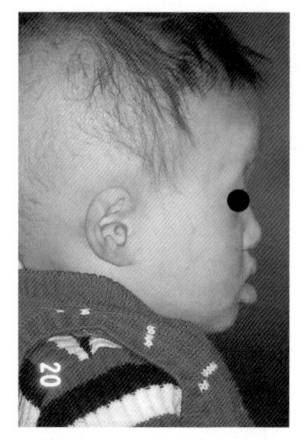

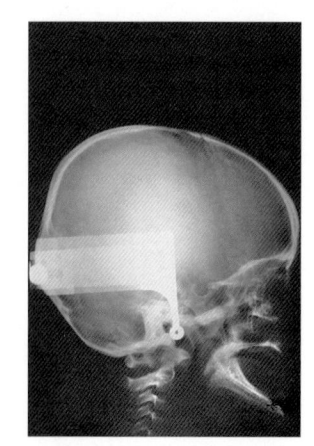

図2a〜c　3歳2か月時の顔貌およびセファログラム．　　2a│2b│2c

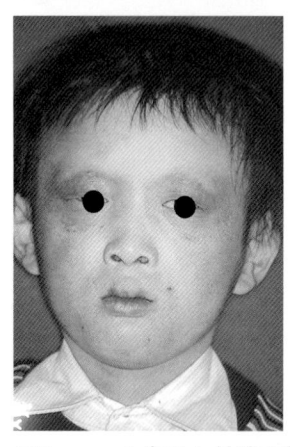

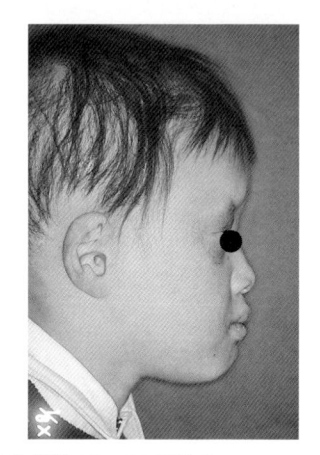

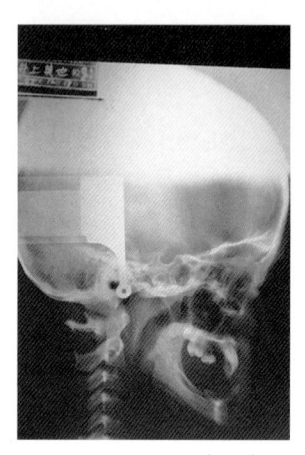

図3a〜c　5歳11か月時の顔貌およびセファログラム．　　3a│3b│3c

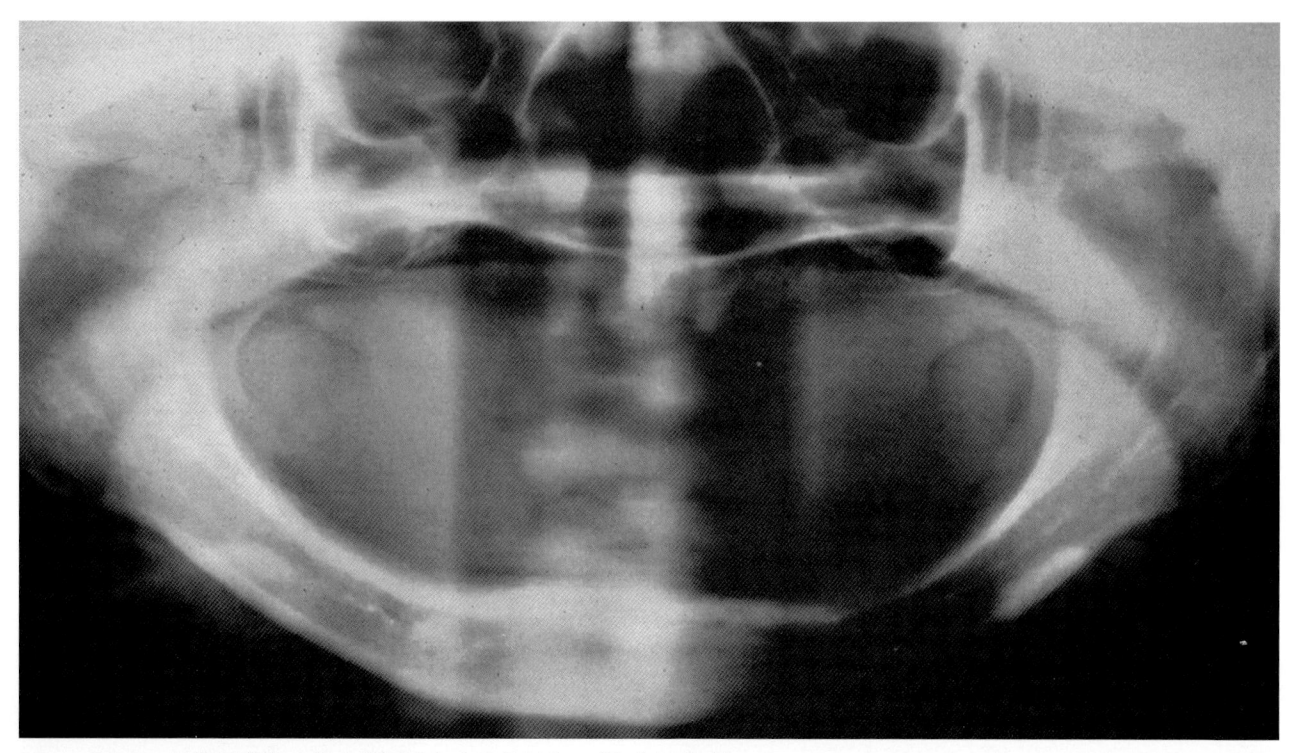

図4　パノラマX線写真像．歯や歯胚は全くみられない（完全無歯症）．

■完全無歯症■

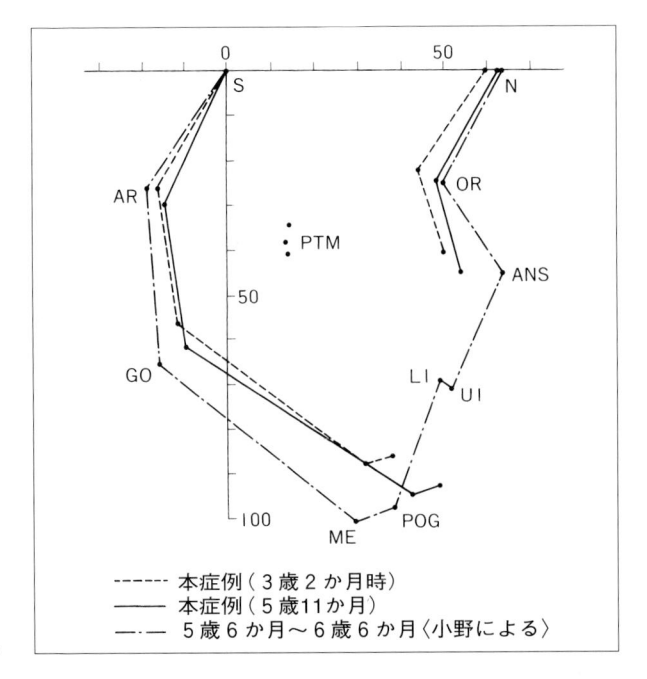

図5 プロフィログラム．

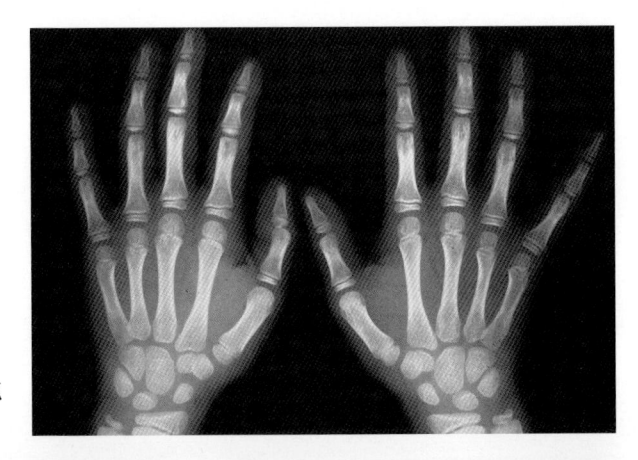

------ 本症例（3歳2か月時）
―― 本症例（5歳11か月）
―・― 5歳6か月～6歳6か月〈小野による〉

図6 手根骨のX線写真像（5歳11か月）．化骨状態は正常範囲にある．

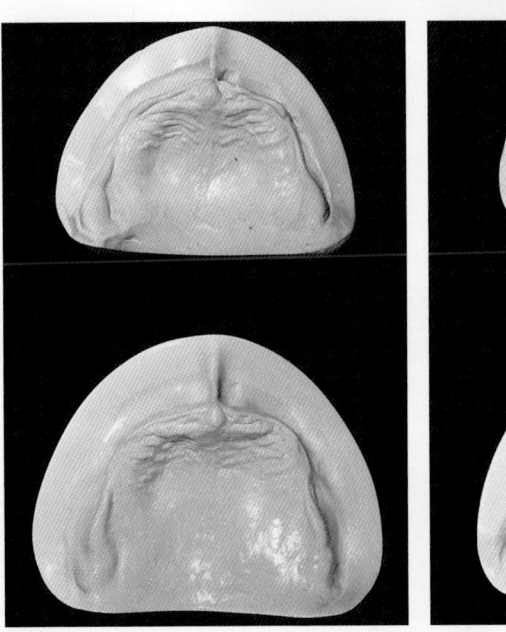

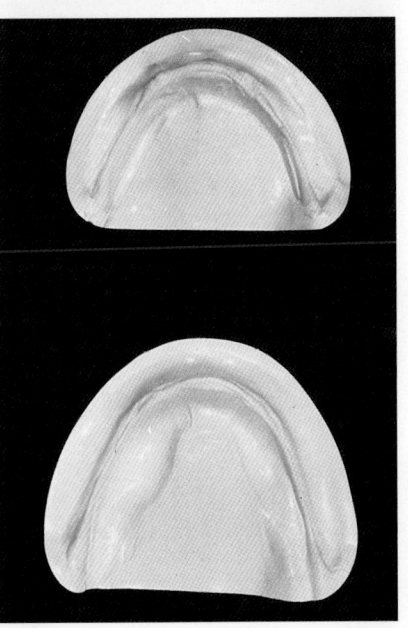

図7 上顎・下顎口腔内模型．上：3歳2か月時，下：5歳11か月時．

59

先天性小舌症
Congenital Microglossia

1. 定義および原因	舌は口腔底の後部に付着し前上方に突出する遊離性の筋肉性臓器で，いろいろな方向に走る筋肉よりなり，これを粘膜が覆っている．そして，柔性で変形しやすく自由に運動ができるので，咀嚼，嚥下，発音の機能を発揮することができる．上方に向かう垂直部（舌の後1/3）は咽頭に面し舌根といい，前方に向かう水平部（舌の前2/3）は口蓋に面し舌体という． 　舌は発生学的にほぼ4週の胚子で，第1咽頭弓に由来する二つの外側舌隆起と1個の正中隆起，すなわち無対舌結節を覆い，互いに癒合して舌の前2/3，すなわち舌体が形成される．舌の後1/3の舌根部および咽頭蓋は第2咽頭弓のコブラと第3，第4咽頭弓の一部から発生する．血管は第3鰓弓（咽頭弓）から外頸動脈が生じ，舌動脈を通じて舌，頸部を支配している．第5週にこの外頸動脈が形成される以前は鐙骨動脈によって第1鰓弓（咽頭弓）が支配され，この時期に鐙骨動脈の損傷（閉塞）あるいは低形成が起こることによって，種々の顔面奇形が生じる． 　舌の先天異常としては，舌癒着症，葉状舌，巨舌症，小舌症，無舌症などがある．そのうちの先天性舌形成不全症である小舌症，無舌症はきわめて稀な疾患であり，その症例数は少ない． 　先天性無舌症は1718年にDe Jussieuが初めて報告したが，無舌症と小舌症の明確な定義はなく，無舌症の報告例をみても症例によっては舌根が存在しているものもある．小舌症においても，舌の前方2/3すなわち舌体部の欠如を認める症例や，舌形態自体は正常で，その大きさが小さい症例がある． 　先天性舌形成不全症の原因について，Torpinは妊娠初期に羊膜が破れ，生じた膜線維が手足を締め付け四肢の成長障害，舌の発育障害を惹き起こしたとしている．Fulfordらは，妊娠中毒症による第1鰓弓の発育不全とし，そのほかにも母胎の子宮内環境因子を原因としているものが多い．また，Hallは胎芽期における薬物投与が，Hemmanらは妊娠前期のX線照射が関与していると推察している． 　これに対し，Tuncbilekらは血族結婚の3例を報告し，常染色体劣性遺伝を示唆し，Kellenらも遺伝子の異常を述べている．また，堤らは妊娠初期の子宮内環境因子の変化により生じたものと推察しているが，遺伝的因子も何らかの影響を及ぼしているかもしれないとしている．
2. 頻　　度	先天性舌形成不全症である無舌症あるいは小舌症の頻度は，Sinclairらによると，顔面部奇形のうちの0.1％にあたると述べているが，わが国においても著者らの調べた範囲では，吉見らをはじめ10数例にすぎない．これは新生児期の嚥下性肺炎による死亡例が多いためといわれている．また，小舌症は小顎症や他の顔面奇形に随伴することが多い．

3. 症例の特徴

本不全症は全身的な奇形との関連からGorlinらは無舌症や小舌症を口下顎肢発育障害症候群のうち無舌・無指症候群の範疇に分類しているが，その臨床症状は重複するためそれぞれを明確に区別できないとしている．

伊東らは舌尖，舌体部の形成不全を伴ったロバン症候群を報告している．松村らは下顎低成長，舌根沈下，呼吸困難を主徴とする症候群という意味でロバン症候群としてもよいが，舌の奇形の有無は発生学的に全く別の病態を示唆するものであることによって，ロバン症候群とは別のカテゴリーに入るものと考えるのが妥当であるとしている．

先天性風疹症候群の臨床症状は低出生体重，眼症状，先天性心疾患，聴力障害が主症状であるが，**表1**のような徴候が認められる．これらの中には舌の異常は含まれていないが，深沢らは先天性白内障，心疾患，難聴，舌の形態異常がみられる先天性風疹症候群の疑われた1症例を報告し，舌尖部の細い形態異常と風疹との関連性を強く示唆している．

小舌症と言語障害について，伊東は，小舌症例の語音には，歯音，歯茎音のような舌尖に関する音の一部に良好な音がみられたことは特記すべきこととし，母音，両唇音，声門音は直接舌が関与しないため良好である．一方，障害を有する音では歯茎音 [t] [d]，口蓋化，軟口蓋音への代用，または障害の程度でいえば軽度の歪みが歯音 [dz]，歯茎音 [z]，[n]，[r]，硬口蓋音にみられた程度であるとしている．堤らは無舌・無指症候群の患児の口腔機能を観察し，舌下ヒダの著明な膨隆に加えて上下方向への運動も可能であり，前後的にもかなりの動きを示していることから，舌の代償として口腔底がかなりの代償を果たしているとしている．

小舌症，無舌症の患者の顔面形態は下顔面の発育が悪いことが特徴的であり，オトガイ部の後退による鳥貌を示すことも多い．また，下顎角が大きく下顎の開大，下顎前歯の舌側傾斜，下顎前歯の先天性欠如を示す症例も多い．高口蓋で，上下顎歯列の狭窄はほとんどの症例で認めている．堤らや河合らは舌がほとんどないという口腔の異常が，上下顎の成長抑制となって発現しているだけでなく，第1鰓弓から発生する上下顎の発育も妨げられたことも関与していると思われると述べている．

[**症例**] 8歳5か月男児．主訴は齲蝕歯の治療で来院した．

家族歴は，患児は父親24歳，母親23歳のときの第2子である．両親に血族結婚はなく健康である．同胞は二人で第1子の姉も健康で全身状態に異常はなく，口腔内では上顎に正中埋伏過剰歯を1歯認めたが，舌を含むその他の部位には異常はなかった．

既往歴は，問診によると，妊娠2か月に母親が風疹に罹患している．出生は正常自然分娩で，生下時体重3,370g，身長51cm，胸囲30cm，頭囲35cmの正常範囲内の値であった．小児科，耳鼻科，眼科での全身的検査で，染色体の異常，目の異常，耳の異常は認めず，発育不全，小舌症および心室中隔欠損の診断を受けている．

その後，心室中隔欠損は患児が2歳7か月で手術を受け，現在に至っている．舌および心室の発生はともに妊娠第4, 1週に生じることから，本症例の発生原因は妊娠初期の風疹の子宮内感染も原因の一つではないかと推察される．

1 全身的所見 初診時（8歳5か月）の身長121.3cm，体重19.8kgでともに小さな値で

あり，ローレル指数110.9で"やせている"に属している．顔貌の正面観はほぼ対称だが，上顎，下顎の発育が悪く中顔面，下顔面の狭窄が著明であり，側面観においては中顔面の陥凹が感じられた．

左右両側の手掌には猿線を認めた．しかし，精神的な遅滞は認めず，皮膚，毛髪，爪などに異常はなく，手掌骨の化骨状態も正常範囲にあると思われる．

2 口腔内所見　ヘルマンの歯齢はⅢBで上顎は両側中切歯，第一大臼歯，左側第一，第二小臼歯が萌出している．乳歯は右側の乳犬歯，第一乳臼歯，第二乳臼歯が残存し，齲蝕を認める（**図1**）．

3 X線写真所見　パノラマX線写真像において，上顎の永久歯歯胚は第二大臼歯まで存在し，歯数の異常は認められない．下顎切歯部においては正中に萌出している1歯以外の歯胚の存在を認めない．下顎犬歯部，臼歯部の歯数の異常は認めなかった（**図3**）．

歯列は狭窄し高口蓋で粘膜下破裂を認めた．下顎両側第一大臼歯と正中に1歯のみ切歯が萌出し，上顎と同様に歯列は狭窄している．また，口腔底のほぼ中央に小指大の舌を認める．口腔底の前方，側方部は咬合平面の高さまで膨隆，発達している．咬合状態は，前歯の被蓋は反対であり，付着歯肉は上顎および下顎舌側で正常だが下顎頰側では非常に短く，とくに小臼歯部では口腔前庭をほとんど認めなかった．

歯列模型計測は，上顎第一，第二小臼歯は＋1SD以上，下顎の切歯，第一大臼歯はともに＋2SDを越えて大きい値を示している．歯列計測値は，上顎の歯列弓長は－2SD以上，幅径は－2SD以上，下顎の歯列弓長，幅径はともに－6SD以上と，上下顎ともにきわめて小さな値を示した（**図1c**）．

顔面形態は，側方頭部X線規格写真では後上顔面高が短くSNAは72.86°と非常に小さい値で上顎の劣成長を示した．下顎は，下顎骨骨体長が短く劣成長を示し下顎角が134.19°，下顎下縁平面角が35.10°と大きく，下顎の開大を示した．また，上下顎前歯ともに舌側傾斜を認めた．また，全体的にみて上下顎の発育が悪く，中下顔面の狭窄が著明であり，側面観においては中顔面の陥凹が感じられた（**図5**）．

小舌症，無舌症の患者の顔面形態は下顔面の発育が悪いことが特徴であり，頤部の後退による鳥貌を示すことも多い．また，下顎角が大きく下顎の開大，下顎前歯の舌側傾斜，下顎前歯の先天性欠如を示す症例も多い．高口蓋で上下顎歯列の狭窄については，ほとんどの症例で認められている．

舌は口腔底のほぼ中央部に位置し，舌体は長さ約2cm，幅約1cmの小指等大で，舌尖に向かって狭いV字状の形態を示している．舌根部は存在し，舌体と舌根を境する分界溝，舌盲孔は認めたが，正中溝，横溝は認められなかった．舌背には糸状乳頭，有郭乳頭，外側縁には葉状乳頭の存在を認めた．舌を前方へ突出させると口腔底が挙上し，下顎歯列を被覆した．舌小帯は存在せず，采状ヒダも小さく不規則であった．舌そのものの上下，左右，前後方向への短縮化，圧平化は可能で，日常の嚥下運動にも異常はなかった（**図2**）．

4．処　　置　小舌症自体の手術等による処置は不可能と考えられるが，歯列，歯周組織を含めた総合的な口腔管理の必要性がある．

表1 先天性風疹の臨床像

しばしばみられる症状		まれにみられる症状	
低出生体重　　　　　（T）	動脈管開存　　　　　（P）	黄疸　　　　　　　　（T）	風疹肺炎　　　　　　（T）
血小板減少性紫斑病　（T）	肺動脈狭窄　　　　（P, D）	掌紋異常　　　　　　（P）	糖尿病　　　　　　（P, D）
肝脾腫　　　　　　　（T）	精神発達遅滞　　　（P, D）	緑内障　　　　　　　（P）	甲状腺異常　　　　（P, D）
骨障害　　　　　　　（T）	行動異常　　　　　（P, D）	角膜混濁　　　　　　（T）	痙攣　　　　　　　　（D）
大泉門膨隆　　　　　（T）	中枢性言語障害　　（P, D）	高度の近視　　　　（P, D）	思春期早発症　　　　（D）
髄膜脳炎　　　　　　（T）	停留睾丸　　　　　　（P）	心筋障害　　　　　　（P）	退行性脳疾患　　　　（D）
難聴　　　　　　　（P, D）	鼠径ヘルニア　　　　（P）	肝炎　　　　　　　　（T）	
白内障，小眼球　　　（P）	痙性四肢麻痺　　　　（P）	全身リンパ節腫脹　　（T）	
網膜症　　　　　　　（P）	小頭症　　　　　　　（P）	溶血性貧血　　　　　（T）	

T：一過性障害，P：永久的障害，D：発育発達の経過における障害

参考文献
1. 長坂信夫，三浦一生：先天性小舌症，小児歯科臨床，1 (11)：83-91, 1996.
2. 鍋島耕二，石川隆義，三浦一生，長坂信夫：先天性小舌症の1症例，小児歯誌，26：415-422, 1988.

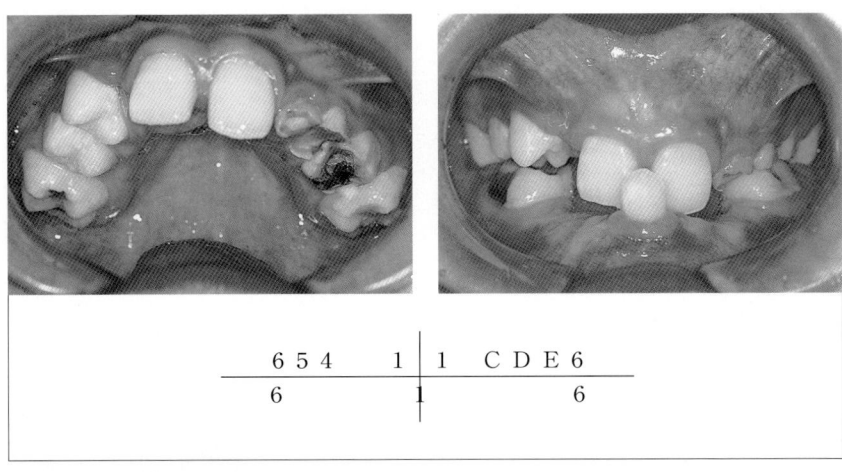

```
6 5 4   1 | 1   C D E 6
────────────┼─────────────
    6     |     6
```

図1a, b 初診時口腔内．

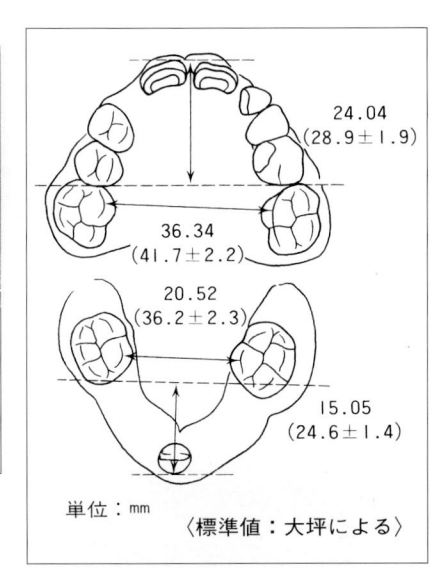

図1c 口腔内模型計測値（mm）．

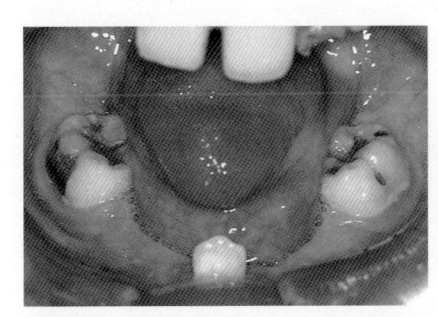

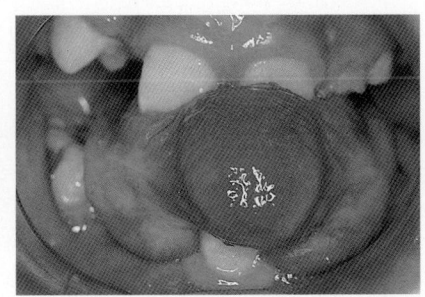

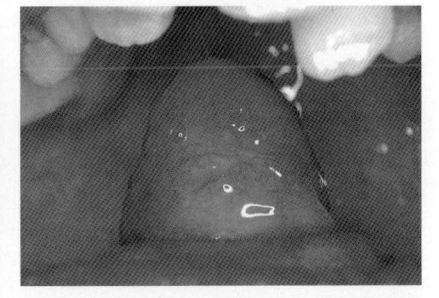

図2a, b 口腔底中央にみる舌形態．**a**：舌背面，**b**：舌を突出させると口腔底が挙上して下顎歯列を覆う．**c**：舌下面，舌小帯は認められない．

2a | 2b | 2c

図3 パノラマX線写真像.

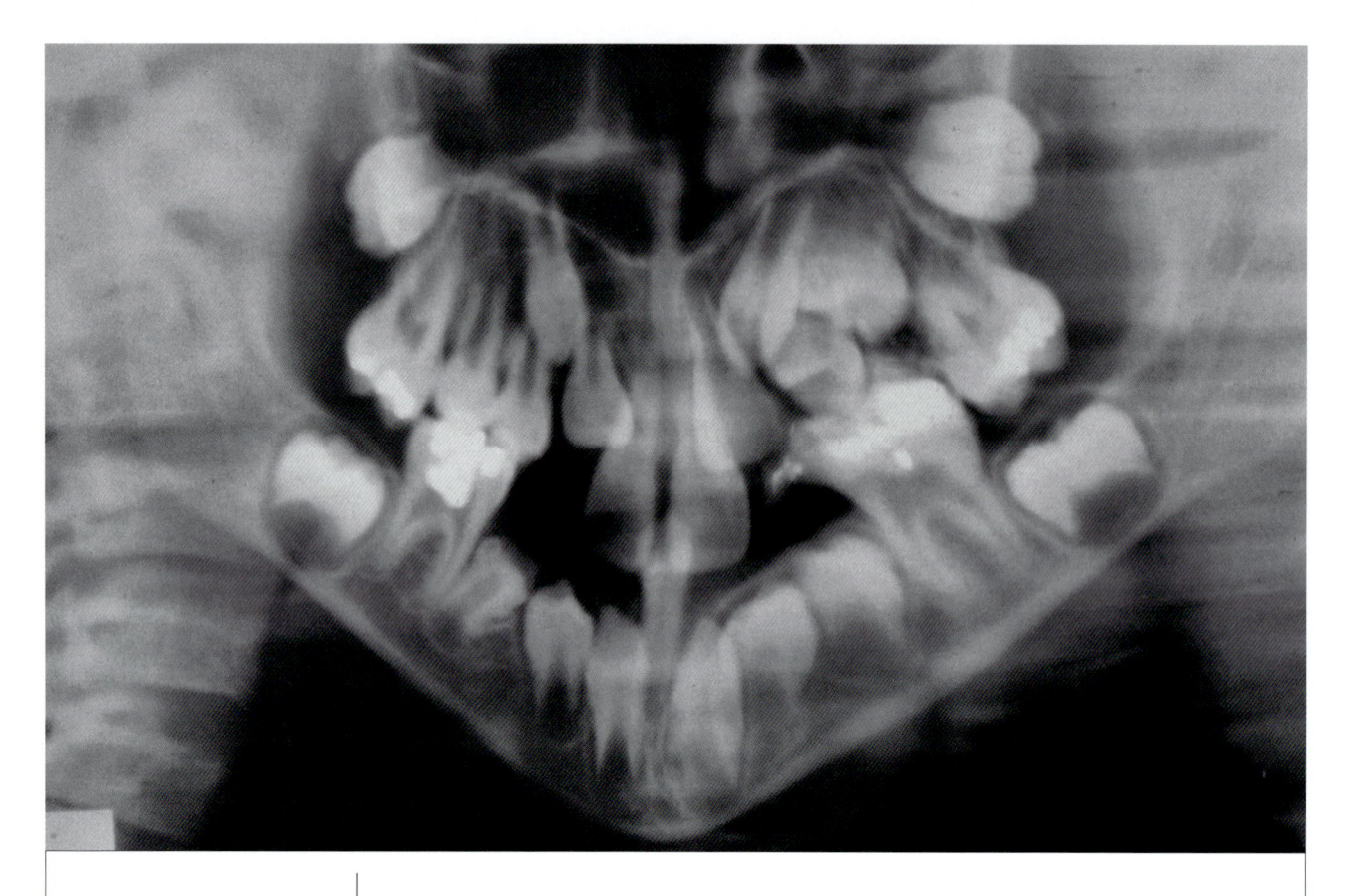

```
  7 6 5 4 3 2 1 | 1 2 3 4 5 6 7
  7 6 5 4 3   1 |     3 4 5 6 7
```

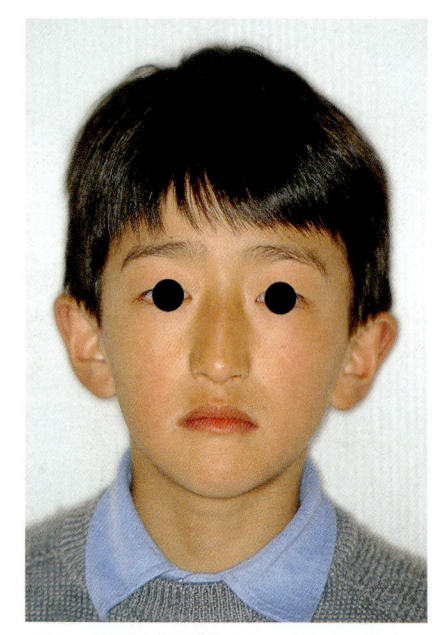

図4 顔貌正面観はほぼ対称であるが，中顔面，下顔面の狭窄が著明である．

図5 プロフィログラム．

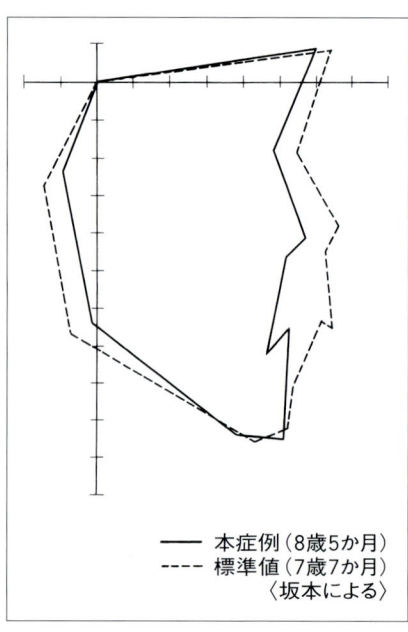

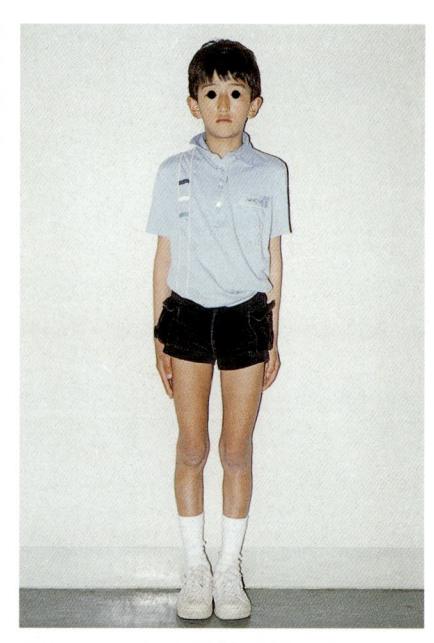

本症例（8歳5か月）
標準値（7歳7か月）
〈坂本による〉

図6 ローレル指数では，全体的に"やせている"（8歳5か月）．

男性鎖骨頭蓋異骨症
Cleidocranial Dysostosis

1. 定義および原因

鎖骨頭蓋異骨症は鎖骨と頭蓋骨の形成異常を主徴とする系統的疾患であり，1765年Martinにより先天性鎖骨欠損症として最初に報告された．1871年にはScheuthauerにより鎖骨奇形と頭蓋骨化骨異常との関係を指摘され注目を集めるようになり，1897年にMarieとSaitonによって本症は「cleidocranial dysostosis」と命名された．

わが国においても数多くの症例が報告されているが，本症の特徴的な症状として，①頭蓋骨の発育不全，②鎖骨の形成異常，③歯の発育異常と萌出遅延，④遺伝性の四つがあげられている．これらの症状について亀谷らは臨床統計学的検討を行っている．それによれば，頭蓋奇形を伴う症例は82.0%，鎖骨欠如は76.9%，歯の異常は54.7%，遺伝性が認められたものは19.7%である．

本症の成因については，偽性甲状腺機能低下症によるもの，羊水圧力説，造血細胞の減形成，遺伝子欠損など諸説あるが，現在のところ明らかではなく，一般的に，優性遺伝疾患といわれている．しかし，家族的にその徴候を認めない症例も多くあり，そのような散発例は優性遺伝子の突然変異によるといわれる．

2. 頻度

本症は常染色体優性遺伝といわれ，欧米では500症例以上の報告のうち50〜60%が家族性であるとされている．わが国では新美らが，1988年までに国内症例144例のうち家族性には26家系68例と報告しているが，1992年までに萩原らが行った検索では270例認められ，家族性の報告は49家系117例であった．

3. 症例の特徴

全身的な異常として，頭蓋骨については，大泉門および縫合の開存，脳頭蓋底の発育異常，鼻骨の形成異常，前頭洞や上顎洞の発育不全などが報告されている．

鎖骨については，全部または部分的な欠如が認められた報告があるが，本症例では，鎖骨は両側性の完全欠如であり，本症に特有な両肩の密着姿勢をとることができた．

口腔顔面領域の異常としては，歯に関しては乳歯の晩期残存，永久歯の萌出遅延，埋伏過剰歯などが報告されている．これらは本症の特徴の一つであり，これを主訴として歯科を受診することもしばしばある．後継永久歯が先天的に欠損する場合などに，乳歯の歯根吸収がされず，かなり後まで残存することはよく知られている．しかし，本症においては，後継永久歯が存在しかつ形成不全もなく歯根の形成も完成しているにもかかわらず，乳歯の歯根の吸収が認められない症例が報告されている．乳歯の埋伏の報告は少なく，また，永久歯の萌出遅延は主に代生歯にみられ，第一大臼歯に認められることは少ないようである．これらに関して，明確な原因はわかっていないが，骨組織の吸収不全という点からの解明が必要である．

埋伏過剰歯を認めた症例は多く報告されている．長坂らは14歯，松本らは，犬歯部，

小臼歯部を中心に合計9本，須佐美らは上顎正中部に3本認められたと報告している．また，過剰歯を認めない症例もある．落合によると埋伏過剰歯は大多数が上顎正中部や下顎小臼歯部にみられると述べているが，本学症例においてはそれ以外の部位，上顎小臼歯部，臼歯部および下顎臼歯部にも認められた．

[症例] 12歳2か月男児．著しい反対咬合を伴い，多数の埋伏過剰歯を有する．家族は46歳の父親と42歳の母親と本人の三人で，両親は血縁結婚ではなく，特記すべき事項はない．日常生活における運動の障害は認められない．

既往歴は正期帝王切開で出生し，生下時体重は3,035gであった．出生時，大泉門の著しい開大を指摘され，小児科を受診している．その後，3歳時にX線診査の結果，鎖骨頭蓋異骨症と診断された．

①全身的所見　初診時体重40.0kg，身長135.8cm，胸囲77.5cmであり，小柄で栄養状態は良好である．両肩は下垂し，撫で肩をしており，本症に特有な両肩の密着姿勢をとることができる（**図4**）．

②顔貌所見　正貌はほぼ左右対称で両眼距離は大きめである．頭部に比べて顔面は小さく，側貌では前頭部の突出感と下顎の前突感が認められる．前頭隆起と外後頭隆起とを結んだ頭囲は54.8cmである．

③口腔内所見　残存歯は $\frac{6EDCBA|ABCDE6}{6EDC21|1BCDE6}$ で，上顎左側乳中切歯のみに歯の動揺を認める．また，下顎前歯部に軽度の歯肉の腫脹が認められる．口腔内の衛生状態は不良で，永久歯の萌出期にみられる不潔性歯肉炎を認める．舌，口腔粘膜および口蓋の軟組織にはとくに異常は認められない．咬合は著しい反対咬合を呈し，第一大臼歯の咬合関係はアングルⅢ級であり，開咬も著しい（**図1，図7**）．

④X線写真所見　以下の3点から診査した．

①胸部X線写真および手根骨X線写真：両側性の鎖骨の完全欠如と肩甲骨の烏口突起の欠如が認められる．上胸部は狭く，肋骨の走行は急峻である．手根骨X線写真においては，橈骨骨端核と尺骨骨端核および八つの手根骨の化骨を認め，骨年齢は約13歳である．13歳男子に出現する第一中手骨種子骨も認められることから，骨年齢の遅れは認められなかった（**図3，図8**）．

②パノラマX線写真：上顎に6本，下顎に5本の埋伏過剰歯を認める．乳歯の歯根吸収は，上顎乳前歯にのみ認められる．永久歯の歯胚は，31歯認められる．また，筋突起の形態的な異常も認められるほか，頬骨弓においても後縁が確認できるのみであり，頬骨の形成不全が疑われる（**図2**）．

③頭部X線写真および頭部X線規格写真：頭蓋縫合の開大，とくに矢状縫合部と冠状縫合部の著しい開大が認められる．後頭乳頭縫合部には，挿間骨（wormian born）が存在し，モザイク状を呈している．Nasionの位置の下垂，Sellaの位置および形態異常が認められる．また，舌骨の発育不全も疑われ，セファログラムでは大角後縁部が不明瞭となっている．さらにプロフィログラムから，下顎の過成長，反時計回りの回転と上顎の劣成長，また上顎に対して下顎は前方に位置していることがわかる（**図5，図6**）．

また，模型分析では，歯冠近遠心幅径が上顎は第一乳臼歯が標準偏差を越えて大きいほかはすべて標準偏差内である．下顎は第二乳臼歯が標準偏差を越えて小さいほかは標準偏差内である．また，永久歯の歯冠近遠心幅径はすべて標準偏差内にある．

　歯列弓幅は，上顎において乳犬歯間と第一大臼歯間が標準偏差を越えて小さい以外はすべて標準偏差内である．下顎においては，すべて標準偏差内である．歯列弓長は，上顎は標準偏差内で，下顎は27mmで標準偏差を越えて大きい．第一大臼歯の咬合関係は左右ともにアングルⅢ級を呈し，オーバージェットは－8.5mm，－3.15mmで，著しい反対咬合と開咬を示している（*図7*）．

4．処　　置

　鎖骨頭蓋異骨症における口腔内治療，とくに晩期残存乳歯，埋伏過剰歯の処置を含めた咬合誘導治療は，船越ら，Yamasakiらによって報告されている．また，埋伏永久歯および埋伏過剰歯の処置として，開窓，牽引を行った症例報告もある．しかし，埋伏永久歯の萌出力は弱く，歯槽骨および顎骨の改造機転は正常者に比べると遅延するという報告もあり，成功例は多くはないようである．晩期残存乳歯，埋伏過剰歯の抜歯については慎重に行うべきであり，また永久歯萌出までの保隙についても，小児義歯による萌出余地の確保および咬合高径の維持を長期的に行う必要がある．

　咬合に関しては，本症は顔面中央部の発育不良を認めるため，反対咬合を呈する症例が多く報告されている．本症例のセファロ分析については，福原らが述べているようにNorth法，Down法はともに本症の陥凹部を指摘するには適当ではないと考えられる．すなわち，Northwestern法においては，SN基準線はNasionの形成が異常な本症例では，基準線として適当ではなく，またDowns法では，Nasionの位置の不正，下顎の前方転位などによって顔面中央部の陥凹を正確に表現していないことが考えられる．

　これらの方法に比べると，坂本の実測値による比較法が最も本学症例の特徴を正確に表現するものと思われる．また，佐藤らは頭蓋底部の発育異常に伴う上顎骨の劣成長によって開咬を呈する症例を報告している．

参考文献
1．香西克之，武田千賀子，中山隆介，仁井谷恵子，三浦一生，長坂信夫：著明な反対咬合を呈する鎖骨頭蓋異骨症の一例，広大歯誌，27：295-301, 1995.
2．萩原寛司，沖津光久，永峰浩一郎，嶋田淳，吉川正芳，山本美朗：同胞にみられた鎖骨頭蓋異骨症，日口外誌，40：543-545, 1994.

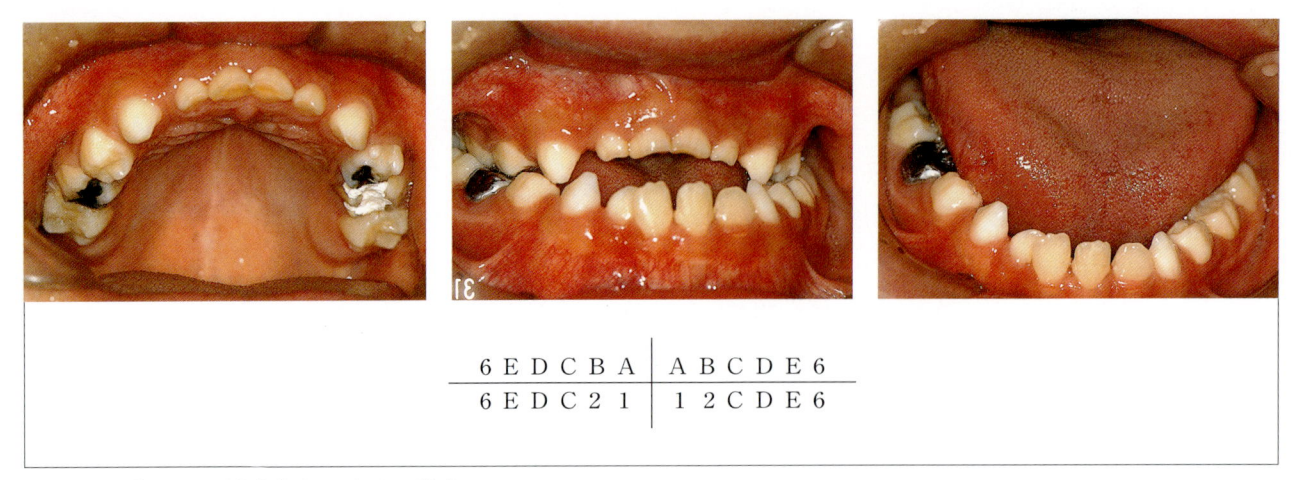

6 E D C B A	A B C D E 6
6 E D C 2 1	1 2 C D E 6

図1a〜c 著しい反対咬合をみせる口腔内.

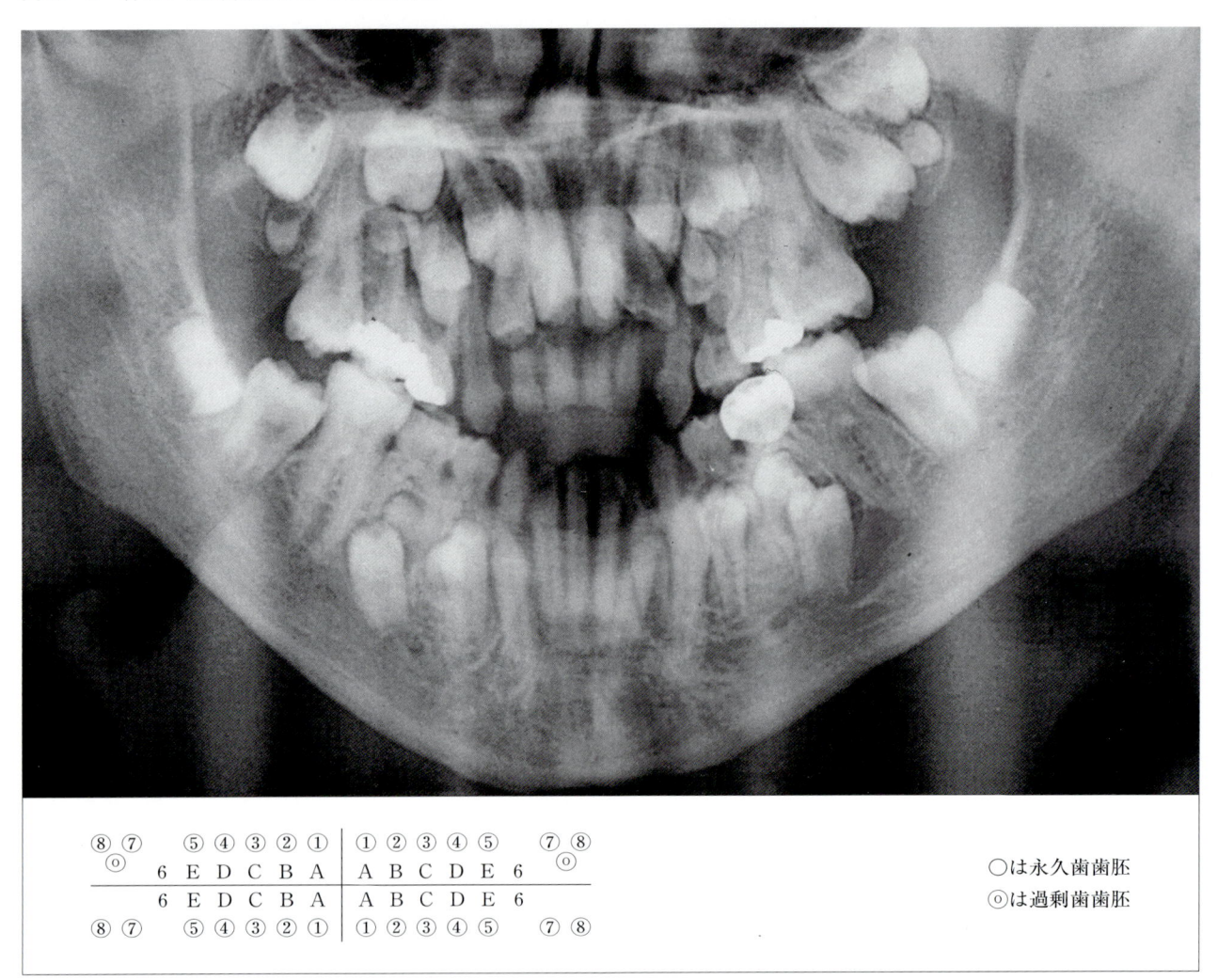

⑧ ⑦ ⑤ ④ ③ ② ①	① ② ③ ④ ⑤ ⑦ ⑧	
◎ 6 E D C B A	A B C D E 6 ◎	○は永久歯歯胚
6 E D C B A	A B C D E 6	◎は過剰歯歯胚
⑧ ⑦ ⑤ ④ ③ ② ①	① ② ③ ④ ⑤ ⑦ ⑧	

図2 パノラマX線写真像.

68

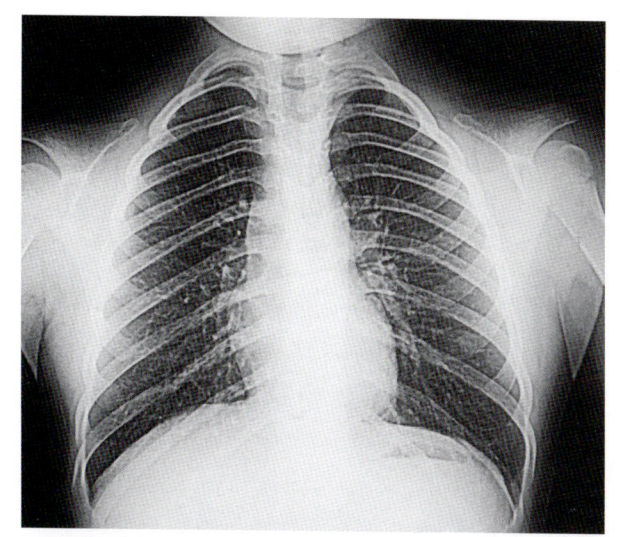

図3 胸部X線写真像.

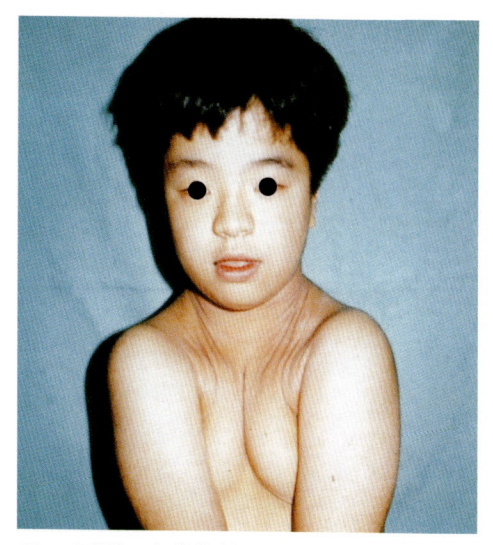

図4 両肩の密着姿勢.

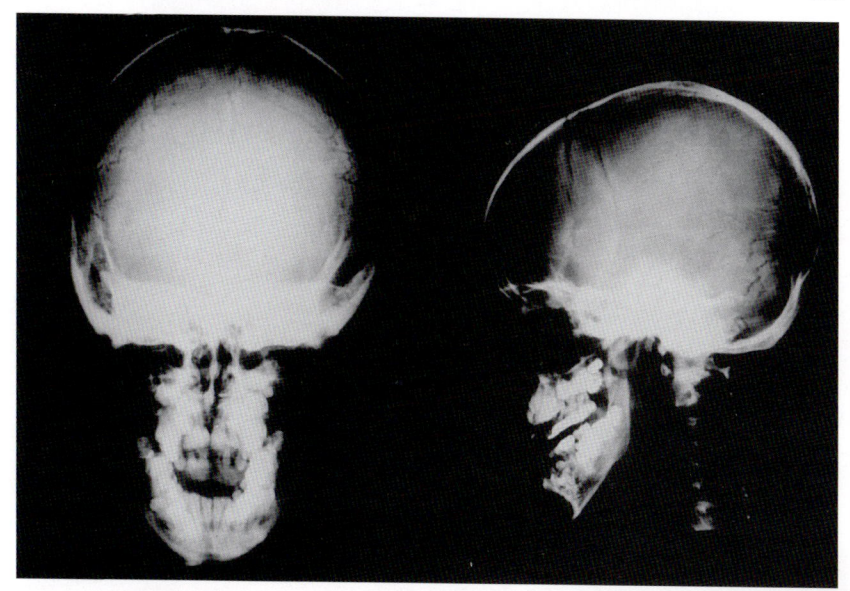

図5 頭部X線写真像.

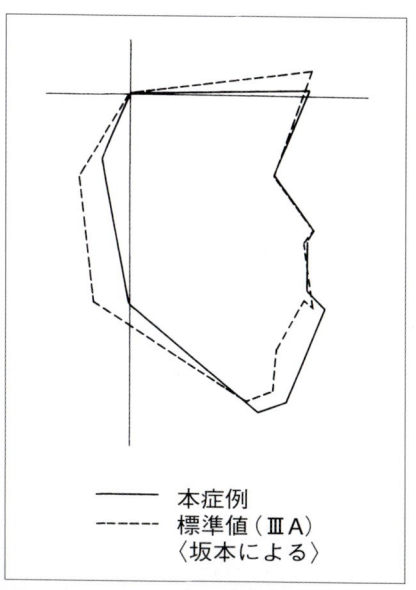

図6 プロフィログラム.
—— 本症例
---- 標準値（ⅢA）
〈坂本による〉

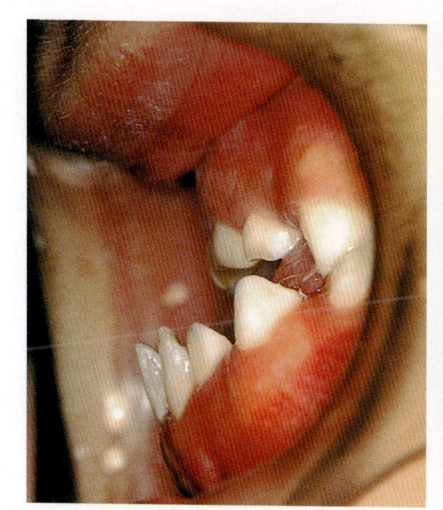

図7 口腔左側面観.

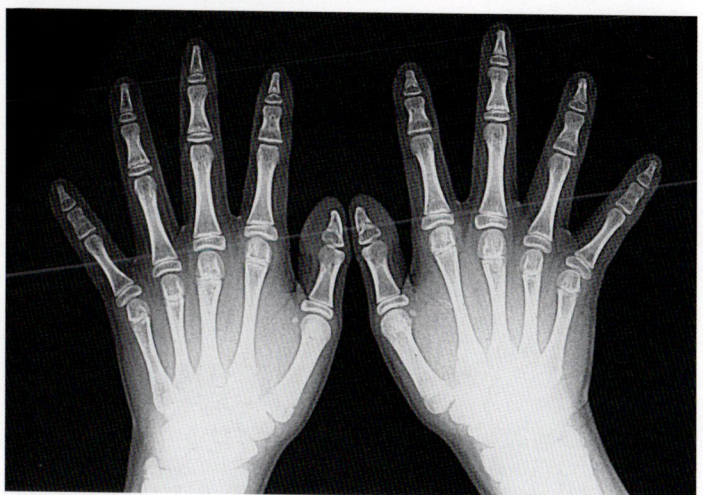

図8 手骨X線写真像．骨年齢に遅れは認められない．

■エナメル質形成不全■

Enamel Hypoplasia

1. 定義および原因

歯の発育中に生じたエナメル質の肉眼的あるいは組織学的構造，または石灰化の異常であるといわれている．歯の形成過程で歯胚に何らかの障害因子が作用した場合，その影響として，しばしば形成不全が生じる．その形成不全は，一般に象牙質に比べエナメル質に強い変化を認めることが多い．石川らは，その理由としてエナメル質は象牙質と比べ細胞の生活力や再生力が弱いことや，外側に位置するため外的な刺激を受けやすいからであると述べている．また，組織所見として変化は軽度のときは歯の外形にほとんど異常がなく，歯冠部の表面がやや粗造であるか，あるいは白斑がみられる程度にすぎない．しかし，変化が強くなるとエナメル質の表面に凹窩，溝，不規則な実質欠損などを生じ，著しい場合はエナメル質の大部分が形成されない場合もあると述べている．歯の形成不全症例はわれわれ一般臨床で頻繁に遭遇する．このような形成不全歯は自然に治癒せずそのまま存在するため，その発生を予防をすることが重要となる．

2. 頻度

石田ら（1990）が行った全国的調査によれば，乳歯列期で22.4％の小児に何らかのエナメル質形成不全を認め，そのうち白斑の発現頻度が最も高く16.0％，ついで減形成が6.4％，着色5.2％と報告されている．歯種別では下顎第二乳臼歯が最も多く3.9％，ついで上顎第二乳臼歯が3.3％，上顎乳中切歯が2.5％といわれている．永久歯列期では34.3％に認められ，そのうち白斑が24.9％，減形成9.2％，着色8.1％と報告されている．歯種別では上顎中切歯がとくに多く，12.5％といわれている．

3. 症例の特徴

石木によると，軽度の場合は，歯冠の形成不全部の表面がやや粗雑になっているか，白斑がみられるという．障害の程度が進むと，エナメル質の表面に凹窩，溝，不規則な欠損などが生じ，重症な場合はエナメル質が全く形成されないことがある．これらは，障害を受けた歯胚の発育時期，障害の種類と強さによって異なって現れる．変化は象牙質にも同時に生じるが，一般にエナメル質に強く現れる．これはエナメル芽細胞が象牙芽細胞に比べて刺激に対する感受性が高いこと，歯胚の構成上エナメル芽細胞が象牙芽細胞より外側に位置して外からの刺激を受けやすいこと，形成後のエナメル質は無機質97％，有機質1％（象牙質は69％，20％）からなり，有機性基質が正常に形成されても石灰化障害が生じれば変形をきたすこと，などが考えられている．

臨床的異常像において，局所性原因によるものは，障害を受けた局所にみられるのみであるが，石灰化不全では白斑が，減形成では実質欠損が現れる（ターナーの歯）．全身的原因によるものは，形成中の歯胚には同時に影響を及ぼすために，左右同名歯の形成期に一致した同じ部位に，多くの歯の異常が認められ，全身的異常を生じた時

期と重症度を知ることができる．遺伝性のものは，歯冠全体に異常が生じ，同一人で乳歯にも永久歯にも異常を生じることが多い．

　一般的な原因としては，①局所的原因：a. 外傷，b. 炎症（乳歯の根尖性歯周炎，顎骨骨髄炎），c. 電離放射線，②全身的原因：a. 一般的な栄養障害，b. ビタミンの欠乏または過剰，c. 内分泌障害，d. 先天梅毒，e. 無機物（フッ素過剰，カルシウムそのほかの無機質），f. 遺伝，その他が考えられるとされている．また，エナメル質の形成不全を原因別に分けてみると，全身的原因によるものでは，減形成を認めた乳歯でレチウスの成長線に沿ってエナメル質の欠損が認められる．また，石灰化不全を認めた症例では，表面の異常部と一致してエナメル質深層のエナメル象牙境付近にレチウスの成長線に沿った低石灰化部が認められる．局所的原因によるものではエナメル質減形成はレチウスの成長線に関連をもち，エナメル象牙境は著しく乱れ離断されたり，エナメル質の重複やさらに一部では象牙質が隆起露出している部分を認める．原因不明なものでは白斑は表層から限局性に，また，レチウスの成長線に関連なく均一な低石灰化像が認められる．

[**症例1**]　全身的原因による形成不全（9歳5か月小児の4̄|）（**図1a〜d**）

①肉眼的所見　歯冠部頰側の咬合面側1/4に薄褐色で帯状の着色部を認める．表面は滑沢で健全部とは凹窩や溝もなく移行している．

②レプリカ所見　着色帯では周波条を認める．

③病理組織学的所見　歯牙表面の着色と一致して頰側咬頭下のエナメル質に横紋の着色を認め，また，歯頸側のエナメル象牙境付近でレチウスの成長線に沿って着色が認められた．エナメル質表面ではレチウスの成長線に関連したステップが認められたほか，象牙質では球間象牙質が認められた．

④マイクロラジオグラム所見　咬頭下付近とその下部では，エナメル象牙境付近でレチウスの成長線に沿ってX線の透過性が高い．

⑤蛍光顕微鏡所見　エナメル質および象牙質ではそれぞれの成長線に沿って，蛍光線が認められた．また，それらはエナメル象牙境部の起始点が一致していた．

[**症例2**]　全身的原因による形成不全（5歳小児のB̄|）（**図2a〜e**）

①肉眼的所見　エナメル質において，歯冠の切縁側約1/2〜1/3にかけて帯状で一部欠損した減形成を認め，また同部にはフッ化ジアミン銀による着色を認める．

②レプリカ所見　減形成部では粗造感を呈する．

③病理組織学的所見　エナメル質唇側の切縁側1/3ではレチウスの成長線に，また歯頸側1/3および舌側では新産線に沿って表面に一部欠損が認められた．さらに象牙質でもエナメル質新産線の起始点に一致して，成長線に一致した新産線が認められた．

④偏光顕微鏡所見　唇側エナメル質の欠損部と欠損部の間では，偏光性の違いが認められた．

⑤蛍光顕微鏡所見　象牙質には蛍光線が認められた．

[**症例3**]　局所的原因による形成不全（6歳11か月小児の4|）（**図3a〜e**）

①肉眼的所見　歯冠全体に大小の凹凸があり，頰・舌側咬頭はエナメル質の一部欠損

が認められ，本来の形態をなしていない．
② レプリカ所見　粗造感を呈し，一部に周波条を認める．
③ 病理組織学的所見　弱拡大像では頰・舌側咬頭は着色のあるエナメル質が正常よりも薄く，咬合面の小窩ではさらに薄くなっている．頰・舌側面ではエナメル象牙境が乱れている部位を認め，一部ではエナメル質が欠損した減形成部が認められた．強拡大像では頰・舌側面はエナメル質が不規則に形成されており，とくに頰側ではエナメル象牙質境の著しい乱れが認められた．また，エナメル質が全く形成されていない部位があり，そこからヘルニア状に隆起した象牙質が観察できた．舌側面では，レチウスの成長線がエナメル質欠損部の深部に収束しているような紋様を呈していた．またエナメル質の一部が象牙質内に埋入しているのが認められた．象牙質では頰・舌側ともにエナメル質の減形成部に対応して球間象牙質を認めるほか，エナメル質と同様象牙細管が収束しているような走向を呈していた．
④ マイクロラジオグラム所見　切片標本と対応させると，頰側面でエナメル質が一部形成されていない部分からヘルニア状に隆起しているものはX線透過性が高く，象牙質であることが確認された．また，舌側面でもエナメル象牙境の乱れやエナメル質の一部欠損が認められ，エナメル質が象牙質内に埋入している像も認められた．

[**症例 4**] 原因不明の形成不全（13歳小児の 4̲｜）（**図4a～d**）
① 肉眼的所見　歯冠の頰側面のほぼ中央とやや近心に，また舌側面では舌側咬頭下の遠心に境界明瞭な白斑を認める．
② レプリカ所見　全体に周波条を認め，一部にエナメル小柱が認められる．
③ 病理組織学的所見　咬合面の小窩には修復物が充塡されているほか，頰側面の白斑部ではエナメル質の表層から約1/2付近までに着色が認められた．強拡大では，白斑部と健全部の境界にレチウスの成長線に関連した軽度のステップが認められたが，形成不全部の着色は成長線とは一致していなかった．
④ 偏光顕微鏡所見　白斑部は周囲とは異なった偏光性が認められた．
⑤ 蛍光顕微鏡所見　象牙質に3本の蛍光線が認められた．

[**症例 5**] 局所的原因による形成不全（10歳6か月小児の |4̲）（**図5a～d**）
① 肉眼的所見　頰・舌側面ともに咬合面から歯冠中央付近にかけて減形成を認める．また，舌側咬頭は形態異常を呈する．
② レプリカ所見　減形成部では鱗状様を呈している．
③ 病理組織学的所見　弱拡大では，頰側咬頭はやや着色のあるエナメル質が正常よりも薄く認められ，頰側面では，部分的にレチウスの成長線に沿ってエナメル質が欠損している．舌側面ではエナメル質の減形成のほか，エナメル象牙境が著しく乱れ，象牙質がやや隆起しているような状態が認められた．そのほか象牙質ではエナメル象牙境付近に球間象牙質が認められた．舌側面のエナメル象牙境が著しく乱れている部位の拡大像では，エナメル質は離断や重複を認め，象牙質の中にエナメル質の形成が観察された．また，一部では象牙質が露出している部分も認められた．その他の所見として象牙質で細管の湾曲が認められた．
④ マイクロラジオグラム所見　舌側面では，X線の透過性が高いエナメル質は不連続

で一部完全に欠損し，象牙質中へのエナメル質の埋入，象牙質の露出が確認できた．

4．処　置　齲蝕罹患予防による齲蝕予防処置，歯質（実質欠損）の大きい場合は歯冠修復および塡塞などを行う．審美的に影響する場合は歯冠を修復する必要がある．

参考文献
1．長坂信夫，信家弘士，石通宏之，市川史子，三浦一生：エナメル質形成不全歯における病理組織学的検討，小児歯誌，28：486-492，1990．
2．石田良介，三島賢郎，足立ちあき，宮本充子，大嶋　隆，甘利英一ほか：歯牙硬組織の発育と障害に関する研究，小児歯誌，28：466-485，1990．

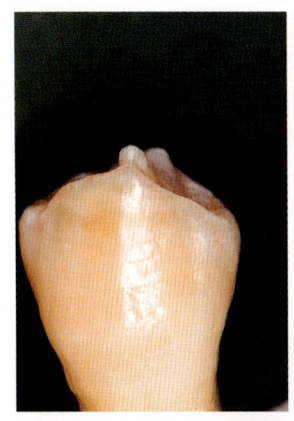

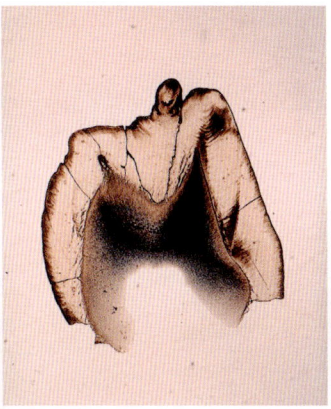

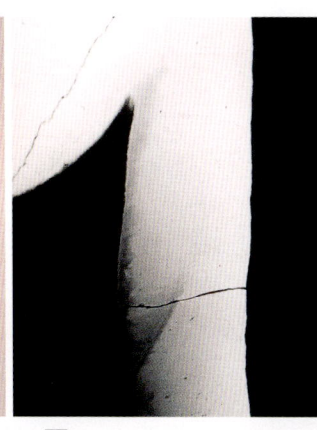

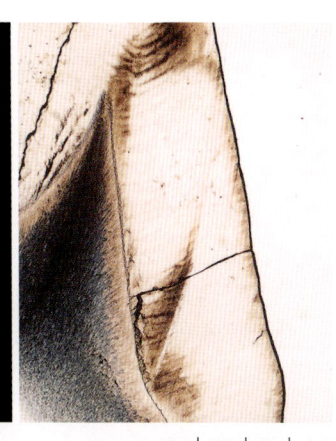

図1a〜d　症例1．全身的原因による形成不全（9歳5か月，4̄）．

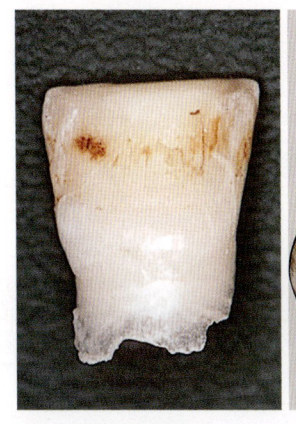

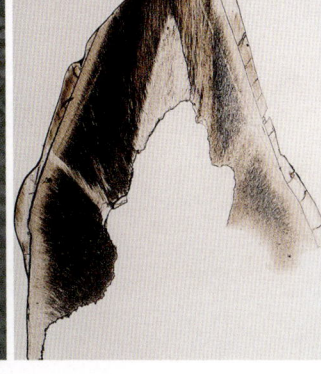

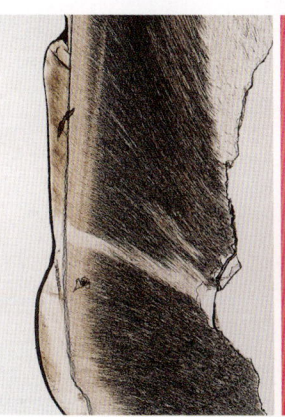

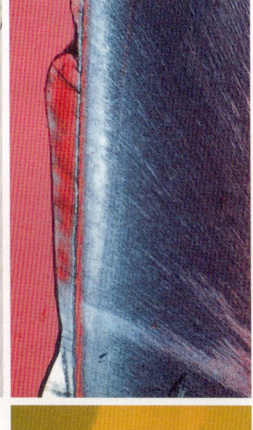

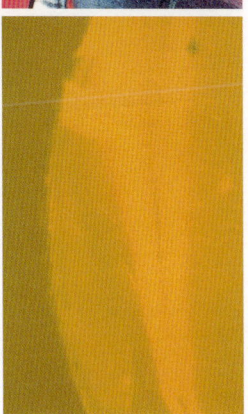

図2a〜e　症例2．全身的原因による形成不全（5歳，B̄）．

3a | 3b | 3c | 3d
3e |

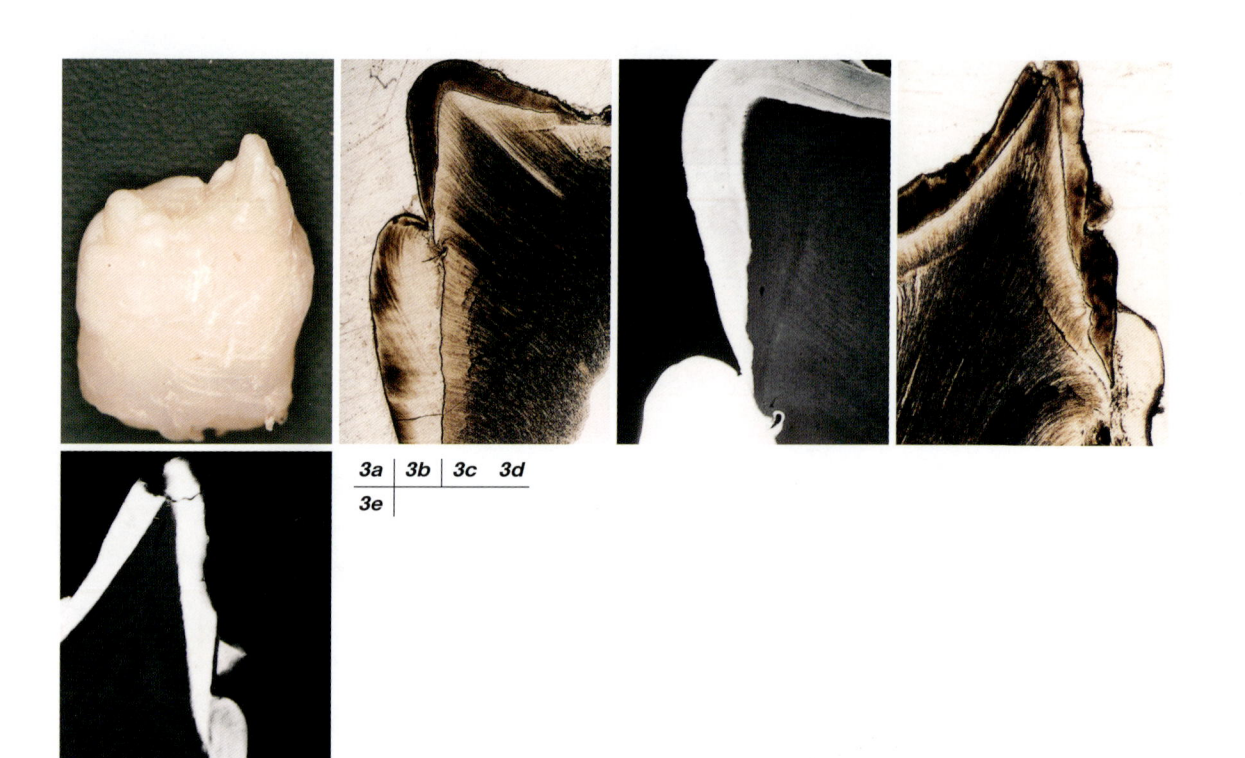

図3a〜e 症例3．局所的原因による形成不全（6歳11か月，4|）．

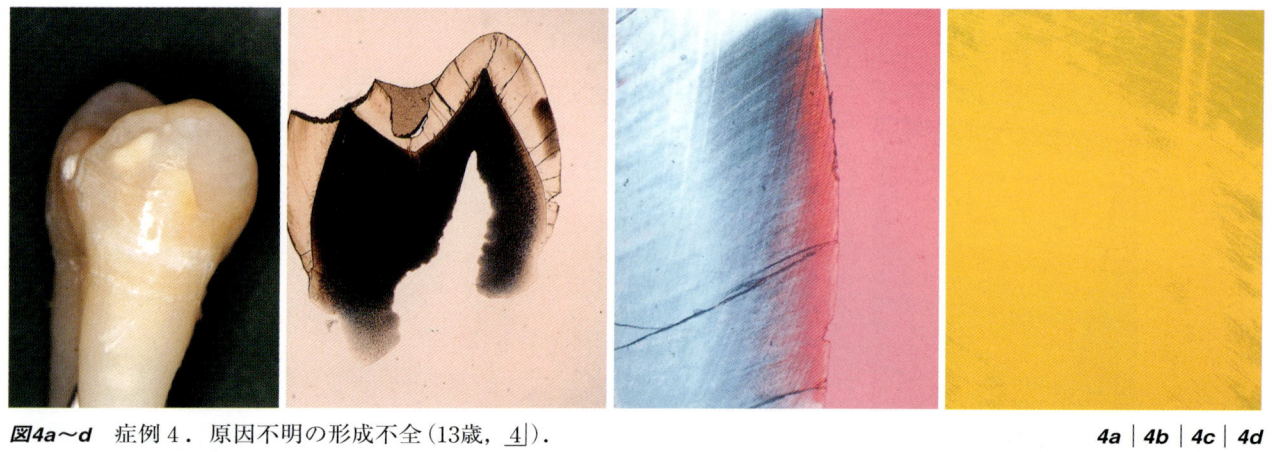

図4a〜d 症例4．原因不明の形成不全（13歳，4|）． 　　　　　　4a | 4b | 4c | 4d

図5a〜d 症例5．局所的原因の形成不全（10歳6か月，|4）． 　　　5a | 5b | 5c | 5d

下顎Odontodysplasia
Ghost Teeth

1. 定義および原因

　Odontodysplasiaは，McCallら(1947)により初めて記載された疾患で，非対称性，局所性に現れ，エナメル質，象牙質の著しい形成不全と石灰化不全を主な特徴としている．Rushton(1965)はX線像で特有な幻影状を呈していることからGhost teethとよんでいる．また，乳歯・永久歯ともにエナメル質および象牙質の形成不全を呈するが，乳歯に認められれば，その後継永久歯も同様な状況を呈することが多いとされている．Ghost teethは連続する数本の歯に現れるが，上顎前歯部が多く，とくに下顎臼歯部は稀である．罹患歯は萌出が遅延するか埋伏するといわれている．本症は今まで約100例程度が記載されているにすぎず，その原因も不明である．

　Odontodysplasiaの原因は不明であるが，Sadeghi，Ashrafiらは，局所感染，局所の外傷，局所の貧血，代謝および栄養障害，ビタミン欠乏，高熱，Rh因子の不適合，局所の体細胞突然変異，遺伝，局所の血管障害などの因子をあげている．しかし，患児に遺伝，栄養障害の既往はない．

　Zagarelliら，FearneらおよびAnneroth，Ramstromらは外傷，感染のために起こると報告しているが，Rushtonは歯堤が乳歯と永久歯が分裂する以前に，歯堤の体細胞性突然変異が起こるのではないか，あるいはウイルスの潜在感染が歯胚形成期になると活発になり，障害を起こすのではないかと述べている．Crawford，Aldredらは出生時の外傷，局所の外傷，代謝および栄養障害，感染，高熱，遺伝および放射線障害が原因となる可能性は少ないとしている．DouniauらおよびBouyssonらはその患者2名に骨成長障害がみられたとし，Gardnerは根尖部に外傷性骨嚢胞に類似した空隙がみられたとし，Burchは扁平上皮で囲繞された歯根嚢胞の1例を報告した．Sibleyらはある種の内分泌異常であると述べている．本学症例においては，外傷，遺伝，および栄養障害の既往はなく，その原因は不明であった．

2. 頻度

　部位頻度としては，上顎前歯部に最も多く現れ，ついで上顎臼歯部・下顎前歯部で，下顎臼歯部は稀であると述べている．Crawford，Aldredらは，下顎より上顎が約2.5倍多いと報告している．また，第二大臼歯部の罹患は稀で，第三大臼歯部の罹患は知られていない．Gibbardは右側より左側に多いと述べている．また，著者らの症例は連続した数本の歯に現れているが，Rushton，RosenblumおよびNeupertらは連続しない症例を報告している．

　一般に片側性に生ずるが，上顎では正中を越えて反対側の中切歯も侵されることがある．Lustmannらは51例中11例が正中を越えて侵されていたと報告している．また，Herman，MossらおよびWaltonらには全歯が侵されたという報告もある．乳歯および永久歯にも同様の所見がみられる．

性差，人種差は認められず，通常，患歯には萌出遅延あるいは埋伏が認められる．著者らの症例にも$\overline{E\ CB|}$において萌出遅延が認められた．

3. 症例の特徴

病理組織所見においては，一般的にエナメル質は薄く，表面は凹凸を示し，部分的に欠如していることもある．小柱の構造については，さまざまの記載があるが，本学症例では不規則であった．象牙質については，一般に障害は歯根部よりも歯冠部に強く，厚さは薄い．また，象牙前質は著明に認められ，肥厚している．

Gardnerは冠部象牙質の障害の差によって球間象牙質やクレフトがみられるmild typeと，それに加えて細胞封入，無構造物の出現が認められるsevere typeとの2型に分けている．また，クレフトの内容や無構造はcollagen-freeのdentinal matrixからなっていると述べている．象牙細管の構造・数については，それぞれの報告は一致していないが，Crawford，Aldredらは電子顕微鏡で象牙質を観察し，象牙細管の数は減少し，構造は不規則で異常な走向を示していたと述べている．また，Kinironsらは象牙細管の拡大がみられ，象牙細管の数は減少していたと述べている．本学の症例ではほとんど球間象牙質で覆われ，象牙細管の走行は不規則であった．エナメル象牙境については，RushtonおよびAbramらは不規則であったと報告しているが，本症例ではエナメル象牙境は正常像を呈していた．

歯髄については，一般に歯髄腔は異常に大きく，髄腔内に象牙粒あるいは石灰化物の形成がみられ，髄腔部の不規則な凹凸がみられるとしている．Heroldらは象牙芽細胞は数も少なく，分化の程度も低かったと述べ，歯髄内の石灰化物は，degenerating necrotic cellが形成したのではないかと述べている．本症例では象牙前質が観察され，象牙芽細胞も部分的に希薄に配列しているのが観察された．GibbardやBergmanらは未萌出歯において，エナメル質表面に球状の石灰化物が存在しているのを認め，Gibbardは，それは退縮エナメル上皮の石灰化したものであると述べているが，Sapp，Gardnerらは電子顕微鏡および組織化学所見から，これを2型に分け，いずれも一種のセメント質とみなした．本症例においては，エナメル質表面に球状の石灰化物が一部認められた．

Gibbardは根の形成について本症を約20年間観察し，根は短かったと述べているが，障害の程度が軽い症例においては正常に根を形成しているという報告もある．

[症例] 3歳4か月男児，主訴は下顎右側臼歯部歯肉の増殖で来院．

[家族歴] 特記すべき事項なし．

[既往歴] 出生は妊娠40週で，正期分娩．生下時体重は2,980g，身長51.5cm．妊娠中および出生後の全身状態については特記すべき事項はない．

①全身所見　初診時，全身的には身長92.5cm，体重14.8kgで，栄養状態も良好である．手根骨は有頭骨，有鉤骨，橈骨下端の石灰化がみられ，3歳相当で正常範囲内にある．

②口腔内所見　乳歯は生後9か月ころに下顎乳中切歯が萌出し，現在$\frac{EDCBA|ABCDE}{E\ CBA|ABCDE}$の19歯の萌出を認める．$\underline{D|}$は初診時に抜歯されていた．$\overline{E|}$は萌出不全状態を呈しており，歯肉増殖しているものの，腫脹，出血および排膿は認められなかった．$\overline{E\ CB|}$はエナメル質に形成不全がみられ，同部にフッ化ジアンミン銀塗布がなされていた．$\overline{C|}$

はすでに露髄していた．その他の歯は，フッ化ジアンミン銀塗布以外には色，形態，萌出状態ともに正常状態で動揺も認められなかった．また，小帯，舌および口腔粘膜には異常は認められなかった．

　　口腔内印象模型診査においては，小野らの標準値と比較し，歯列弓幅は E―E 間が1SDを越えて小さかった以外はすべて標準偏差内であった．歯列弓長は，A―E 間が1SDを越えて大きかった以外は標準偏差内であった．咬合状態については，オーバーバイトは3.3mm，オーバージェットは4.9mmで大きめであった（**図1a〜c**）．

3 **X線写真所見**　乳歯においては EDCBA|ABCDE / E CBA|ABCDE の萌出が認められ，E CB は反対側に比べ，X線透過性が高く，歯髄腔が異常に大きく歯根の形成は未完成状態である．エナメル質および象牙質の形成は非常に希薄で，全体に虫くい様の幻影状所見を呈している．永久歯歯胚 4 3 は形成不全が認められ，歯胚の形成も遅れている．5 の歯胚は認められない（**図2, 図3a, b**）．

4 **処置**　C は露髄しており，X線写真所見からも予後不良と判断し，E B は修復処置が困難であったため，E CB を抜歯した．抜去歯は一部正常エナメル質を残し，不規則な凹凸様の形成不全が歯冠全体に観察された．欠損部には小児義歯を装着した（**図4a, b**）．

5 **病理組織所見**　処置のため抜去された歯を病理組織学的に検討した．B の切端部のエナメル質は正常であるが，歯頸部に向かうにつれて薄く，波状の凹凸を呈し，小柱構造および配列は不規則であった．象牙質はそのほとんどが球間象牙質で占められ，象牙細管の走行も不規則で，エナメル象牙境は平坦であった．また歯髄腔内には象牙粒がみられ，その一部は髄壁に付着していた．E は固定後，セロイジンによる脱灰標本を作製し，ヘマトキシリン・エオジン重染色を施した．象牙細管の走行は不規則で，エナメル象牙境は平坦であり，象牙質は薄く，そのほとんどは球間象牙質で占められていた．冠部象牙質にはクレフトがみられ，歯髄腔まで達するものもみられた．また，肥厚した象牙前質の形成もみられ，その中に象牙芽細胞や血管が迷入しているものも観察された．歯髄腔は異常に大きく，髄腔内には象牙粒が認められ，一部髄壁に付着していた．歯髄組織は正常像を呈していた（**図5a〜c**）．

4. 処　　　置

Odontodysplasiaは齲蝕になりやすく，局所の感染を併発すると，RamstromおよびAlexanderは述べており，保存処置を試みた例もあるが，ほとんどが抜歯されている．Lianは視診で齲蝕が認められなくても電顕から，クレフトより細菌が侵入し歯髄炎や歯根膜炎を起こしやすいと述べている．Gibbardは，X線写真を撮らなければOdontodysplasiaの診断がつきにくいため，抜歯されてしまうケースが多く，実際にはもっと頻度は高いと述べている．著者らの症例においてもC はすでに露髄しており，E においても病理組織像でクレフトが認められ，炎症性細胞浸潤がみられた．

　E CB は保存処置を試みても予後不良と考え，患歯を抜去し，小児義歯を装着しているが，現在良好に経過している．しかしながら，5 は先天性欠損しており，4 3 においてはOdontodysplasia様の形成不全が認められるため，永久歯列完成まで，十分な経過観察が必要である．

参考文献

1. 峰松小百合，坂井右子，陣　壁真，大西雄三，三浦一生，長坂信夫：Odontodysplasia（Ghost teeth）の一症例，小児歯誌，19：194-201，1981.
2. 岡田　貢：桑原さつき，田口裕子，志俵千賀子，市川史子，信家弘士ほか：下顎に発生したOdontodysplasia（Ghost teeth）の一症例，小児歯誌，33：614-623，1995.
3. 長坂信夫，岡田　貢，香西克之，簡　妙蓉：Odontodysplasia（Ghost teeth）の症例，小児歯科臨床，3（7）：81-88，1998.

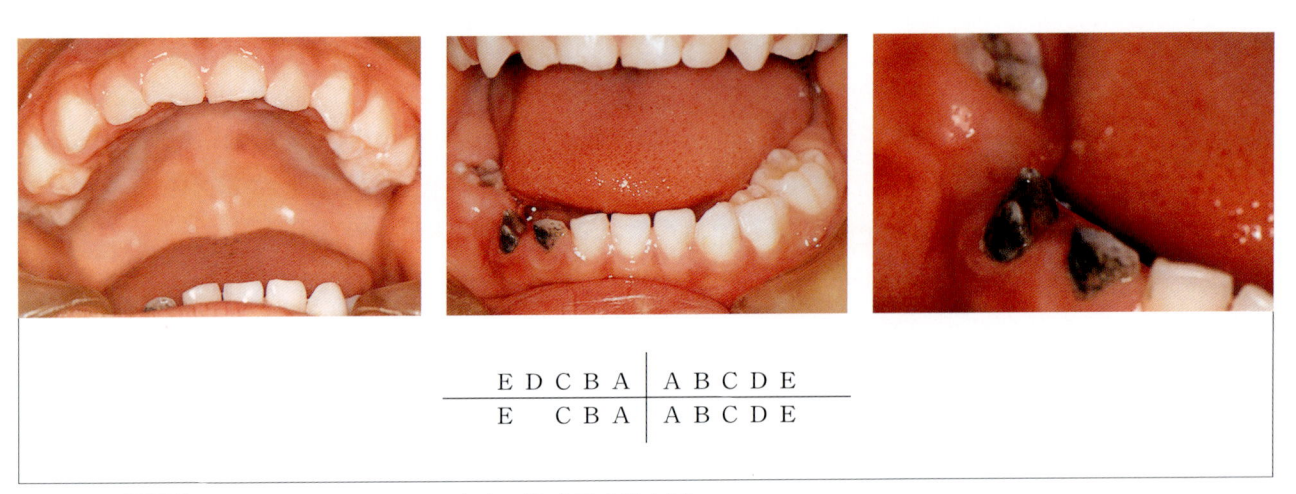

E D C B A	A B C D E
E C B A	A B C D E

図1a〜c　E CB がOdontodysplasia．**c**：歯肉の増殖部分拡大図．

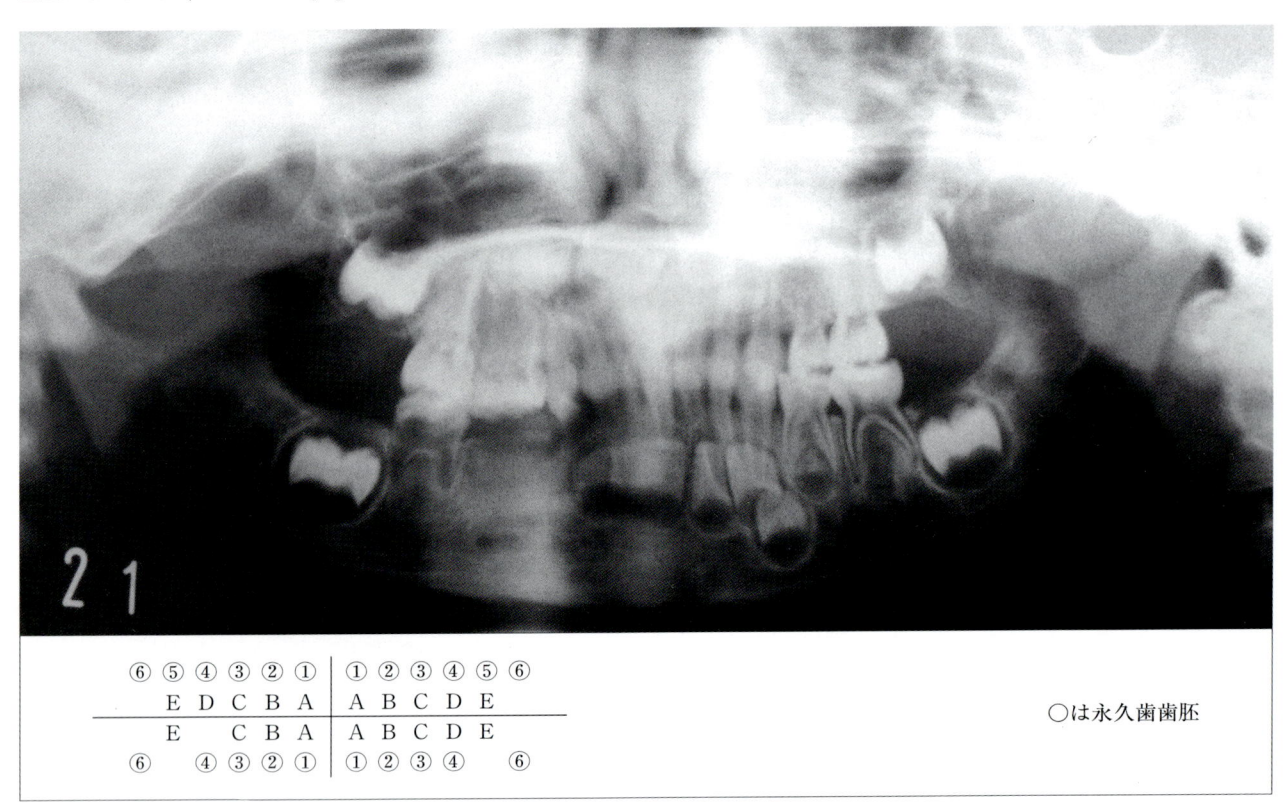

⑥ ⑤ ④ ③ ② ①	① ② ③ ④ ⑤ ⑥
E D C B A	A B C D E
E C B A	A B C D E
⑥ ④ ③ ② ①	① ② ③ ④ ⑥

○は永久歯歯胚

図2　パノラマX線写真像．

■下顎Odontodysplasia■

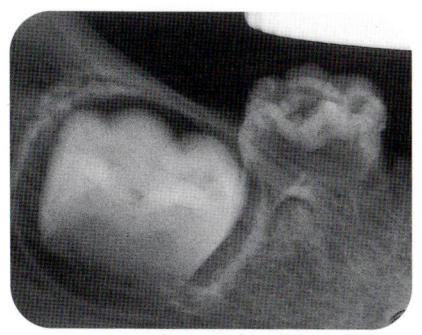

図3a B̄のX線写真像（右側）.

図3b Ēの X線写真像（左側）.

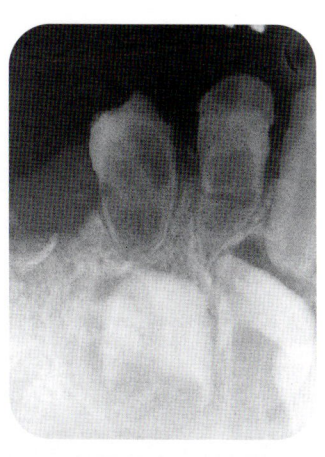

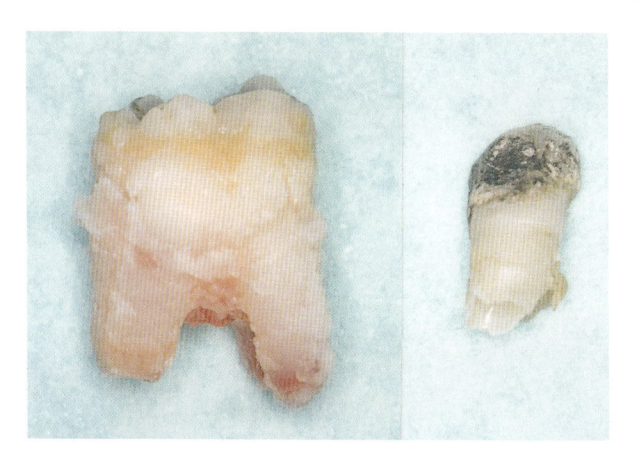

図4a 抜去歯Ē, B̄.

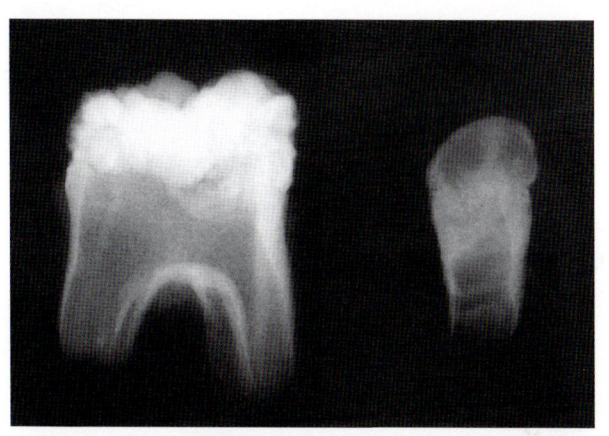

図4b 抜去歯のX線写真像.

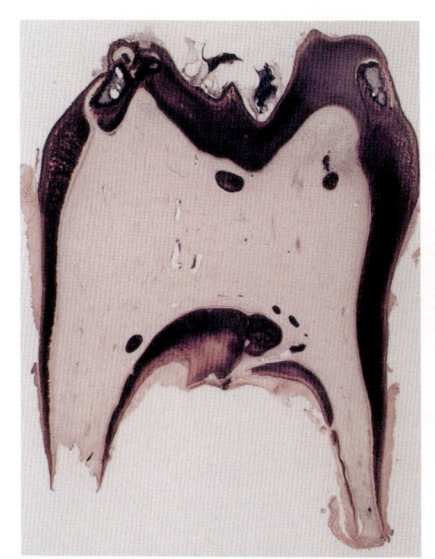

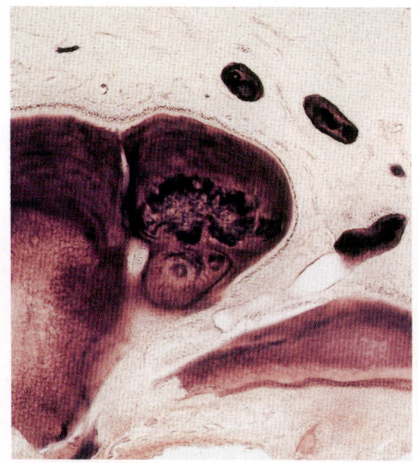

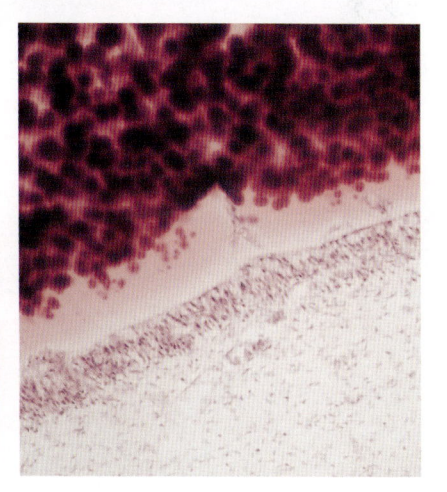

5a | 5b | 5c

図5a〜c Ēの病理組織標本（脱灰）. *a*：象牙質は薄く，切端部においてクレフトが認められる（×1）. *b*：壁着性および遊離象牙粒が認められる（×10）. *c*：ほとんどが球間象牙質で占められ，肥厚した象牙前質の中にodontoblastや血管が迷入している（×50）.

79

■タウロドント歯■

Taurodont Teeth, Taurodontism

1. 定義および原因

　taurodontism（タウロドンティズム）という語はKeith（1913）によって，化石人クラピナ（ユーゴスラビアのネアンデルタール人）の臼歯に用いられた言葉である．タウロドンティズムとは臼歯のボディの部位が大きくなり，それに従って短い歯根を有する異常な臼歯であるという．その形態は，有蹄動物，反芻動物（とくに雄牛）の歯にみられる．それとは反対に，臼歯のボディが歯槽骨縁上にあるものはcynodontism（犬歯型＝現代人の歯）と名づけられた．これらは食肉動物にみられるといっている．

　Davidson（1934）は，Keith（1913）が名付けたtaurodontismに対してMegaphanicと，またcynodontismに対してはMicrophanicとよんだ．

　Widdowson（1946）はタウロドンティズムとは歯髄腔の垂直的な深まりによって歯根が損なわれたものであるといい，Scottら（1967）はタウロドンティズムとは髄室が歯根に向かって十分に広まった歯であるとしている．

　Aitchison（1950）は大きい髄室が歯根に向かって広まった人間の臼歯に対してタウロドンティズムといっており，Moorrees（1957）はタウロドンティズムとは，より大きな長い髄室がセメント-エナメル境界部を越えて歯根側に向かって広がっており，この境界部で著しい"くびれ"を欠く歯であると述べている．

　しかし現在では，タウロドンティズムとは，髄室の形や損なわれた歯根の形を示す言葉として用いられているようである．つまり，歯のボディ部分が長くなり，それに従い髄室も長く大きくなり，短い歯根を有する歯である．また，セメント-エナメル境界部の"くびれ"を髄室内に欠き，滑らかな曲線を描いている．

　今なおタウロドンティズムの原因についての定説はないが，主な原因説は次のようである．分化あるいは退化の性質，先祖返り，原始形態，メンデル劣性遺伝，高度分化の特徴，進化の徴候，または進化過程，歯根形成中の象牙芽細胞欠乏による突然変異，ヘルトウィッヒの上皮鞘の形成錯誤などがあげられる．Pedersen（1949）も述べているように，タウロドンティズムという大きい髄室を有する歯の特徴は，原始人の判定基準となることは確かなようである．原始形態が現存する乳臼歯において，かなりの出現率を示し，下顎第一乳臼歯に多く認められている．

　また，タウロドンティズムの形成について，Keith（1916）は現代人の臼歯の形成過程と比較しながら，歯根の形成は髄室の過剰なる発育が終わるまで形成されないから，髄室が長くなるといっている．

　Hamnerら（1964）は，Orban（1949）の複根形成模式図に基づいてタウロドンティズムの形成について述べている．タウロドンティズムはヘルトウィッヒの上皮鞘が本来の水平的な位置まで陥入し損なった結果であろうと述べている．

2. 頻　　　度

下顎第一乳臼歯に最も高頻度で出現し，わが国での出現率は，大東(1978)は0.57%といっている．第二乳臼歯，第一大臼歯，第二大臼歯にも出現する．

Pedersen(1949)は，グリーンランド東部のエスキモーの臼歯にタウロドンティズムを認めたと報告している．また，Moorrees(1957)は数人の若いアレウト族(Aleuts)の下顎臼歯にhyper-taurodontを見出したと報告している．

下顎大臼歯におけるタウロドンティズムの出現率を，増田ら(1965)はX線写真による観察で，Shaw(1928)の分類に基づき報告している．その中で，M_1はほとんどcynodontismを示し，M_2，M_3では性差が認められ，また増齢的にhypo-taurodontは減少するが，M_3でその傾向は著明であり，meso-taurodontはM_2に0.4%認め，現代人にもある程度のタウロドンティズムがみられることは，この形質の系統発生的意義を考えるうえで非常に大切であると述べている．

このように，タウロドンティズムの人種別発現頻度に関する報告例は数少ない．しかも，そのほとんどは永久臼歯である．今回の成績からみて，同一人種で，乳臼歯においてタウロドンティズムはかなりの出現率を示している．

タウロドンティズムの出現と性差に関する報告はほとんどみないが，下顎大臼歯におけるタウロドンティズムの報告で，増田ら(1965)は hypo-taurodont は男性がM_2で14.9%，M_3で33.3%を示すのに対し，女性はM_2で25.9%，M_3で54.8%を示して，明らかに性差を認めたと述べている（**表1，表2**）．

3. 症例の特徴

臼歯の根幹部の部分が長くなり，それに従い歯髄腔も長くなり，短い歯根を有する．高度のものは歯髄腔の部分の長さが正常の歯髄腔の形を有する歯よりも，垂直的に非常に長く大きく，エナメル-セメント境界部と思われる部分から根分岐部までの距離は長い．そして，歯髄腔の部分の近遠心経は，歯冠部より歯根側に向かうにつれ漸次増加する傾向がある．近遠心的には，歯髄腔は歯の外形に従って"くびれ"はなく，ゆるやかな曲線を凹レンズのように描いて根管へと続いていく．症例において，タウロドント歯と思われるものを以下の三つのタイプに分類した（**図1，図2**）．

1. タイプⅠ：歯のボディの部位が長く，髄室も長いが，歯根はきわめて短く，正常な歯根形成をなさないもの．
2. タイプⅡ：歯のボディの部位が長く，髄室も長いが，歯根はタイプⅠより長いもの．髄室の髄床底部の近遠心的幅がタイプⅠに比べて狭いもの．
3. タイプⅢ：歯のボディの部位が正常な歯よりもわずかに長く，髄室も長いが，歯根は長く正常な歯根形態をなすもの．髄室内に歯の外形の"くびれ"が存在するものとしないものがある．

以上から，タイプⅠ—6例，タイプⅡ—23例，タイプⅢ—59例が認められた．そして同側，反対側の関係では，1歯のみに認められた者9名，両側に2歯認められた者21名，両側に3歯認められた者3名，4歯認められた者7名であった．

このように，原始形態を有する乳歯にタウロドンティズムはかなり認められる．

[症例] **タイプⅠ**　歯の形態：歯のボディの部分が，歯冠部に比しても非常に長い．

歯冠部と歯のボディの部位への移行部はゆるやかな曲線を描き，エナメル-セメント境と思われる部位に，いわゆる"くびれ"が存在しない．歯根は正常な歯根形態をなすことなく，極度に短く，歯の長軸の全体の約1/5程度である．歯根分岐部から歯根尖へかけては初期エナメル器の横断面を思わせる感がある．

歯髄腔の形態：髄室の部分の長さが正常の髄室形を有する歯よりも垂直的に非常に長く，大きく，歯の長軸の全体の約1/2程度を占める．したがって，咬合面部からエナメル-セメント境界部と思われるところまでの距離は，そこから根分岐部までの距離よりも長い．髄角は咬頭と思われる部分へ突き出している．

髄室の部分の近遠心的幅は歯冠部から歯根側に向かうにつれ漸次増加する．近遠心的には髄室は歯の外形に従い"くびれ"はなく，ゆるやかな曲線を凹レンズのように描いて根管へと続いている．

タイプⅡ 歯の形態：歯のボディの部位が長い．しかし歯根側に向かうにつれ，歯自体が漸次細くなるのが認められる．歯根はタイプⅠよりも長い．

歯髄腔の形態：タイプⅠとほとんど髄室の形態は似かよっている．髄室は垂直的に長く，歯の長軸の全体の約1/3程度である．したがって，咬合面部よりエナメル-セメント境界部と思われるところまでの距離は，そこから根分岐部までの距離よりも長い．しかし，髄室の外形は歯の外形に沿って近遠心的幅は漸次減少している．根管も短いが明らかに認められる．

タイプⅢ 歯の形態：歯のボディの部位が正常な歯よりもわずかに長く，歯冠部と歯のボディの部位への移行部は"くびれ"が存在する．また歯根は正常な歯根形態を呈している．

歯髄腔の形態：髄室の長さは正常の髄室の長さよりわずかに垂直的に長い．歯の外形に沿って，近遠心的には髄室内に，歯冠部と歯のボディへの移行部に"くびれ"が存在する．髄角は咬頭と思われるところへ突き出している．髄室から根管へと移行し，根管形態は正常の形態と同様の形をなしている（*図3a〜d, 図4*）．

4．処　置
歯髄内処置はきわめて困難なため，歯髄炎にならないよう齲蝕の管理予防が大切である．とくに幼若永久歯時には注意が必要である．

表1 タウロドント歯のタイプによる部位別例数

	E̅|♂ ♀	D̅|♂ ♀	|D̅ ♂ ♀	|E̅ ♂ ♀	合計
タイプⅠ		2 2	2		6
タイプⅡ	1	5 5	6 5	1	23
タイプⅢ	6 2	10 12	10 12	5 2	59
	7 2	17 19	16 19	6 2	
合　計	9	36	35	8	88

表2 タウロドント歯のタイプによる年齢別例数

年　齢	タイプⅠ	タイプⅡ	タイプⅢ
2歳0月〜2歳11月	2	2	3
3歳0月〜3歳11月	2	6	27
4歳0月〜4歳11月		3	16
5歳0月〜5歳11月	1	6	7
6歳0月〜6歳11月	1	5	4
7歳0月〜7歳11月		1	
8歳0月〜8歳11月			
9歳0月〜9歳11月			2
合　計	6	23	59

参考文献

1. 黒須一夫, 長坂信夫, 桑原未代子:現代小児歯科学-基礎と臨床-改訂第5版, 102-103, 医歯薬出版, 東京, 1994.
2. 人見晃司, 加藤和彦, 長坂信夫, 黒須一夫:乳歯のTaurodontismに関する研究Ⅰ, X線写真による観察, 小児歯誌, 9:126-135, 1971.

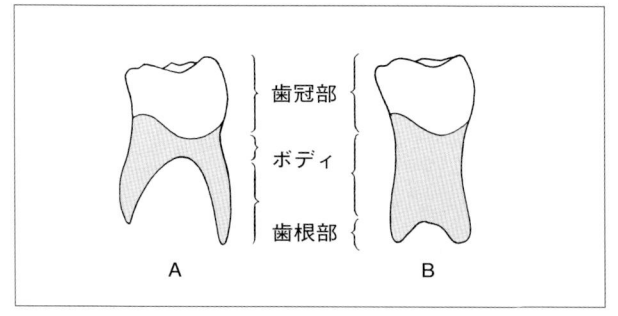

図1 歯の外形, 正常歯(A)とタウロドント歯(B)のちがい.

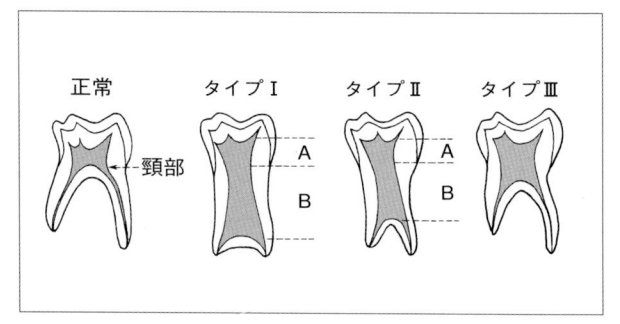

図2 タウロドント歯のタイプ.

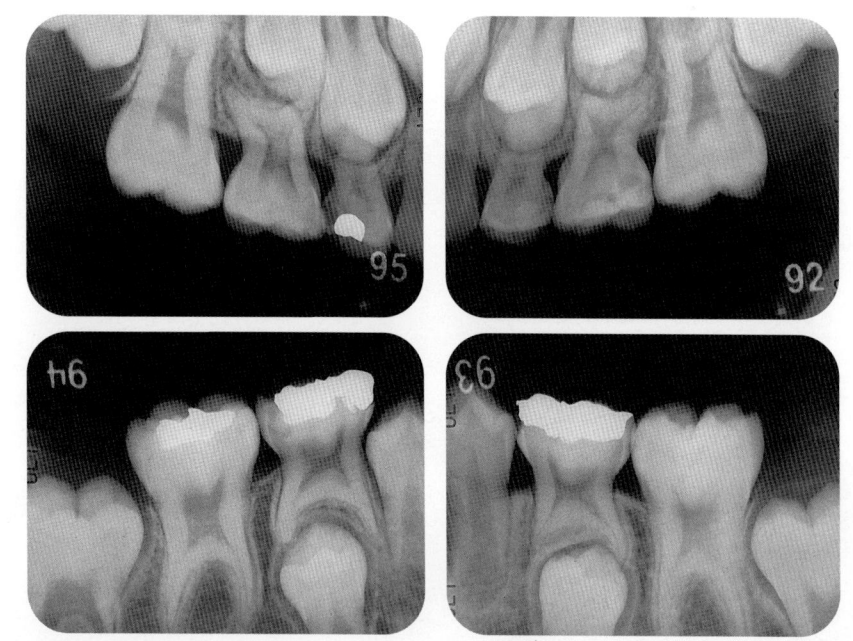

図3a~d 初診時X線写真像(10歳, 男児). $\frac{ED|DE}{ED|DE}$ ともにタウロドント歯.

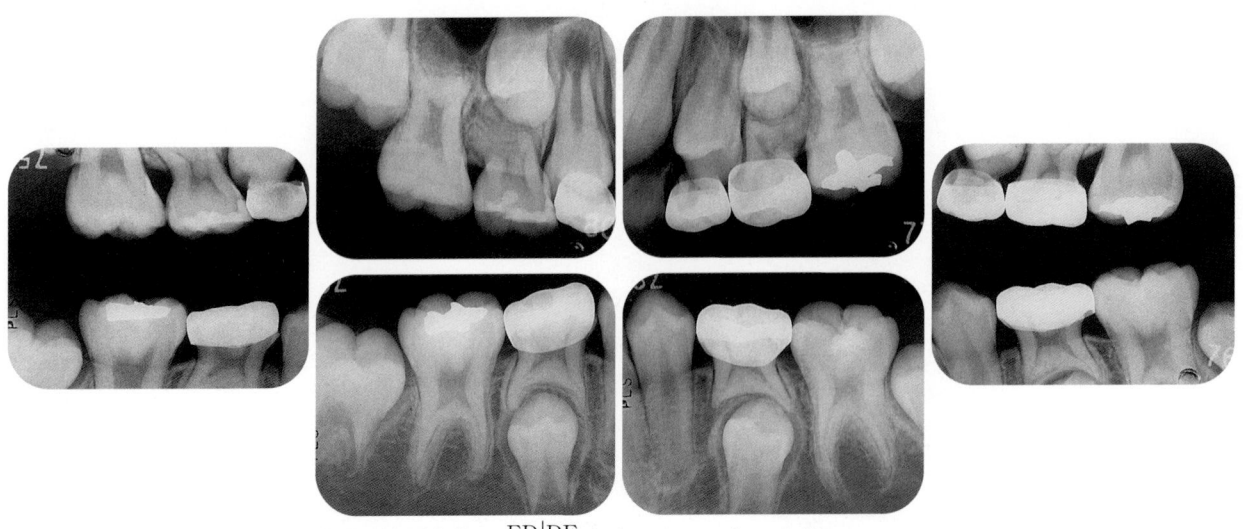

図4 図3と同一症例の8か月半後X線写真像．$\frac{ED|DE}{ED|DE}$ ともにタウロドント歯．

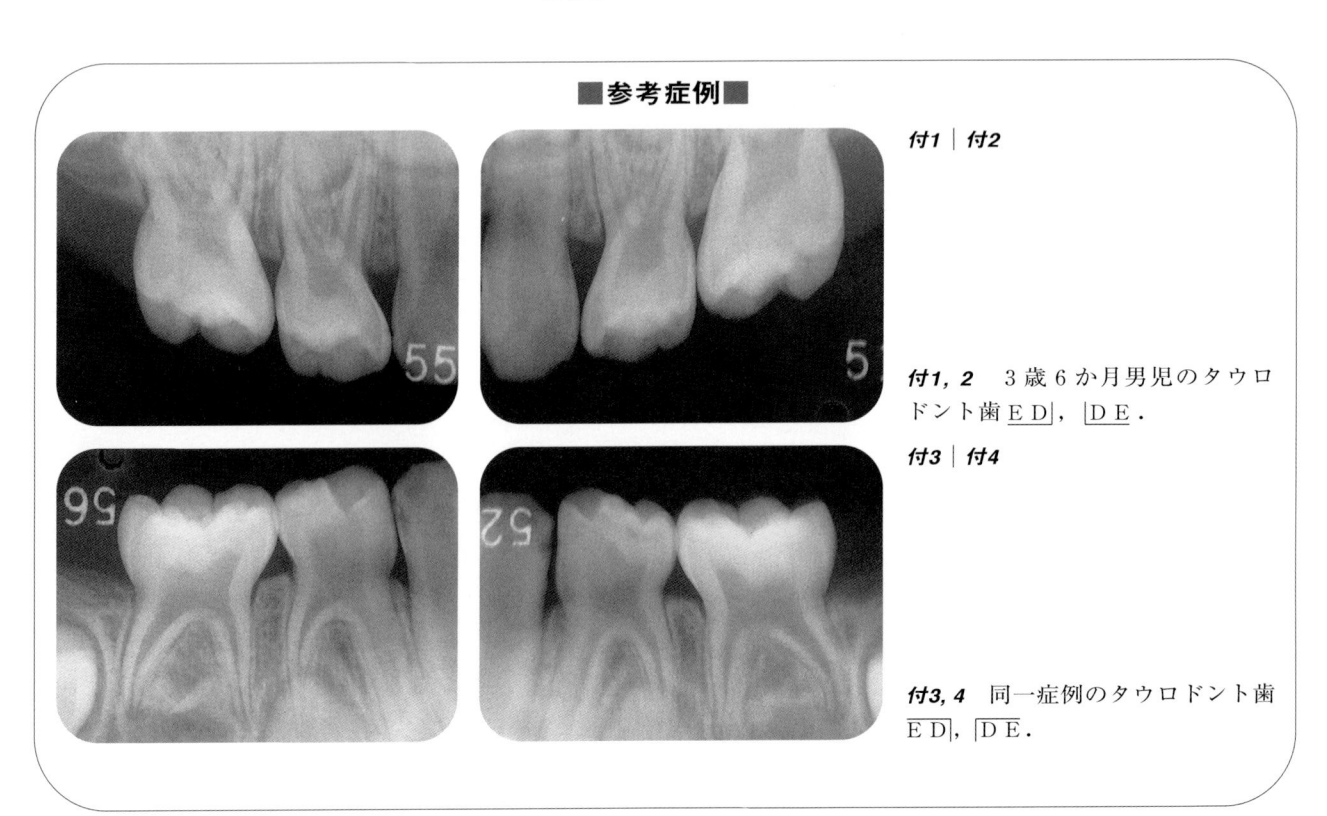

■参考症例■

付1｜付2

付1, 2　3歳6か月男児のタウロドント歯 $\underline{ED|}$, $\underline{|DE}$.

付3｜付4

付3, 4　同一症例のタウロドント歯 $\overline{ED|}$, $\overline{|DE}$.

■象牙質内部吸収■
Internal Resorption

1. 定義および原因

歯髄組織の一部に限局性の肉芽組織の増殖が起こり，歯髄側の象牙質に吸収が生じることで，内部性肉芽腫または歯の内部吸収という．一般に歯の硬組織の吸収は，外的（外部）吸収と内的（内部）吸収に分けられる．外部吸収は歯根膜側から吸収が起こり，内部吸収は歯髄内から歯質の吸収が起こる．しかし，実際にはその吸収が歯髄腔内に始まって歯根膜側へ進行したのか，歯根膜側から始まって歯髄内に及んだものか，その区別は不明であるとされている．Mummery(1920)は最初に象牙質の内部吸収によって，歯冠部のエナメル質，薄い象牙質層を透過して，歯髄の脈管組織がピンク色に現れる現象を，ピンクスポット(pink spot)と名付けている．また，内部性肉芽腫(intene granulom)としてSchweitzer(1931)が症例を系統的に報告している．いずれも永久歯であるが，すでに多くの報告をみる．

しかし，乳歯についての報告は少ない．内部吸収の原因については現在も不明であるが，Warner(1947)らは齲蝕とは無関係に起こる変化であるといっている．Thomaら(1968)は，時には数歯にわたってこの内部吸収を認めることがあり，放射性同位元素の全身的な応用後に内部吸収を認めた報告をあげている．

また，全身的に決定的な関係は認められていないが，減甲状腺症あるいは過上皮小体症との関係が考慮される必要がある．健全歯にも内部吸収が認められる場合がある．また，全身的な症状として無歯症に似た外胚葉性異形成症のような毛髪の発育不全の状態を呈していたという報告もある．

その他，罹患児にしばしば外傷の既往歴を認めることが多いとされている．また，これらは全身性の素因の慢性刺激または外傷を受けた場合に増殖性炎を生じて，象牙質の吸収を起こし，歯髄のうっ血によって歯髄の一部が肉芽組織に変わり，内部吸収の起点となる．また歯の発生，発育による環境状態によっても起こるといわれている．

乳歯生活歯髄切断処置後の経過として現れる，とくに水酸化カルシウム系糊剤による失敗の多くは，根管内吸収（内部吸収）とよばれている．著者らは酸化亜鉛ユージノール，FC法によっても同様に内部吸収を認めた．これらは歯髄切断という歯髄に対する外傷（障害）による歯髄の変化，または歯髄切断後の治癒経過の異常としての歯髄の変性によってしばしば内部吸収を惹起し，乳歯の早期脱落を起こすものと考えられる．

また，X線写真撮影時において，健全歯であっても以前に打撲とか外傷などの既往歴の存在を確かめて配慮しなければならない．

2. 頻度

小児歯科臨床における歯髄処置の一つである生活歯髄切断処置後の経過中に，内部吸収を惹き起こし，早期に乳歯の脱落をきたすことが多い．Via(1955)は乳歯の生活

歯髄切断後の予後判定に，内部吸収を68.9%も認め，水酸化カルシウム系切断糊剤についての批判をしている．長坂ら(1974)はヒトおよびイヌの実験的観察で，しばしば内部吸収を認め報告している．長坂ら(1974)は口腔内X線写真約5000枚より厳選し，明らかに乳歯の内部吸収像52例（♂22例，♀30例）を観察したと報告した．内部吸収の頻度はわが国では比較的稀とされ，石川ら(1970)が各報告者の頻度をまとめたものでも，0.01～0.07%で，これらは永久歯で認められたものである．

それに比べて乳歯についての報告は少ない．長坂らが乳歯で観察できたもののうち，健全乳歯では4例を認めたにすぎないが，齲蝕歯，処置歯を含めれば52例を認めた．本来，内部吸収を確認する時期は難しい．とくに発生初発時期を知るのは困難である．内部吸収は自覚症状，他覚症状がほとんど認められず，他のX線写真撮影の必要性によって，内部吸収が出現しているのを知ることが多い．また発生初期のX線写真の読影は，比較的大きい歯髄腔を有する乳歯では不可能である．このため明確な初発時期を知ることや，発生の確認を見逃すおそれが多分にあるので，明確な診査法があればもっと多くの症例が認められると思われる．

長坂らは齲蝕歯では12例，処置歯36例のうち歯髄処置歯26例に内部吸収を認めているが，むしろ内部吸収を惹き起こすのは，処置歯とくに生活歯髄切断処置後に発生する場合が非常に多い．Via(1955)は乳歯の生活歯髄切断処置後の内部吸収を認め，その生活歯髄切断処置の失敗例としている．

歯種別にはSchweitzer(1931)，中山(1932)も前歯部に多く，とくに上顎前歯部に，また大臼歯部では下顎に多いとし，石川ら(1970)は一般に一側性に現れるが，時としては対称性にみられると報告している．長坂らの報告では乳歯における内部吸収は，健全歯では前歯部，齲蝕歯では12例中6例が前歯部，6例が乳臼歯部であった．また処置歯は乳歯齲蝕の発生頻度，治療度からみても乳臼歯部に多く現れるため，処置歯の内部吸収は別に考慮した．

3. 症例の特徴

乳歯の歯髄処置の一つである生活歯髄切断後，水酸化カルシウム系糊剤を使用した場合に内部吸収を生じることが多い．歯髄切断処置後の内部吸収所見では，吸収部は円形細胞浸潤を認め，血管に富んだ肉芽組織となっている．吸収窩には破骨細胞がみられ，吸収も広範囲に波及しており，穿孔して歯根膜組織と連結しているものも認められる．

内部吸収の発生部位と範囲について，石川ら(1970)は位置を歯冠部，歯頸部，根管部に分け，とくに内部吸収は根管部で最も多く，ついで歯冠部，歯頸部の順に認めたと報告している．長坂らは歯冠部に生じたものには遭遇しなかったが，歯頸部，根管部には認め，根管部においては歯頸部性，中央部性，根端部性に分類し観察した．その結果，健全歯，齲蝕歯，処置歯ともに根管中央部が大半で，ついで歯頸部と中央部の位置に多く認めた．しかし，Henryら(1951)の報告では根尖部に大半を認めている．

生活歯髄切断処置をした場合に起こる内部吸収の位置は，切断直下に最も多く認められた．これは切断部位に対する創傷治癒機転の歯髄の変性によるものではないかと考える．

範囲について，Mylin(1966)は内部吸収が歯冠部に起こる場合，その過程はエナメル質まで吸収され，エナメル質によって停止されるといっており，また，内部吸収がいったん発生すると，その組織を完全に除去しないかぎり象牙質を吸収させてしまうので，範囲は観察時期によって変わる．今回の観察からでも狭いもの9例，中程度のもの18例，広範囲のもの25例で，時間が経過するとともに広範囲に移行していくと考えられた．

内部吸収の発生時期については，前述のように不確実であるが，生活歯髄切断処置前のX線写真像から予後経過中の連続的X線写真像までの観察20例から推定して，早いもので切断後1週間〜6か月に，また遅いものでは2年〜2年6か月にまで及んで内部吸収が発生していた．発生初発時期も不明確であるが，切断後一定の時期に発生するのではなく，歯髄に対する変性程度によって特発性に内部吸収を惹起させるのではないかと考えられる．内部吸収の進行程度は，切断後の連続的なX線写真像の観察追求から考えると，進行が速く，一気に乳歯を脱落させてしまうもの，また一時的に進行が遅れて，内部吸収像が限局している場合の症例をも認めた（**図2〜4**）．

しかし，完全に停止してしまうのではなく，いずれは乳歯を脱落させるまで進行するものと考える．内部吸収の範囲，進行性については，発生部位の歯髄組織の観察が必要である．しかし，今まで乳歯に対する内部吸収の病理組織学的観察は少なく，解明されていない．ヒトの歯の資料を得る場合，抜歯に至るものは広範囲性の内部吸収が多いため，抜歯時に歯冠と歯根が分離してしまうことが多く，資料を得るのが困難である．このため，一部幼犬乳歯の生活歯髄切断処置後に発生した内部吸収を認めた所見では，吸収部は円形細胞浸潤を認め，血管に富んだ肉芽組織であり，吸収窩には破骨巨大細胞が著しく，吸収も広範囲に波及しており，歯周組織と連結しているものもあった（**図5〜8**）．

[**症例**] 内部吸収の位置および範囲は，生活歯髄切断処置後の内部吸収の発生部位と範囲については，切断直下に最も多く認める．これは切断部位に対する創傷治癒機転の歯髄の変化によるものではないかと考える．しかし根管中央部，根尖部にも発生する場合がある．範囲は狭い範囲から広範囲まで種々ある．内部吸収はいったん発生すると，その組織を完全に除去しないかぎり象牙質は吸収し，その範囲を広める．すなわち，内部吸収の確認時期によってその範囲が異なる（**表1，図1**）．

4. 処　　　置

内部吸収はいったん発生すると，その組織を完全に除去しないかぎり象牙質は吸収し，その範囲を広げていく．したがって抜髄処置が必要である．生活歯髄切断処置の経過における内部吸収は，これによって早期に乳歯脱落を惹き起こすケースもかなり多い．これは切断糊剤よりむしろ歯髄の障害に対する歯髄変化によって内部吸収が起こると考えられるため，可及的に歯髄に障害を与えない処置で終わるよう心がけたい．

参考文献

1. 長坂信夫，日野美恵子，城所　繁：象牙質内部吸収に関する研究　Ⅰ．X線写真による観察，小児歯誌，12：7-14，1974．
2. 長坂信夫：乳歯生活歯髄切断処置後の内部吸収，Dental Diamond, 10：42-43, 1985．

表1 内部吸収の範囲

範囲の状態	正常歯	罹患歯	充填歯	歯髄処置歯	髄腔開拡歯	合　計
狭い		2	1	6		9
中位	2	3	4	9		18
広い	2	7	5	8	3	25
合　計	4	12	10	23	3	52

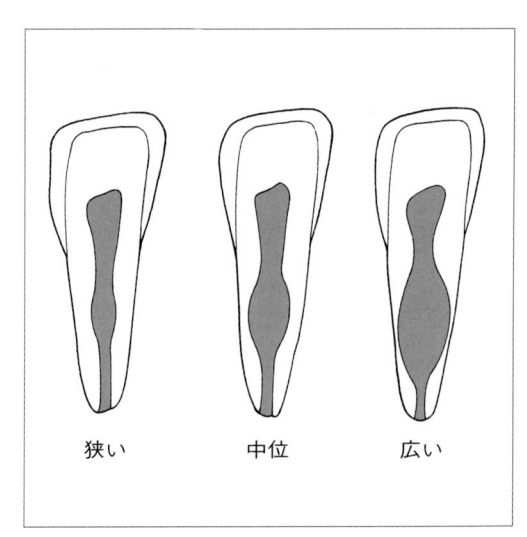

図1 内部吸収の範囲を示す模式図.

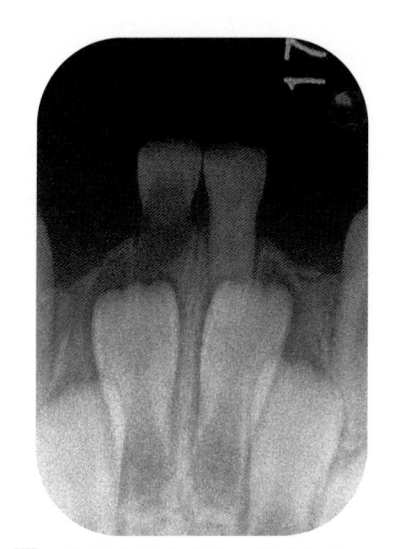

図2 A̅の内部吸収を示すX線写真像.

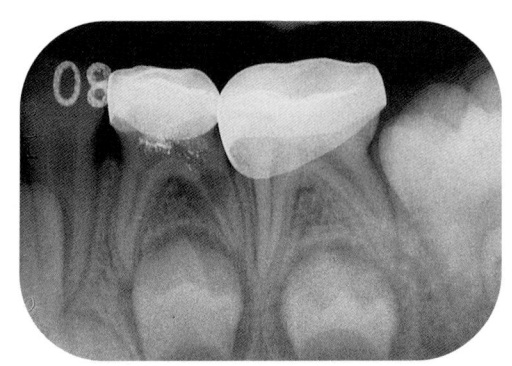

図3 D̅の遠心根中央部の内部吸収を示すX線写真像（5歳11か月）.

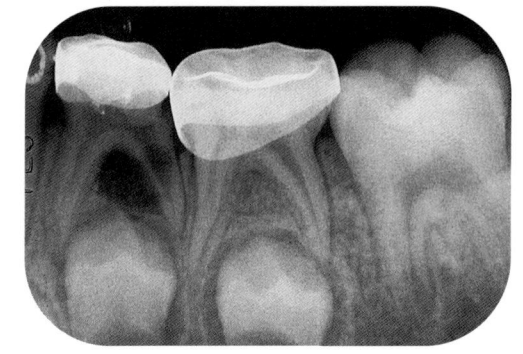

図4 図3 D̅の内部吸収の経過を示す（6か月後）.

■象牙質内部吸収■

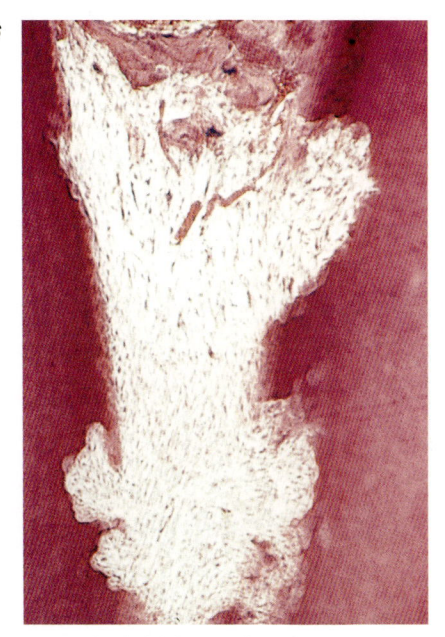

図5 生活歯髄切断後の内部吸収病理組織像（ヒト）．

図6 切断直下の内部吸収病理組織像（イヌ）．

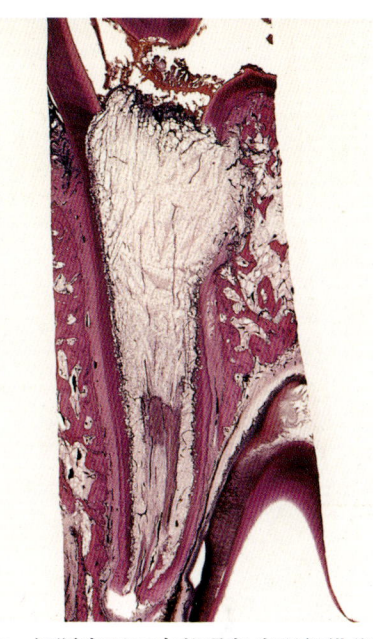

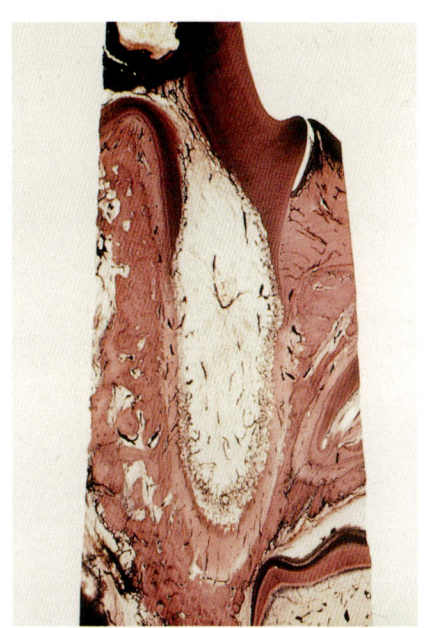

図7 内部吸収が広範囲にみられる病理組織像（イヌ）．

図8 根尖部の内部吸収病理組織像（イヌ）．

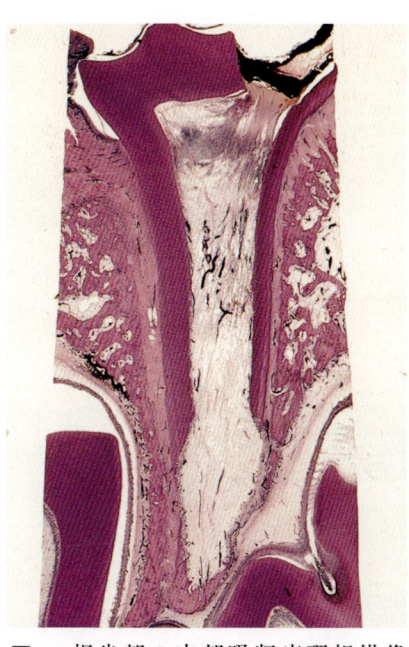

埋伏乳歯齲蝕

Caries of Impacted Decideous Tooth

1. 定義および原因

　乳歯の萌出時期は個体差が大きく，正常な萌出時期の範囲は明確にされていないが，一般には生後2年半程度で乳歯列が形成されるといわれている．時には個体差の範囲を著しく越えて萌出が遅延したり，萌出をみない埋伏症例が報告されている．歯の埋伏とは，一定の萌出時期が過ぎても歯冠の萌出を認めず，口腔粘膜下または顎骨内に埋もれている状態をいう．歯の埋伏は，半埋伏歯（歯肉上に一部萌出をみる場合）と，完全埋伏歯（全く萌出をみない場合）とに分けられる．

　1歯または数歯の埋伏には，次のような原因が考えられている．
　　①埋伏歯の歯胚の位置異常，萌出方向の異常
　　②埋伏歯の大きさと形の異常
　　③埋伏歯の濾胞性嚢胞，あるいは歯牙腫
　　④隣接歯の歯根嚢胞
　　⑤顎骨の腫瘍
　　⑥顎骨との癒着，骨の肥厚，歯肉の線維性肥厚
　　⑦骨折
　　⑧全身疾患（くる病，先天性梅毒，内分泌腺障害）
　　⑨遺伝

　乳歯の埋伏についての報告例は少ないが，これまで，歯胚の位置異常および萌出方向の異常と思われる症例，萌出部位の不足と思われる症例，外部からの刺激による歯根湾曲による症例，象牙質腫による症例，顎骨の癒着によると思われる症例，歯肉の肥厚による症例，外傷による症例，後継永久歯胚の位置異常によると思われる症例，等々が報告されている．原因が不明なもののうちには，高度な栄養障害と思われるものもある．

2. 頻度

　歯の萌出遅延と埋伏には判別困難な場合があり，長期の観察を必要とする．乳歯の萌出遅延の発現頻度は，岩波らは生後10か月以後とすると2.5％，12か月以後とすると695人中1人で，弓倉らは13か月で1.2％，14か月で0.2％と報告している．埋伏歯は，永久歯では上顎の犬歯の埋伏が最も多く，ついで第三大臼歯が多い．下顎の切歯，第一小臼歯，第一および第二大臼歯の埋伏は少ない．また，過剰歯の埋伏は，上顎中切歯部では89％に及ぶといわれている．これらに比べ，乳歯の埋伏は頻度が低く，部位別では乳臼歯がいちばん多い．

3. 症例の特徴

　乳歯の萌出順序と萌出時には個体差はあるが，3歳までには乳歯列が形成される．しかし種々の原因で，萌出せずに埋伏したままで外部からの感染によって齲蝕になる

場合がある．この齲蝕は感染の程度によって重症度は異なる．齲蝕の原因は萌出している歯の齲蝕と同じである．

[**症例**]　6歳10か月男児，主訴は，$\overline{\text{E}|}$の萌出遅延で来院．

家族歴は，両親，妹ともに健康で萌出の異常，歯数の異常は認められない．

既往歴は，母親は妊娠中も健康で特記すべき事項はない．出生は正期分娩で生下時体重2,978g，身長51cmであった．出生後の患児の状態については特記すべき事項はなく，また，顎顔面への外傷の既往もない．

全身所見は，初診時体重22.2kg，身長122.6cm，ローレル指数120.5で標準である．全身的発育，栄養状態は良好で特記すべき事項はない．

①口腔内所見　口腔内には$\frac{\text{EDCB1}\mid\text{BCDE6}}{6\text{DCB1}\mid 1\text{BCDE6}}$の乳歯15歯，永久歯6歯を認める．ヘルマンの歯齢はⅡCであるが，$\overline{\text{E}|}$の萌出は認められない．$\overline{6|}$は近心に傾斜しており，$\overline{6-\text{D}|}$間のスペースは約3mmであった．$\overline{\text{D}|\text{D}}$には齲蝕を認め，$\frac{|\text{E}}{|\text{DE}}$にコンポジットレジンが充塡されている．$\overline{\text{E}|\text{E}}$にはカラベリ結節を認めた（**図1a〜c**）．$\overline{\text{E}|}$は完全埋伏の状態で，$\overline{\text{E}|}$歯槽部に瘻孔様所見を認め，探針によって触診したところ，5mm程度歯肉内に挿入された．そのほかに軟組織の異常は認められなかった（**図2, 図3a, b**）．

咬合状態については，正中は下顎が左側に1mm偏位している．前歯部の被蓋状態は，オーバーバイトは3.4mmで，上顎前歯が下顎前歯の唇面の1/2を被蓋している．オーバージェットは，上顎前歯切端が下顎前歯の唇面より2mm程度離れている．臼歯部の咬合は，左側は交叉咬合など認められず正常であり，ターミナル・プレーンは垂直型である．疾患部の右側における咬合状態では，$\overline{\text{D}|}$は遠心に傾斜し，$\overline{6|}$は近心に傾斜しており，$\overline{6|}$と$\overline{\text{E}|}$は咬合していない．

歯列弓の形態は，上下顎とも半円形の空隙歯列弓を呈している．大坪らの歯列弓の長径，幅径の標準偏差図表によると，上下顎とも歯列弓長径は標準値より大きい値を示した．歯冠の近遠心幅径は，小野の標準値と比較すると，上下顎とも乳犬歯が標準値よりやや小さい値を示し，下顎乳側切歯がやや大きい値を示すが，他はほぼ標準値であった．

②X線写真所見　パノラマX線写真，デンタルX線写真，咬合法X線写真，および側方セファログラムを用いた観察によるものである．乳歯の$\frac{\text{EDCB}\mid\text{BCDE}}{\text{DCB}\mid\text{BCDE}}$は，歯根形成および歯根の吸収状態は正常であり，$\overline{\text{E}|}$は大部分が骨内に存在し，歯根の状態は反対側の$\overline{|\text{E}}$と比較すると，吸収が認められた．永久歯胚の数には異常はなく，歯胚の形成状態も正常である．下顎において$\overline{6|}$は近心に傾斜し，その下に$\overline{\text{E}|}$が存在する．$\overline{\text{E}|}$は大部分骨内に埋伏しており，その下に$\overline{5|}$の歯胚を認める．$\overline{\text{E}|}$の歯冠部近心1/2に齲蝕様の透過像を認め，歯根は近心，遠心根ともに吸収を認めた（**図4**）．咬合法X線写真によると，$\overline{\text{E}|}$の咬合面においても齲蝕様透過像を認め，$\overline{5|}$の歯胚は$\overline{\text{E}|}$の近心舌側方向に認められた．また，$\overline{\text{E}|}$の周囲の歯槽骨にも透過像を認めた．側方セファログラムを用いて，坂本のプロフィログラムと比較検討を行った．前顔面部の各ポイントは正常値よりも前方にあったが，著しい異状は認められなかった（**図5**）．

本症例の処置として，$\overline{6|}$の遠心移動および埋伏している$\overline{\text{E}|}$の抜歯を試みた．エクスパンジョン・スクリューを用いた床装置で$\overline{6|}$の遠心移動を図った．初診時$\overline{6-\text{D}|}$のス

ペースは約3mmであった．装置を用いて約3か月後に$\overline{6-D}$間の距離が開き，瘻孔様所見を呈する部位から着色した$\overline{E}$の咬頭の一部が観察された．初診から約5か月後には，床装置により$\overline{6}$の近心傾斜がある程度改善され，$\overline{E}$が広範囲の齲蝕のため，この時点で抜去を行った．その後，拡大装置で$\overline{6-D}$間を拡大している（**図6, 図7**）．

抜去歯の所見は，タービンで歯冠を分離し，可及的に原形を保つよう$\overline{E}$の分割抜去を行った．抜去歯の形態は，歯冠，歯根ともに著しい変化を認めない．歯冠近心側から咬合面全体にわたり，広範囲に齲蝕を認め，褐色で湿性の感染象牙質が著明で，歯髄腔まで達しC_3を呈している．髄床底部は齲蝕のため歯根膜まで貫通し，肉芽の増殖を認めた．歯根は2根を呈しているが抜去時に根尖部は破折したため，根尖部の状態は不明である．しかし，他の歯根状態から病的吸収がうかがわれた（**図8, 図9**）．

4．処　　　置　一般に埋伏乳歯の処置は，開窓したり，萌出誘導を行ったりしているが，埋伏乳臼歯が齲蝕の場合は抜去して保隙装置を装着している場合が多い．

参考文献
1．冨士田稔子，三浦一生，長坂信夫：齲蝕を伴った埋伏下顎右側第2乳臼歯の1症例，小児歯誌，22：927-934, 1984.

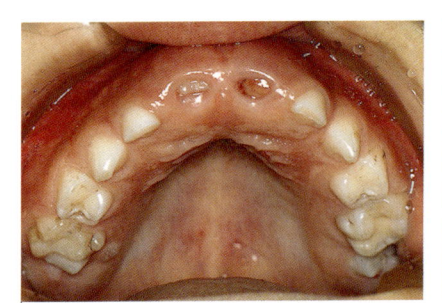

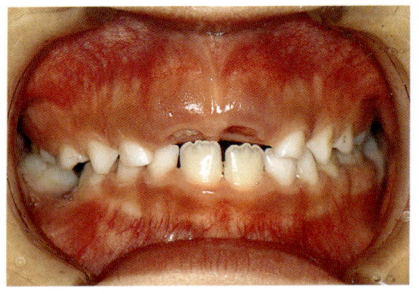

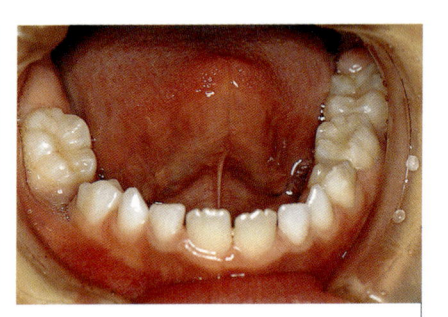

E D C B 1	B C D E 6
6　　D C B 1	1 B C D E 6

図1a〜c　初診時口腔内．

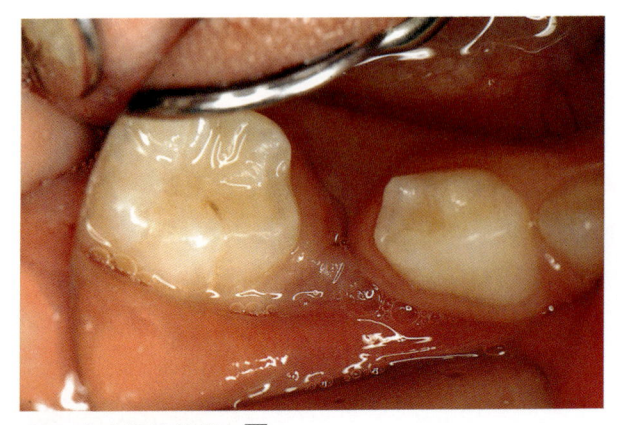

図2　完全埋伏状態の$\overline{E}$．

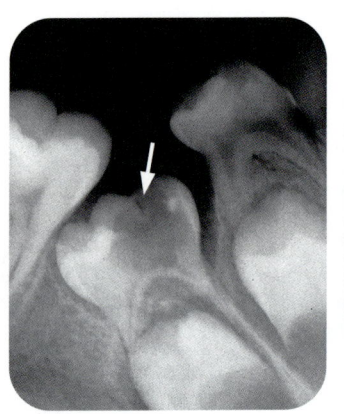

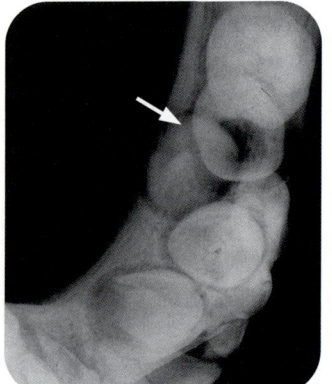

図3a, b　初診時X線写真像．$\overline{E}$の齲蝕と埋伏状態．

■埋伏乳歯齲蝕■

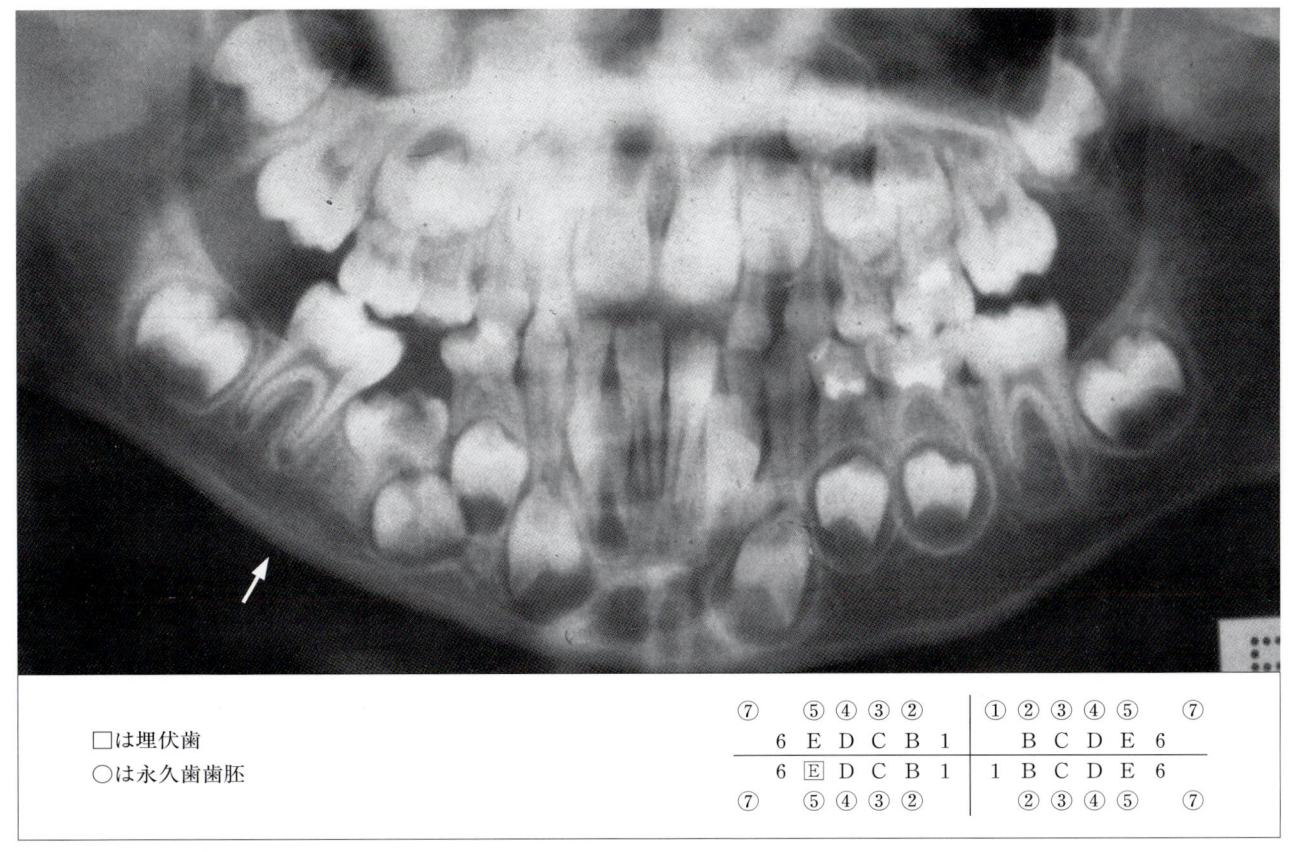

図4 パノラマX線写真像.

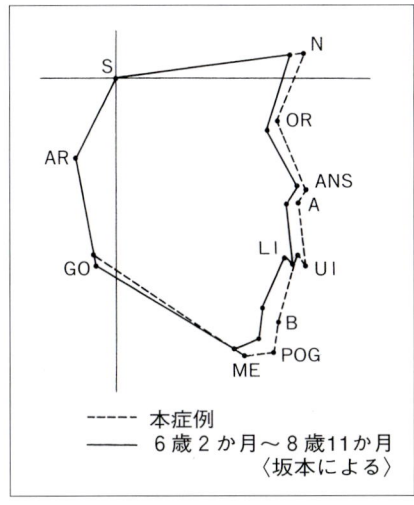

□は埋伏歯
○は永久歯歯胚

⑦	⑤④③②	①②③④⑤	⑦
6	E D C B 1	B C D E	6
6	E D C B 1	1 B C D E	6
⑦	⑤④③②	②③④⑤	⑦

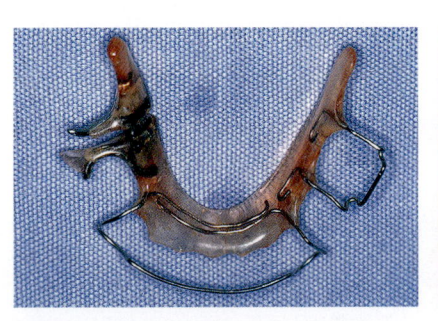

図5 プロフィログラム.
--- 本症例
── 6歳2か月〜8歳11か月
〈坂本による〉

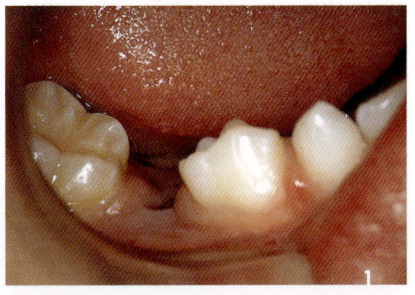

図6 エクスパンジョン・スクリュー付き床装置.

図7 6̄の近心傾斜がある程度改善された.

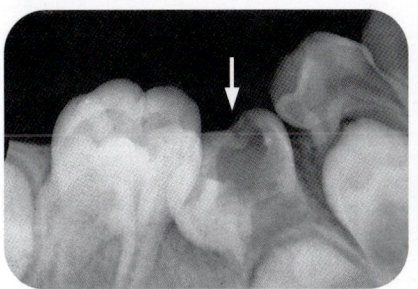

図8 X線写真によってもĒは齲蝕像を示す.

図9 広範囲齲蝕のため抜去されたĒ.

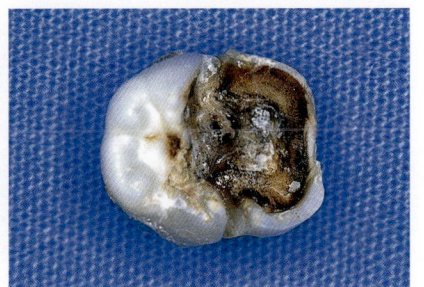

先天性歯
Natal Teeth

1. 定義および原因

乳歯の萌出には種々の因子によって，たとえば個体，性別，人種，遺伝，気候，体質，発育状態，全身障害などにより，萌出時期が早まったり，また遅延したりする場合がある．一般には乳歯の萌出時期は生後6か月〜2歳半程度である．しかし，人によってかなりの個体差を有する．乳歯の早期萌出は，正常な萌出時よりもかなり早く萌出したものをいう．Masslerら（1950）はとくに出生時，新生期に萌出したものを出産歯，新生歯としている．これらは先天性歯とよばれ，真性なものと過剰なものとがある．現在までの報告では，資料の不足と経過観察を行っていないため，真性，過剰に対する詳細な考察がなされていないものが多い．

乳歯の早期萌出の原因は，現在のところ明らかではない．しかし，Fleishmann（1922）は歯胚，歯の形成速度，位置の関係，Orban（1928）は歯胚および歯の移動生育説，Gorlinら（1964）は遺伝的因果関係，Baumeら（1954）は内分泌腺の影響を，それぞれにあげている．わが国でも，岡本（1925），中村（1933），三村（1933, 34, 35），渡辺ら（1957）は，歯の発起始過早，表在位置，発育過度の関係について述べている．また，岡本，藤村（1936），田中（1925），坂本ら（1955）は遺伝や梅毒による早期発生歯を報告している．

いずれにしても，遺伝的関係，あるいは胎生期中の何らかの影響による歯胚の異常現象と考えるものである．

2. 頻度

先天性歯の発現頻度は，Allwright（1954）は2/6,812人（0.02％），Gardiner（1961）は1/2,000人（0.05％），三村（1952）は9/8,848人（0.102％），佐藤ら（1960）は23/12,235人（0.187％），大藤（1968）は5/8,348人（0.059％）と報告し，坂本ら（1955）は日本人は欧米人に比べて多いと報告している．

多数歯萌出例については，遠藤（1937）は上顎3歯，下顎4歯，計7歯の萌出例を，また，Schwoner（1908）は $\frac{CBA|ABC}{C}$，Horton（1924）は $CBA|ABC$ の症例を報告しているが，いずれも詳細は不明である．

発現部位は，岡本によると下顎切歯に多く，稀に犬歯に出現する．また上顎の出現は少ない．三村も下顎中切歯に絶対的に多く，他の部位に生ずることは稀であるとしている．また，左右対称的に出現するのが普通である．坂本らも同顎同名歯に相対的に出現し，普通は2歯が多いが，1歯あるいは数歯に及ぶ場合もあると記載している．

性別については坂本らは男子2対女子3の割合であるとし，三村は男子の方が女子より多いと述べているが，現在のところ性差は不明である．

先天性歯の分類は，形態，構造，萌出状況などから，Märer（1908），Tugendreich（1910），三村らのものがある．萌出部位は下顎中切歯部が多く，左右対称的に萌出す

ることが普通であるとされている．歯数は2本が多く，数歯にわたる萌出は非常に稀なものであるといわれている．

　長坂らは，女児の例で，出生時に $\frac{EC|A}{CDE}$ が萌出しており，乳切歯部のみならず，乳臼歯部においても認めている．

3. 症例の特徴

[症例]　初診：1971年11月5月生れ，生後5日めの女児．某産婦人科医師が口腔内に多数の歯牙様物を認め，小児歯科外来に来院．

[家族歴]　父（36歳），母（35歳），姉（5歳）．

　問診によると，父親は15歳頃までに歯を全部抜去して総義歯を装着した．顔貌所見では，頭毛，眉毛は比較的薄く，爪，骨などには異常は認められなかった．口腔内所見では上・下顎とも無歯顎で，X線写真像でも歯は認められなかった．

　母親は，患児出産の前（1969年6月）に，甲状腺腫瘍の診断で国立病院にて摘出手術を行い，1969年12月まで入院していた．以後，妊娠9か月頃まで治療を受けていた．顔貌は非対称的で顔面右側頬部が下垂していた．口腔内診査では欠損部位は $\frac{8621|12348}{651|15}$ で抜去されたものであり，現在では部分床義歯を装着している．残存歯の歯肉は退縮傾向にあった．X線写真像には著しい異常は認められなかった．

　同胞の姉は全身的にはとくに異常は認められなかった．X線写真像でも乳歯，永久歯歯胚にはとくに異常は認められなかった．

[既往歴]　妊娠の母体は甲状腺腫瘍摘出手術後，担当医の指導のもとに治療（薬物療法）を妊娠9か月頃まで続けていた．つわりはひどく，在胎月数10か月で鉗子分娩にて出産した．出生時身体測定は**表1**のとおりであった．

　出生直後に，担当産婦人科医師によって歯の萌出を指摘された．萌出歯による授乳障害，その他の障害は認められなかった．

[現症]　出生後5日から485日にわたり，11回の観察を行った．

①出生後5日（初診時）：体格，栄養状態ともに良好で身体各部，顔貌にも異常は認められなかった．口腔内診査では $\frac{EC|A}{CDE}$ の6歯の萌出が認められた．$\underline{A}$ の歯冠形態は正常な乳中切歯型で，萌出程度は該当乳中切歯の歯冠長の約1/3程度であった．歯冠色は乳黄白色を呈しており，歯肉部は膨隆していた．$\overline{EC|CDE}$ の歯冠はそれぞれ該当部の乳歯様歯冠形態を呈し，歯冠色は淡黄褐色で硬組織減形成を呈していた．$\overline{BA|}$ 部に紅紫色の歯肉膨隆が認められた．上顎軟・硬口蓋部付近には2個の上皮真珠様斑が認められた（**図1a, b**）．

②出生後19日：全身的には著しい異常は認められず，栄養状態は母乳から人工乳に変わって成長，発育は良好であった．口腔内所見は，初診時萌出していた $|\underline{A}$ は脱落し，下顎の萌出歯の存在が認められた．X線写真像では，初診時萌出しており，その後脱落した $|\underline{A}$ には歯胚は認められなかった．$|\underline{B}$ は歯胚が認められた．

③出生後41日：小児科に内科的診断を依頼した．内科的検査の結果では異常所見はなく，臨床検査でも正常範囲内で，異常は認められなかった（**表3**）．

　口腔内所見は清潔で $\overline{BA|}$ 部の歯肉の膨隆は萎縮し，イボ状になっていた．下顎では顎堤上部は凸凹になっており発赤している部分がみられた．X線写真像では（前回同

様）$\overline{|A}$ の歯胚は認められなかった．$\overline{A|}$ は歯胚の存在が認められた．

④出生後132日：全身的には，とくに異常は認められなかった．口腔内所見に関して，上顎ではとくに著しい異常は認められなかった．下顎では $\overline{A|}$ 部に弾力性のある限局された膨隆が認められた．X線写真像では下顎膨隆部には歯胚は認められなかった．

⑤出生後241日：全身的および口腔内とも，とくに著しい異常は認められなかった．しかし，下顎では $\overline{|A}$ の萌出が認められ，$\overline{A|}$ 部に膨隆が認められた．X線写真像でも $\overline{|A}$ の萌出が認められ，$\frac{6E\ CBA\ |\ BCDE6}{6E\ C\ |\ E6}$ に歯胚の存在が認められた．

⑥出生後320日：体格，栄養状態ともに良好で，身体各部，顔貌にも異常はみられなかった．口腔内所見は $\frac{BA\ |\ B}{|\ A}$ の4歯の萌出が認められた．そのほかにはとくに異常は認められなかった．X線写真像では，$\frac{6E\ C\ |\ CDE6}{6E\ C\ |\ E6}$ に歯胚の存在が認められた．

⑦出生後407日：全身的には，とくに著しい異常は認められなかった．口腔内では $\frac{BA\ |\ B\ D}{|\ A}$ の5歯の萌出が認められた．そのほかにはとくに異常は認められなかった．X線写真像では $\frac{6E\ C\ |\ C\ 6}{6E\ C\ |\ E6}$ に歯胚の存在が認められた．手根骨の化骨形成は正常範囲内であった．

⑧出生後485日：体格，栄養状態ともに順調に発育している．口腔内所見では $\frac{BA\ |\ BCD}{|\ A}$ の6歯の萌出が認められた．そのほかはとくに異常は認められなかった．

このほか3回，出生後69日，191日，339日の観察においても異常は認められなかった．

以上の経過観察によって，現在では体格，栄養状態ともに良好で順調な成長，発達をしている．顔貌，頭髪，爪，手掌骨については正常で，とくに異常は認められない．生後5日～485日までの経過観察では，**表2**のように先天性歯，先天性欠如歯，先天性過剰歯を確認した．

4．処　置

保存を基本とする．過剰のものは一般的に歯根の形成が悪く，動揺をきたし脱落することが多い．Riga-Fede病や授乳障害の誘因となるので，歯冠切端を丸く切削・研磨するが，症状が悪化するようなら抜歯をする．

表1 出生時身体計測値および歯の萌出部位

体　重	2,600g
身　長	47.0cm
胸　囲	30.0cm
頭　囲	30.0cm
歯の萌出部位	$\frac{\ \ \ \ \ \ \ \ |\ A\ \ \ \ }{E\ C\ |\ CDE}$

表2 口腔内診査所見

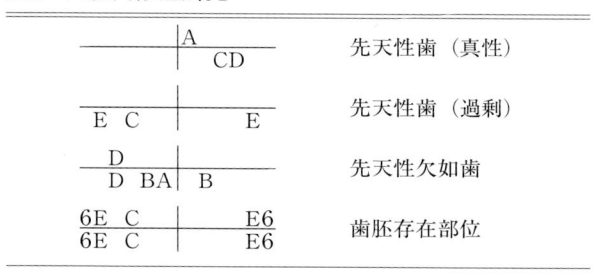

A CD	先天性歯（真性）
E C　　E	先天性歯（過剰）
D D BA　B	先天性欠如歯
6E C　　E6 6E C　　E6	歯胚存在部位

表3 内科的検査

打聴，視診	異常所見なし	
身体計測値	体重3,650g	身長52.5cm
	胸囲33.0cm	頭囲36.5cm
検査，成績	本症例	正常値
トリオソルブテスト	28.4%	25〜35%
血清アルカリフォス 　　フアターゼ	22.9単位	26〜35単位（生後1か月）
カルシウム	4.72meq/l	4.7〜6.0meq/l
無機燐	5.60mg/dl	4.0〜6.0mg/dl
ナトリウム	127meq/l	134〜148meq/l
カリウム	5.4meq/l	3.6〜5.0meq/l
クロール	97meq/l	113〜130meq/l
X線診査（頭部，手根部，胸部）	正常範囲内	

参考文献

1. 佐久間寅治，人見晃司，戸松功克，長坂信夫：多数の先天性歯を認めた1症例の経過観察，小児歯誌，11：84-91，1973．

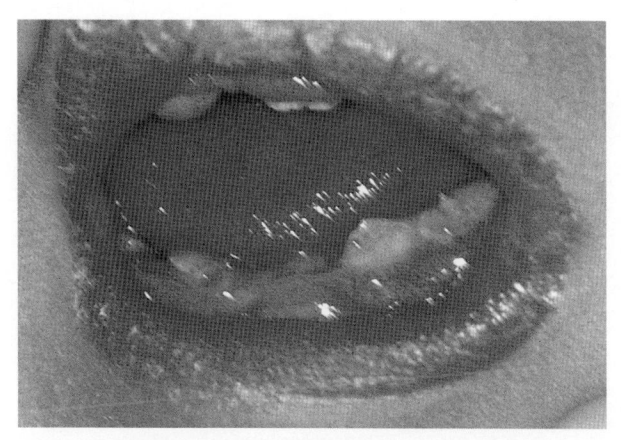

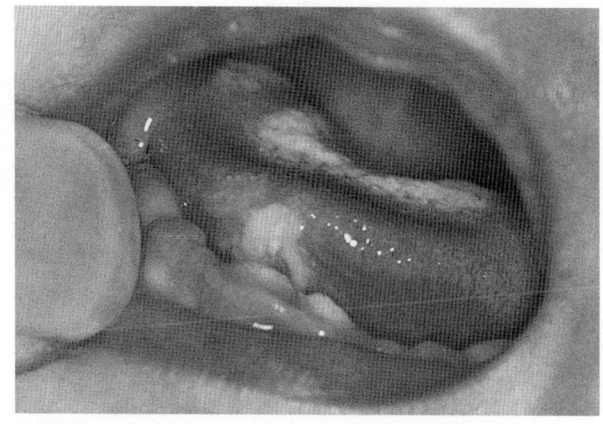

図1a, b 初診時口腔内．生後5日ですでに多数認められた先天性歯．

■参考症例■

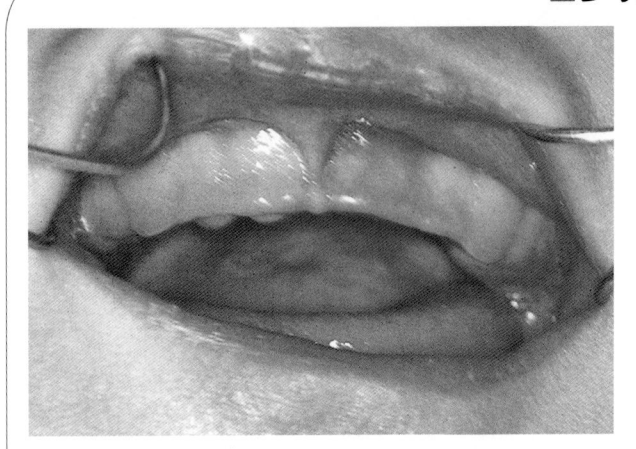

付1　先天性歯 B A|.

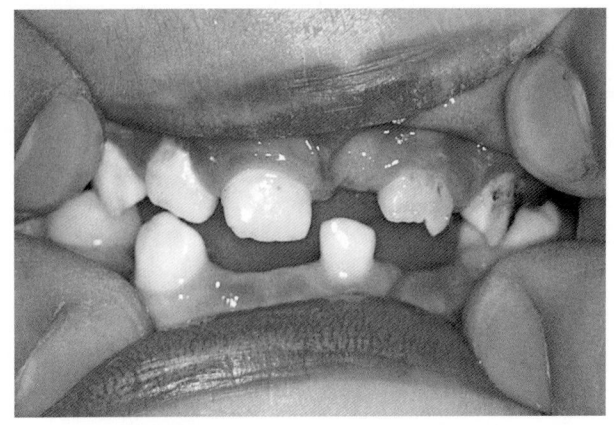

付2　先天性歯 |A.

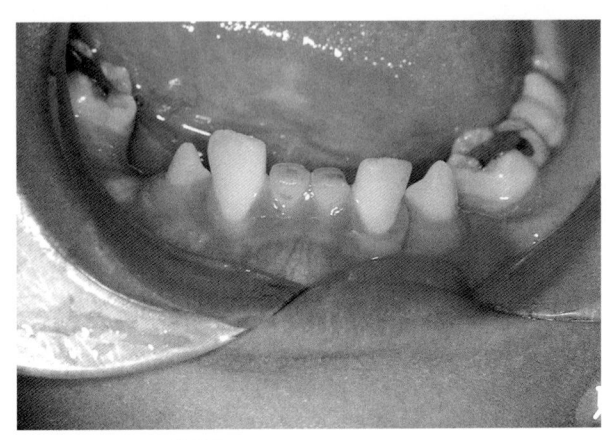

付3　先天性歯 A|A.

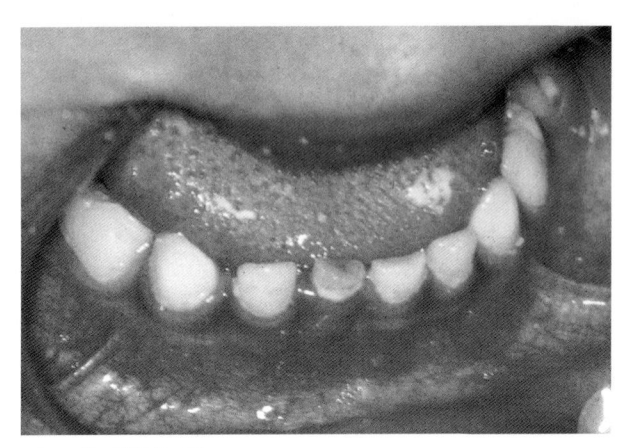

付4　先天性歯 A|.

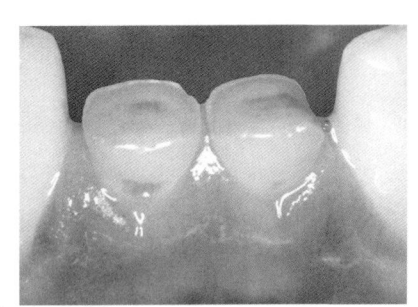

付5　付3と同一症例の拡大図.

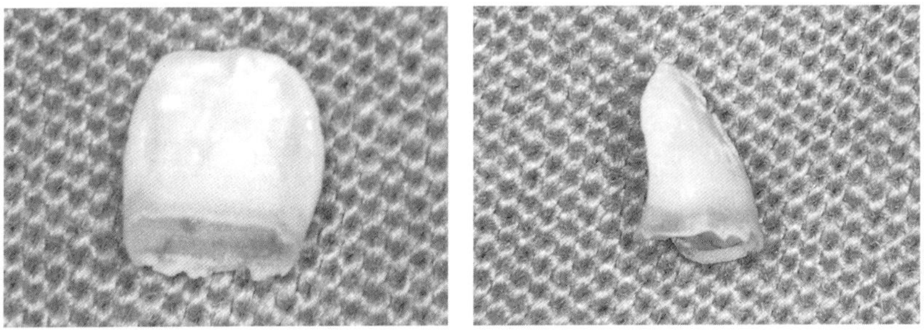

付6a, b　抜去された先天性歯の正面観と側面観.

後継永久歯を伴う下顎乳歯過剰歯

The Supernumerary Deciduous Tooth with the Permanent Successer

1. 定義および原因

歯数の異常には，歯数過多と歯数不足があり，一般に，発現頻度は過多より不足の方がより多く認められるといわれている．歯数不足の原因には，病理学的原因，個体的変異，系統発生学的退化があげられている．一方，歯数過多の原因については，形態学的に論じられているがいまだ明らかではない．一般的には系統発生学的隔世遺伝（先祖返り），歯胚の過形成および歯胚分離など，諸説があげられている．いずれも不明確であるが，朝倉らは過剰歯の原因は歯胚の分離によるものとし，それゆえ乳歯過剰歯に対しては，永久歯過剰歯を後継歯として論ずるべきでないと述べている．

2. 頻度

過剰歯の発現頻度は，永久歯より乳歯の方が少なく，とくに，真性乳歯過剰歯の発現は少ない．従来わが国における報告でも，二十数例しかないと思われる．しかも，それら真性乳歯過剰歯の報告では，発現部位がほとんど上顎で，下顎の報告は，わずか3例にすぎなかった．乳歯過剰歯下に後継永久歯を保有する頻度は，Grahnénらは30％であると報告しており，笠原らもわが国では同程度の発現頻度をもつと述べている．わが国の乳歯過剰歯が後継歯をもつ例については，小松崎，萩原，栗原ら，宮沢ら，三浦ら，原らの報告がある．

3. 症例の特徴

深田らは，後継永久歯過剰歯の疑いをもつ症例を報告している．しかし，深田らは，一般に乳歯過剰歯の交換および脱落後に永久歯過剰歯が発生するかは異論があり，まず発生しないだろうと述べている．これまで，わが国において真性乳歯過剰歯が後継歯をもつ報告は6例ほどなされているが，発現部位はすべて上顎であり，下顎乳歯過剰歯に後継歯を伴っている例は，認められなかった．

[症例1] 3歳6か月女児．齲蝕の治療を主訴として来院．

[家族歴] 両親，兄ともに健康で，歯数の異常は認められない．出生は正期自然分娩で．生下時体重は2,596g，身長49cm．

1 口腔内所見　ヘルマンの歯齢ⅡAの段階であり，軟組織には異常はない．左側上顎乳側切歯，右側上顎乳犬歯，右側下顎乳側切歯を除いた，いずれの歯にも齲蝕が存在し，下顎乳中切歯部に歯数の異常を認める．

　1．下顎乳中切歯形態：左側乳中切歯部の3歯は，色調，形態ともに正常乳中切歯と類似している．

　2．咬合状態：正中線の偏位は認められず，上顎の正中が，下顎乳中切歯部に存在する3歯のほぼ中心に位置している．前歯部の被蓋はやや深く，臼歯部では，ターミナルプレーンは左側が垂直型，右側が遠心階段型になっており，右側側方歯群は1歯対1歯の咬合を呈している．

　3．歯冠近遠心幅径：下顎乳中切歯部の3歯の歯冠近遠心幅径は，左側と右側が4.9mmで，下顎乳中切歯の標準値と比較すると大きく，中央の歯は4.4mm，で標

準値内であった（**表1**）．

　4．歯列弓：霊長空隙は上顎で認められ，発育空隙は左右上顎臼歯部，上顎前歯部で認められる．下顎前歯部に叢生が生じ，右側下顎乳側切歯部と乳犬歯に捻転がみられる．歯列弓長は上下顎ともやや小さいが，歯列弓幅径は下顎乳犬歯間がやや大きく，その他の部位ではいずれも標準値内である（**表2**）．

② X線写真所見　下顎前歯部のデンタルX線写真像では，乳中切歯部の3歯に，歯髄腔，歯根形態に差はみられず，いずれも後継永久歯胚が認められる．これら後継永久歯胚を比較すると，中央の後継永久歯胚はやや小さく，この歯のみ高位に位置している．下顎咬合法X線写真像においても，中央側の後継永久歯胚は他の切歯と異なり，やや小さく唇側に位置しているのがわかる．したがって，中央に存在する歯が，乳歯過剰歯であろうと推測される．

[**症例 2**]　3歳7か月女児．齲蝕の治療を主訴として来院．

[家族歴]　両親ともに健康で，歯数の異常は認められず，弟（1歳8か月）は，上顎乳前歯正中部に埋伏過剰歯1歯認める．その他特記すべき事項はない．

[既往歴]　胎生3週頃，流産の徴候があったため入院し，その後回復した．出生は正期にて吸引分娩．生下時体重は3,150g，身長は50cm，乳歯の萌出は生後5か頃，下顎乳中切歯より萌出している．その他特記すべき事項はない．

　初診時体重16.1kg，身長104cmで，体格，栄養状態ともに良好である．

① 口腔内所見　ヘルマンの歯齢はⅡAであり，口腔内清掃状態は良好である．軟組織には異常なく，処置は上顎右側第二乳臼歯および下顎左右側第二乳臼歯にそれぞれアマルガム充填がなされ，下顎第二乳臼歯の頰側部にはフッ化ジアンミン銀の塗布がなされている．その他硬組織の異常はないが，とくに歯数の異常として，下顎左側乳中切歯部に過剰歯を認め，右側乳中切歯は双生歯様形態を呈している．

　1．下顎乳中切歯形態：左側乳中切歯部の2歯は乳歯列内にあり，色調，形態ともに正常乳中切歯と類似している．また，右側乳中切歯は，形態的に正常乳中切歯より大きく，乳歯列内にあり，色調は正常乳切歯と類似して，唇側面の歯冠中央部に豊隆を認め，また，舌側面は，溝状の融合線を認め，左側乳歯過剰歯と対称的に現れた乳歯過剰歯と正常乳歯が融合した双生歯と思われる．

　2．咬合状態：咬合状態は正中は正常であるが，前歯部の被蓋は，オーバーバイト0.6mmで浅く，両側とも上下顎乳側切歯は切端で咬合している．臼歯部の咬合状態においてターミナルプレーンは，左右側ともに垂直型で，左側側方歯群は1歯対1歯の咬合を認める．

　3．歯冠幅径：乳歯歯冠近遠心幅径の計測値を小野の標準値と比較してみると，双生歯を除き，上下顎の乳歯は，いずれも標準値内であった．下顎左側乳中切歯部の2歯は，それぞれ4.0mmと同じ値を示した．右側の双生歯は5.4mmで下顎乳中切歯の標準値より1.2mm大きい値を示した．

　4．歯列弓：歯列の状態は，上下顎とも半円形を呈し，霊長空隙および歯間空隙を認める．歯列弓の測定値を小野らの標準値と比較してみると，上顎では標準値内にあり，下顎ではD－D間，E－E間が標準値内で，他はわずかに大きい値を示した．

2 X線写真所見　口腔外X線写真像では上顎において，乳歯および永久歯胚の異常は認められない．下顎においては，各乳歯には後継歯を認めるが，乳歯および永久歯胚に歯数の異常を認める．とくに左側乳中切歯部の2歯は，正常な根形成を呈し，吸収は認めず，両者ともに後継歯が観察される．形態はともに永久中切歯様を呈し，発育状態には異常はないが，中央側の後継歯の大きさは，やや小さく観察される．右側双生歯は，歯冠部歯根部ともに融合しており，歯髄腔は一つでやや大きい観がある．双生歯の根尖部には，1歯の後継歯を認め，永久中切歯様形態を呈し，発育状態も正常である．

　口腔内X線写真像では，左右乳犬歯および乳側切歯の後継歯の大きさ，形態は類似し，また，双生歯の下の永久歯胚と，左側永久側切歯歯胚に隣在する後継歯は，大きさ，形態が類似していると思われるが，中央側の後継歯は，他の切歯と異なり，やや小さく，唇側に位置している．したがって総合的に判断して，中央側の乳中切歯を過剰歯と考える．

　頭部X線規格写真は，X線セファログラムを用い，飯塚のpolygonおよび小野のプロフィログラムと比較したものでは，上下顎乳切歯の前方傾斜と，下顎骨の前方位が認められる．

4. 処　　　置

　下顎乳歯過剰歯における栃原の報告では，臼歯部では正常咬合，前歯部では切端咬合に近い軽度の反対咬合で，とくに過剰歯を有する右側では，その感が強いと述べている．原田らは，過剰のため叢生を呈していると述べている．さらに，萩田らも叢生を報告している．中村は，乳前歯部では，歯間空隙をもつため，癒合歯の存在によって不正咬合が出現することは一般に少ないが，正常乳歯と過剰乳歯との癒合の場合は，わずかながらも不正咬合が出現すると述べている．

　乳歯列の場合は，著しい異常がなければ継続的に観察し，後継永久歯の萌出状態，歯列の形成状態，咬合形成状態を診査・診断し，永久歯歯列の正常化に努める．異常形成の疑いがある場合は，早期に適切な処置をとるよう考慮する必要がある．

表1 歯冠幅径,唇舌径,高径(mm)

	歯種	幅径	唇舌径	高径
症例	B̄	5.2	4.4	5.4
	Ā	4.9	3.9	4.9
	◎	4.4	3.9	4.5
	A̱	4.9	3.9	4.9
	Ḇ	5.0	4.2	4.9

◎は乳歯過剰歯を示す

表2 歯列弓幅径,長径,高径(mm)

			症 例	平均値
歯列弓幅	上顎	Ⅲc－Ⅲc	31.1	30.44
		Ⅲ1－Ⅲ1	25.7	25.48
		Ⅳ－Ⅳ	39.4	39.85
		Ⅴ－Ⅴ ♂		47.76
		Ⅴ－Ⅴ ♀	45.8	46.10
	下顎	Ⅲc－Ⅲc	26.1	23.84
		Ⅲ1－Ⅲ1	21.9	19.55
		Ⅳ－Ⅳ	32.8	33.48
		Ⅴ－Ⅴ ♂		39.78
		Ⅴ－Ⅴ ♀	39.4	38.62
歯列弓長	上顎	Ⅰ－Ⅲ	6.8	8.35
		Ⅰ－Ⅴ	21.5	22.85
	下顎	Ⅰ－Ⅲ	4.2	5.51
		Ⅰ－Ⅴ	18.1	19.59
歯列弓高		Dental	2.4	3.96
		Ⅰ－Ⅰ	6.1	7.86

参考文献

1. 一瀬智生,小倉勇人,吉田かおり,長坂信夫:乳歯列に発現した乳歯過剰歯の口腔内所見,小児歯誌,30:1081-1093,1992.
2. 平岡弘士,香西克之,西尾明子,長坂信夫:後継歯を伴う下顎乳歯過剰歯の1例,小児歯誌,20:633-641,1982.

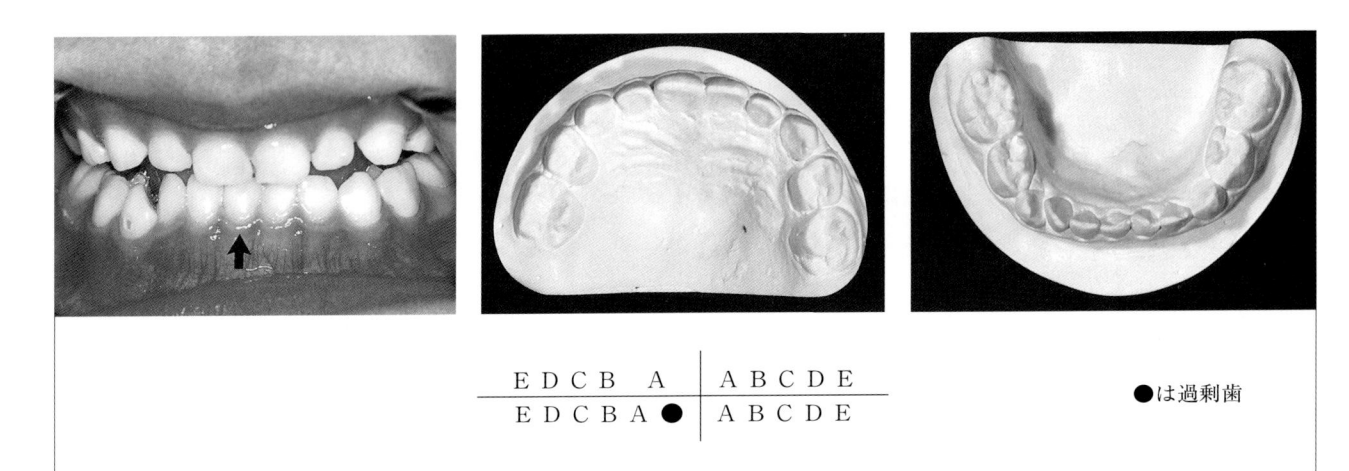

```
E D C B   A  | A B C D E
E D C B A ●  | A B C D E
```

●は過剰歯

図1a～c 口腔内正面観(矢印が乳歯過剰歯)と上・下顎模型.

■後継永久歯を伴う下顎乳歯過剰歯■

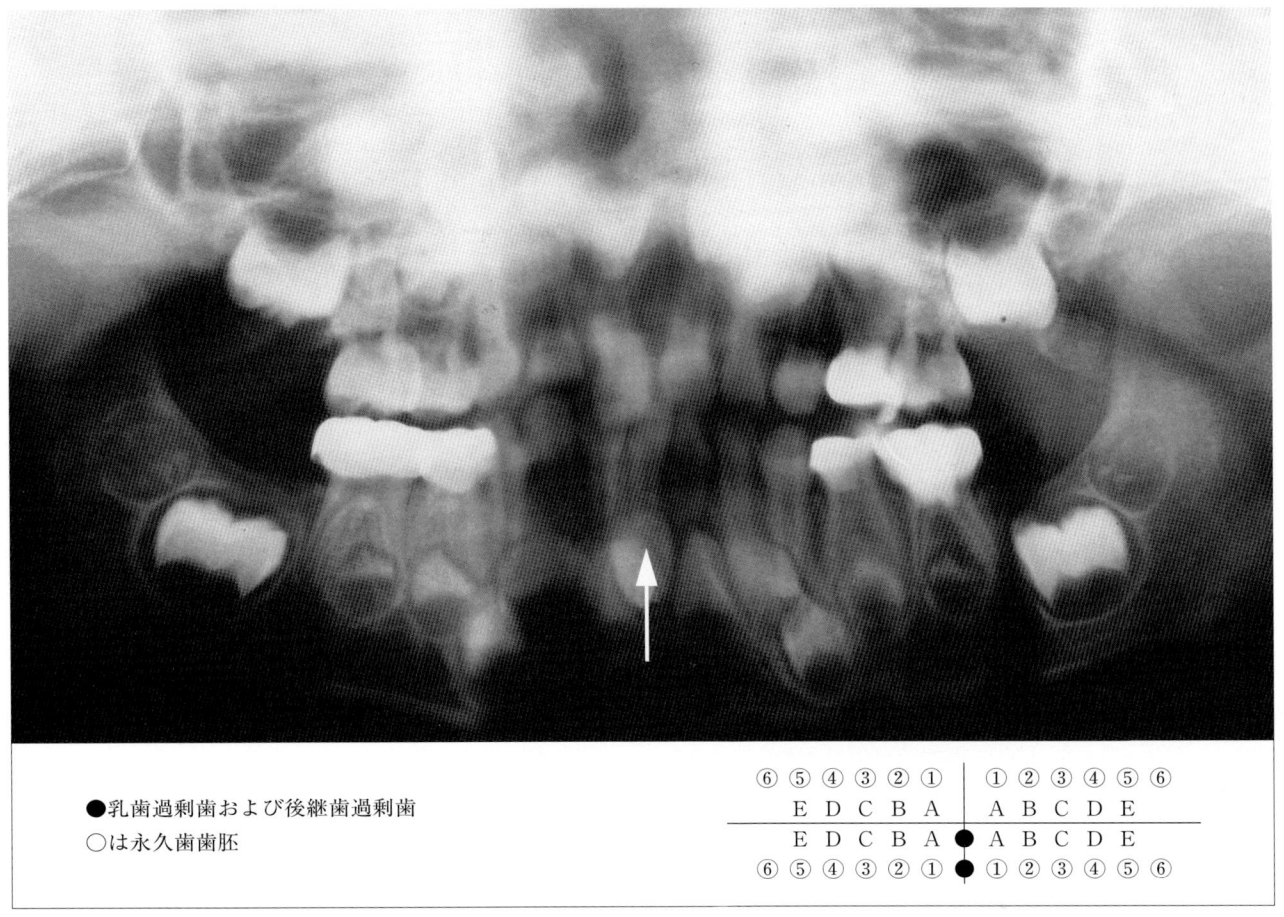

●乳歯過剰歯および後継歯過剰歯
○は永久歯歯胚

⑥	⑤	④	③	②	①		①	②	③	④	⑤	⑥
E	D	C	B	A				A	B	C	D	E
E	D	C	B	A	●		A	B	C	D	E
⑥	⑤	④	③	②	①	●	①	②	③	④	⑤	⑥

図2 パノラマX線写真像(矢印が乳歯過剰歯).

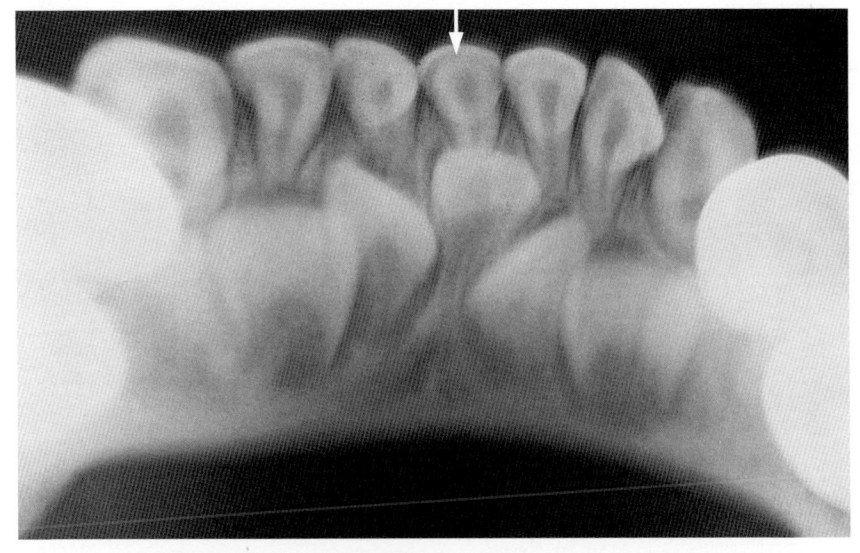

図3 咬合法X線写真像(矢印が過剰歯).

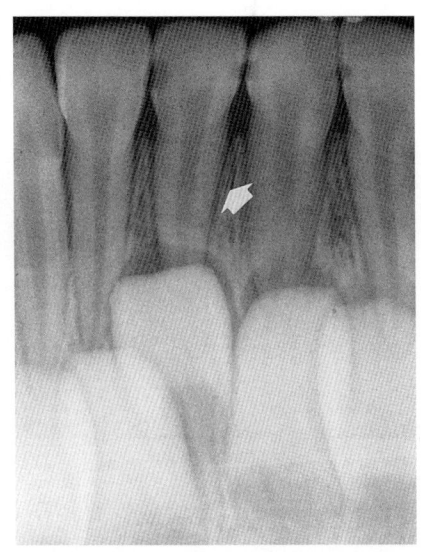

図4 デンタルX線写真像(矢印が過剰歯).

103

■小児義歯性口内炎（デンチャー・プラーク）■
Denture Stomatitis

1. 定義および原因

小児歯科領域では，乳児期に発生する*Candida albicans*の感染症である鵞口瘡（thrush）真菌性口内炎の患者が来院することがある．これは栄養不良ぎみな病弱な乳児に多く，また不潔な乳首などによる授乳からも感染する．

健全な口腔内においてもカンジダ（*Candida*）菌の出現は認められ，新生児で6～14％といわれ，一度出現すると，常在し，だいたい2～5日でカンジダ菌が定着するのではないかと思われる．

また，口腔内の環境によってカンジダ菌の検出は変動するといわれ，1～5歯の齲蝕口腔内では35.4％，16～20歯以上の齲蝕口腔内では70.8％といわれ，齲蝕歯数とカンジダ菌検出率の間には相関関係があるとされている．

しかし，小児のデンチャー・プラーク（denture plaque）に対するカンジダ菌の検出に関する報告は見当たらない．小児歯科臨床においては，咬合誘導の必要上，義歯型保隙装置や床装置，あるいはFKO等を患者に装着する場合が多い．さらに装着後，調整時や定期検診時に装置を診査した場合，床粘膜面にデンチャー・プラークを認めることがある．

成人の義歯に付着するデンチャー・プラークからは，高頻度でカンジダ菌を検出したという報告は数多くある．

2. 頻度

1）コロニーの出現の頻度（**表1**）　3～16歳までの義歯，床装置，FKO装着患者77名，装着数84症例を対象とし，患者平均年齢は9歳4か月で調査した結果，コロニーの出現率は**表1**に示すとおりである．全く出現しなかったのは59例（59.0％），コロニーが1～250出現したもの31例（31％），251以上のもの10例（10.0％）であった．成人総義歯患者の検出率についてBerdicevskyの研究では，健康成人の口腔内カンジダ菌の検出率が52％に対し，義歯装着患者では88％で非常に高い検出率を報告している．

われわれの小児の調査では32.5％で，成人に比べ非常に低い値を示した．また，健康小児の口腔内カンジダ菌の検出率を比較してもあまり差はなかった．

2）性および年齢別コロニー数（**表2，表3**）　口腔内カンジダ菌の検出率の性差について，成人では研究者によって異なるが，小児におけるデンチャー・プラークからのカンジダ菌の検出には性差はなく，玉本らの成人の場合と同様であった．

年齢別にみた口腔内カンジダ菌の検出率では，一般に高齢者や乳幼児が高い検出率を示すといわれているが，玉本らは成人のデンチャー・プラークでは年齢とコロニー数との間には相関があると述べている．小児においては相関は認められなかった．

3）部位別コロニー数（**表4**）　部位別においては，成人では下顎に比べ上顎の方が有意に高かったと玉本らは述べているが，小児の場合は上顎と下顎の間には有意差は認

められなかった．

　成人に上顎義歯の方が高かった理由は，義歯の安定性がよく，また，義歯床下の唾液の流れを妨げるため菌の発育がよくなることではないか．一方，小児の義歯型保隙装置はほとんどが部分床義歯であり，またその床縁は顎骨の発育を妨げないように，成人の総義歯に比べ密閉度が劣るためではないかと考える．

3. 症例の特徴　1）床粘膜面のカンジダの菌種（**表5**）　カンジダ菌を検出した患者数は77名中32.5％であった．そのうち *C. albicans A* が67.9％，*C. albicans B* が10.7％，*C. glabrata*，*C. guilliermondii*，*C. pseudotropicalis* はそれぞれ3.6％，同定できなかったもの10.7％であった．成人の場合も小児の場合も，*C. albicans A* が最も多く認められた．

　2）装着期間別コロニー数（**表6**）　成人の場合，装着期間が長くなればコロニー数が増加する傾向にあるといわれているが，小児の場合，装着期間とコロニー数との間では相関関係は認められなかった．しかしカンジダ菌の検出率で，装着期間12か月未満〜12か月以上のものの方が，有意に高い値を示した．

　また，1日中装着している者，昼間のみ装着している者，夜間のみ装着している者に分類しカンジダ菌の検出率を比較すると，統計学的に差はみられなかった．

　3）デンチャー・プラークの付着度，コロニー数および床下粘膜の発赤との関係（**表7**）成人ではデンチャー・プラークの付着度およびコロニー数と義歯性口内炎の度合との間に相関があると報告されている．その他，デンチャー・プラークおよびそれより検出されるカンジダ菌と義歯性口内炎との関係が数多く報告されている．

　小児では床下粘膜に発赤が認められた患者は少なく，発赤度合も軽度のものがほとんどであった．また，義歯性口内炎の他の症状としてあげられる水腫や疼痛，不快感を訴える患者はほとんどみられなかった．

　そして，デンチャー・プラークの付着度およびコロニー数と床下粘膜の発赤との間には，統計学的関係は認められなかった．

[**症例**]　義歯性口内炎と思われる4歳0か月〜12歳5か月までの男児3名，女児3名の計6症例に対し，義歯洗浄剤「ピカ」の使用を試みた．また経時的にその効果を観察するため，カンジダGE培地による装置床粘膜面のインプリントカルチャーを採取後，カンジダチェックを用いて菌の同定を行った．その結果，「ピカ」使用前には視覚的にデンチャー・プラークの付着を認めないものを含め，すべての症例でインプリントカルチャーから *C. albicans A* が分離された．また「ピカ」使用開始約1〜4週間後，インプリントカルチャーのコロニー数はすべての症例で減少し，義歯性口内炎によると思われる床下粘膜の発赤は，ほぼ消退した．

　酵素系義歯洗浄剤は，成人の場合と同様，小児の義歯性口内炎においても有効であると思われる（**図1〜図12**）．

4. 処　　置　義歯装着時の義歯の手入れが必要である．また，酵素系義歯洗浄剤の使用は義歯性口内炎の発生予防，治癒に効果的である（**まとめ1, まとめ2**）．

　装置の手入れ頻度との関係について（**表8**）　手入れの状態を，その頻度によって分類

し，「毎日手入れしている」「時どきしている」「手入れしていない」とした．しかし，それぞれの間でカンジダ菌の検出率に有意差はなかった．これは今回手入れの頻度のみを調査し，その方法や，非装着時の保存法等の別の要素を考慮していなかったためであろうと思われる．

表1 コロニー出現頻度

コロニー数		症例数	%
0	−	59	59.0
1～250	+	31	31.0
251～	++	10	10.0
計		100	100.0

表2 性別カンジダ菌の検出率

性別	症例数	カンジダ菌(−)	カンジダ菌(+)	カンジダ菌(+)%
男児	42 (38名)	25 (24名)	17 (14名)	40.5 (36.8)
女児	58 (55名)	34 (32名)	24 (23名)	41.4 (41.8)
計	100 (93名)	59 (56名)	41 (37名)	41.0 (39.8)

表3 年齢別カンジダ菌の検出率

年齢（歳）	症例数	カンジダ菌(−)	カンジダ菌(+)	カンジダ菌(+)%
3～4	1 (1名)	0 (0名)	1 (1名)	100.0 (100.0)
5～6	16 (13名)	9 (8名)	7 (5名)	43.8 (38.5)
7～8	19 (19名)	15 (15名)	4 (4名)	21.1 (21.1)
9～10	28 (26名)	17 (16名)	11 (10名)	39.3 (38.5)
11～12	16 (15名)	8 (8名)	8 (7名)	50.0 (46.7)
13～14	9 (9名)	3 (3名)	6 (6名)	66.7 (66.7)
15～16	9 (8名)	7 (6名)	2 (2名)	22.2 (25.0)
17～18	2 (2名)	0 (0名)	2 (2名)	100.0 (100.0)
計	100 (93名)	59 (56名)	41 (37名)	41.0 (39.8)

表4 部位別および装置別カンジダ菌の検出率

	装置	症例数	カンジダ菌(−)	カンジダ菌(+)	カンジダ菌(+)%
上顎	可撤式保隙装置	14	5	9	64.3
	床装置	62	39	23	37.1
	FKO装置	3	3	0	0
	計	79	47	32	40.5
下顎	可撤式保隙装置	11	7	4	36.4
	床装置	9	5	4	44.4
	FKO装置	1	0	1	100.0
	計	21	12	9	42.9
	総計	100	59	41	41.0

表5 床粘膜面のカンジダ菌種

菌　　　種	症例数	患者数
C. albicans A	26	21
C. albicans B	6	4
C. pseudotropicalis	2	2
C. tropicalis	1	1
C. guilliermondii	1	1
C. glabrata	1	1
C. parakrusei	1	1
同定できなかったもの	6	5
検出されなかったもの	59	54

表6 装着期間別カンジダ菌の検出率

装着期間	症例数	カンジダ菌（-）	カンジダ菌（+）	カンジダ菌（+）%
1か月未満	20（19名）	13（12名）	7（7名）	35.0（36.8）
1～6か月	29（27名）	20（19名）	9（8名）	31.0（29.6）
6～12か月	23（21名）	16（15名）	7（6名）	30.4（28.6）
12か月以上	28（26名）	10（10名）	18（16名）	64.3（61.5）
計	100（93名）	59（56名）	41（37名）	41.0（39.8）

表7 デンチャー・プラークの付着度，コロニー数および床下粘膜の発赤の関係

		床下粘膜の発赤 -　　+	コロニー数 -　　+　　++
デンチャー・プラーク付着度	-	61　　2	37　　20　　6
	+	27　　4	20　　7　　4
	++	5　　1	2　　4　　0
		r=0.09　　Z=1.34 not significant（p＞0.05）	r=0.28　　Z=4.08 highly significant（p＜0.01）
コロニー数	-	56　　3	
	+	28　　3	
	++	9　　1	
		r=0.10　　Z=1.37 not significant（p＞0.05）	

表8 手入れ別カンジダ菌の検出率

手入れ	症例数	カンジダ菌（-）	カンジダ菌（+）	カンジダ菌（+）%
毎日している	66（60名）	38（36名）	28（24名）	42.4（40.0）
時どきしている	24（23名）	13（12名）	11（11名）	45.8（47.8）
していない	10（10名）	8（8名）	2（2名）	20.0（20.0）
計	100（93名）	59（56名）	41（37名）	41.0（39.8）

参考文献

1．長坂信夫，岩井泰介：小児のデンチャー・プラークについて，Dental Diamond, 10：44-45, 1985.
2．長坂信夫，岩井泰介：酵素系義歯洗浄剤「ピカ」の使用による小児の義歯性口内炎の効果について，Dental Diamond, 12：107, 1987.

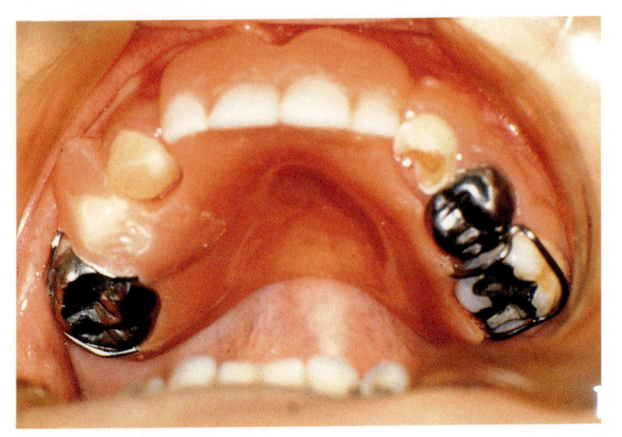

図1 義歯装着時.

```
氏  名：○岡○子（♀）
年  齢：4歳3か月
装  置：上顎／可撤式保隙装置（義歯型）
        材質／即時重合レジン
        装着期間／6か月
        装着時間／昼間12時間
既往歴：特記事項なし
家族歴：特記事項なし

        ─────────────────
           D  B A │ A B
        ─────────────────
           （上顎小児義歯）
```

症例1

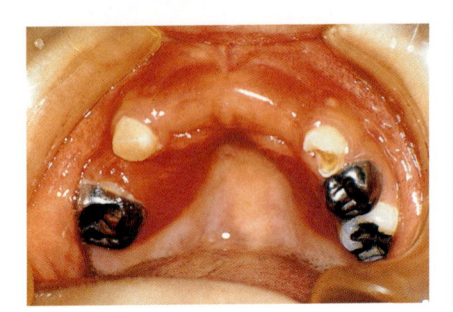

図2 装着6か月，発赤（＋）

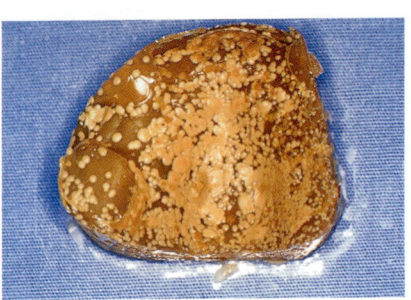

図3 「ピカ」使用前インプリントカルチャー．

図4 「ピカ」使用2週後．

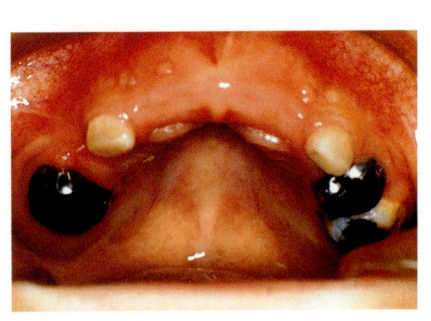

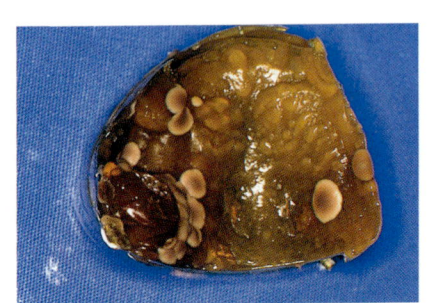

図5 「ピカ」使用後インプリントカルチャー．

図6 「ピカ」使用6週後．

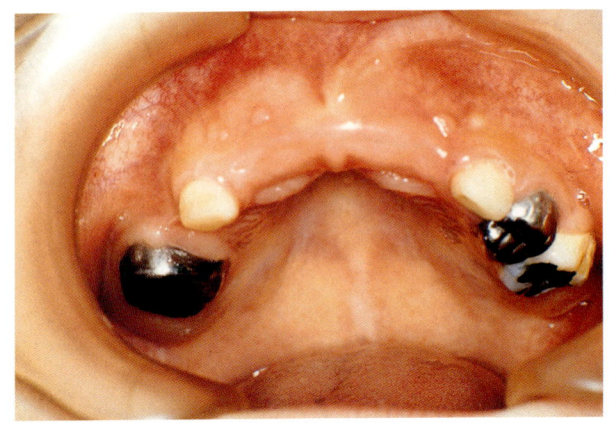

まとめ 1 義歯装着期間と口内炎発症例

症 例	性 別	年 齢	装 置	レジンの材質	装着期間
1	♀	4歳3か月	可撤式保隙装置	即時重合	6か月
2	♀	5歳1か月	可撤式保隙装置	即時重合	7か月
3	♀	12歳5か月	可撤式保隙装置	即時重合	3か月
4	♂	4歳0か月	可撤式保隙装置	加熱重合	10か月
5	♂	6歳11か月	全部床義歯	加熱重合	18か月
6	♂	8歳7か月	可撤式保隙装置	加熱重合	6か月

■小児義歯性口内炎（デンチャー・プラーク）■

氏　名：○滝○香（♀）
年　齢：5歳11か月
装　置：上顎／可撤式保隙装置
　　　　材質／即時重合レジン
　　　　装着期間／7か月
　　　　装着時間／24時間
既往歴：特記事項なし
家族歴：特記事項なし

　　　E　CBA｜ABC　E

症例2

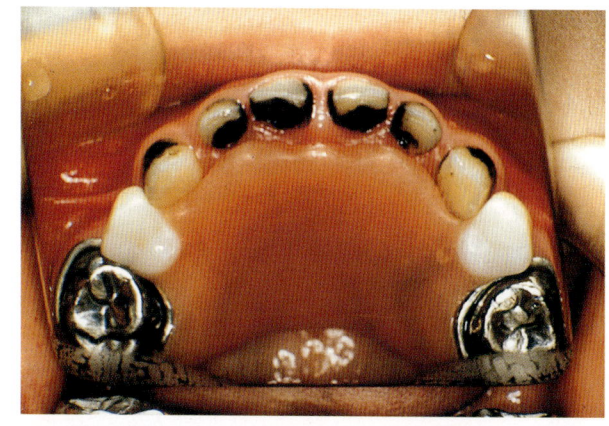

図7 義歯装着時．

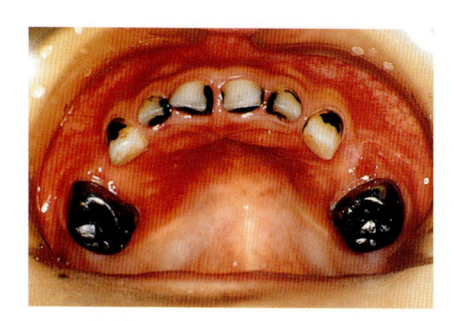

図8 装着7か月，発赤（+）．

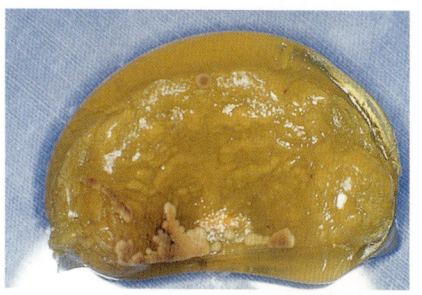

図9 「ピカ」使用前インプリントカルチャー．

図10 「ピカ」使用3週後．

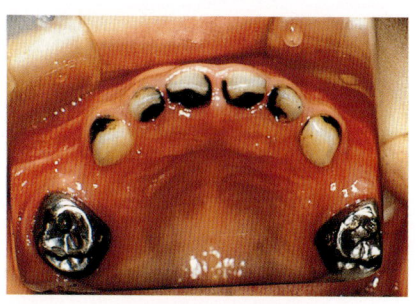

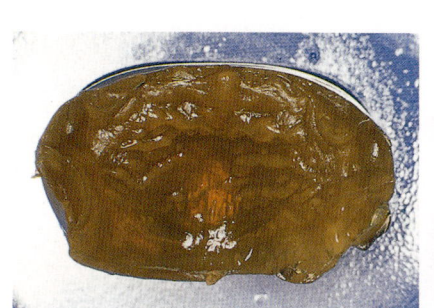

図11 「ピカ」使用後インプリントカルチャー．

図12 「ピカ」使用4週後．

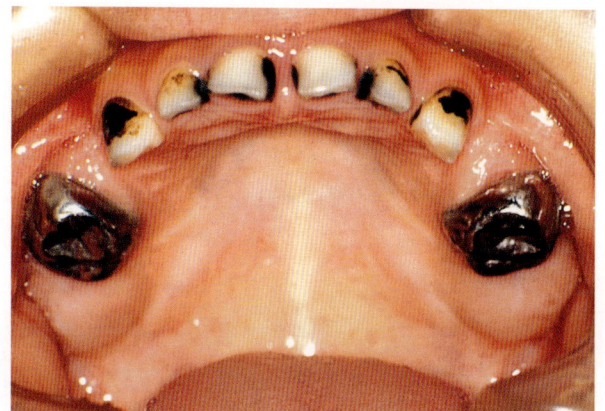

まとめ 2　義歯性口内炎症例に対する「ピカ」使用効果

症　例	装着時間	デンチャー・プラーク	カンジダ菌	義歯洗浄剤使用前の発赤	義歯洗浄剤使用後の発赤
1	昼12時間	−	*C. albicans A*	+ +	−（2週後）
2	24時間	+	*C. albicans A*	+	−（3週後）
3	24時間	+	*C. albicans A*	+	−（2週後）
4	24時間	+ +	*C. albicans A*	+	−（1週後）
5	24時間	+ +	*C. albicans A*	+ +	−（1週後）
6	24時間	−	*C. albicans A*	+	−（4週後）

母乳齲蝕
Nursing Caries

1. 定義および原因

母乳育児によって，萌出したばかりの乳前歯が哺乳によって重症性齲蝕に罹患することをいう．哺乳瓶を使用したことのない幼児に見出されるもので，哺乳瓶齲蝕ときわめて似た症状を呈する重症齲蝕である．

母乳は乳児にとって理想的な栄養素であるとともに，授乳を通じて母親としての意識を高め，また，乳児へのスキンシップが増して，より一層精神面においても効果をあげるものである．とくに，分娩後4〜6日頃まで分泌される初乳には母体からの免疫体が多く，乳児にとっては抵抗力が増し，乳児自体で免疫を作っていくことができるようになる．また，母乳は乳児に必要なバランスのとれた栄養素を含み，消化吸収がよい．その他，アレルギー，調乳などの問題点からも母乳は自然で理想的な栄養素であることはまちがいない．

しかし，乳児が成長するに従って母乳の分泌量が減少するので，栄養が不足する．そこで，4〜5か月頃から離乳を始め，遅くとも1歳までに断乳することが望ましい．乳児にとって母乳は理想的な栄養素であるにもかかわらず，来院してくる患児の中で断乳時期の遅い者ほど，齲蝕が多発している．

2. 頻度

断乳時期が遅いほど乳歯齲蝕の発生頻度は高いという結果をみる．断乳時期と齲蝕罹患状況との関連性をみると，13本以上齲蝕のある重症性齲蝕児で断乳時期が遅い傾向がみられた．12か月で断乳した患児のうち，13本以上の齲蝕罹患者率は18%だったが，19か月以降の断乳では48%と3倍近い高率を示した．とくに，授乳が直接影響を及ぼす上顎前歯部の齲蝕数は，やはり断乳が遅いほど同部位の齲蝕が多い結果となり，上顎前歯部の齲蝕に対する断乳時期の影響がうかがわれる (*図1, 図5〜8*)．

哺乳ビン齲蝕は，哺乳ビンをくわえたまま眠ることによって齲蝕が発生するという多くの報告があるが，当科における調査では，母乳による齲蝕が哺乳ビン齲蝕と同様の形態をしている者が多く，これは母親が添寝しながら授乳をするために起こると思われる．すなわち，母乳栄養児の方に就寝前授乳のある者が多く，安易に与えられている傾向にある．そのため就寝前に乳首をくわえながら眠ると，上顎前歯部と唇の間，舌面と乳首の間に乳汁がたまり，齲蝕が発生しやすい口腔環境となり，齲蝕が多く発生する要因の一つになるのではないかと考える (*図2*)．

3. 症例の特徴

栄養方法別に齲蝕数をみると，口腔全体で母乳栄養児8.9本，人口栄養児5.8本と，母乳栄養児の方が齲蝕が多く，13本以上の重症性齲蝕のある者も，母乳栄養児の方が多い結果となった．

従来，授乳方法は乳児が乳をほしがれば与えるという，自律授乳が望ましいとされ

てきた．母乳の場合，出生直後では授乳の不慣れや，哺乳量がわからない，乳児側の吸啜力の不足などでたびたび授乳を繰り返すこともあるが，だいたい3か月頃には規則的になってくる．しかし，3か月過ぎても乳児の欲求の確認をせず手軽で安易にダラダラと与え，不規則授乳に陥り，泣けば与える悪循環となっていることが多いようである．このような授乳を続けると，口腔内は常に不潔な状態が続き，急速に齲蝕は進行し，重症化していくことが多い．今回の調査でも，母乳栄養児に不規則授乳が多く，また，不規則授乳者に齲蝕が多いという結果になった（**図3，図4**）．

4. 処　　　置

初診時における処置は，歯の状態によってフッ化物塗布から抜歯に至るまでさまざまである．乳歯の成熟度が低い1〜2歳の低年齢児では，脱灰，齲蝕の進行も速いため侵襲程度も大きく，マネージメントの難しさと相まって処置が一層難しくなる．とくに歯冠崩壊の大きい上顎乳切歯の歯冠修復には，既製クラウンフォームを用いたコンポジットレジン冠修復が適している．問診によって授乳の方法，歯口清掃習慣などを調べ，年齢によれば断乳を指導することが重要である．授乳習慣の改善が重要なポイントとなるため，家族の理解と実行が鍵となる．

歯口清掃指導に関しては，上顎の歯面がよくみえる寝かせた状態での仕上げ磨きを奨めている．また，定期検診も処置直後は1か月に一度，その後も3〜4か月に一度は行い，処置歯の予後，新生齲蝕の有無，食生活の改善状態を確かめ，健全な永久歯列へと誘導しなければならない．

そのほかに，母乳は免疫，栄養，心理的にみても最高のものとされているが，1歳を過ぎても不規則授乳，就寝前授乳を続けた場合，齲蝕の罹患だけでなく，離乳完了の遅れ，食生活を含む基本的生活習慣が確立できないなど，さまざまな問題が現れてくる．また，母乳によるスキンシップの手段も，発育に合わせて他の方法に変えた方がよい．これは社会的な要因も多く考えられるが，最良の母乳を与えているという安心感から，ややもすれば安易な育児姿勢に陥りやすいのではないかと思われる．より一層母親の立場に立ち，できるかぎりの援助をし，齲蝕予防に心がけたい．

そのため，1歳児検診時からの定期検査と，母親への母乳齲蝕の予防対策指導を行うことが必要であり，齲蝕罹患した場合は可及的早期に処置，予防に心がけなければならず，重症の場合は罹患歯を抜去せざるを得ない．この場合，成長の時期をみて小児義歯を装着する必要性が生じることもある．

参考文献

1．迫田綾子，岡本潤子，長坂信夫：母乳栄養児と齲蝕，デンタルハイジーン，4：225-233，1984．

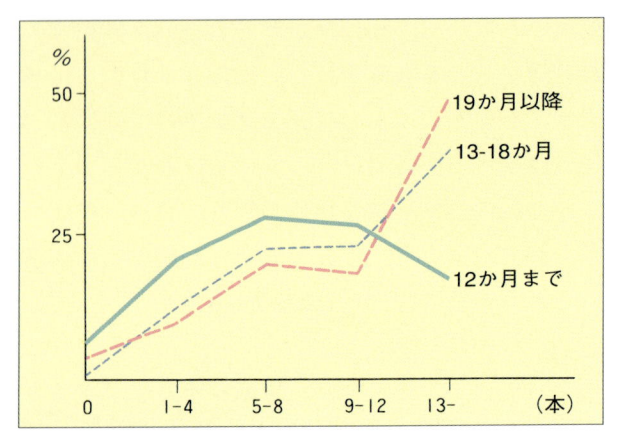

図1 断乳時期別齲蝕歯数の割合．

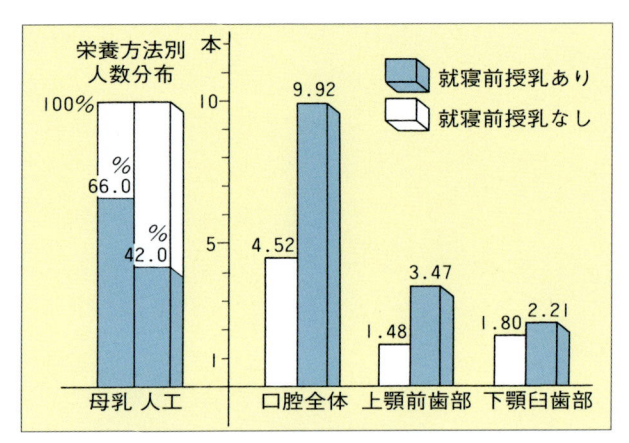

図2 就寝前授乳有無別平均齲蝕歯数．

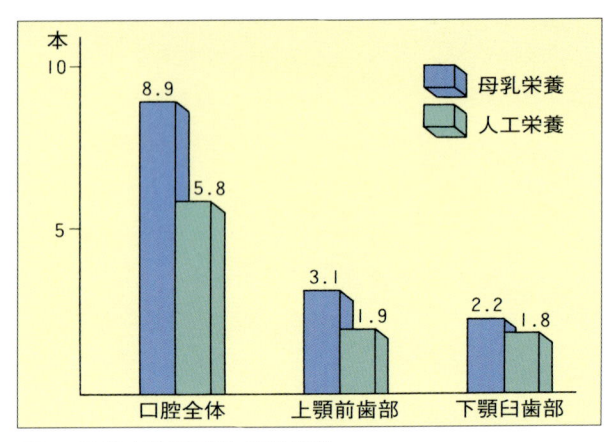

図3 栄養方法別平均齲蝕歯数．

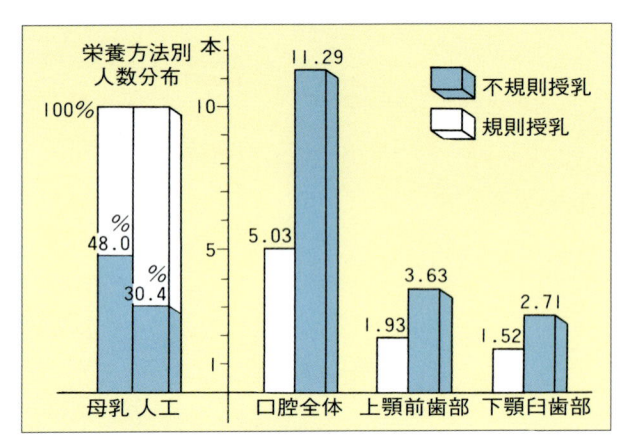

図4 授乳方法別平均齲蝕歯数．

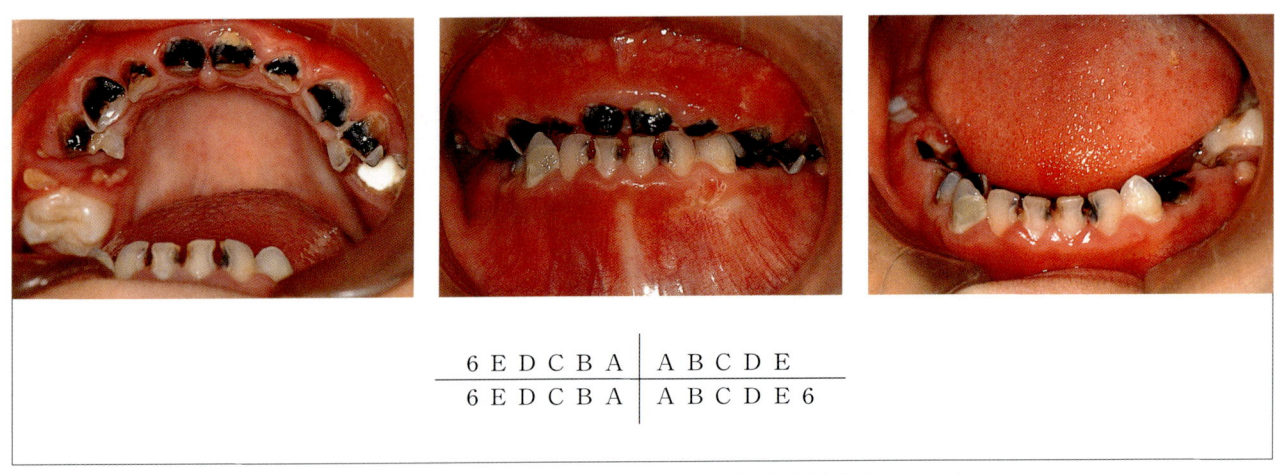

```
 6EDCBA│ABCDE
 6EDCBA│ABCDE6
```

図5a〜c 重症性の母乳齲蝕（6歳0か月女児）．2歳まで夜間授乳，就寝時授乳をしていた．

■母乳齲蝕■

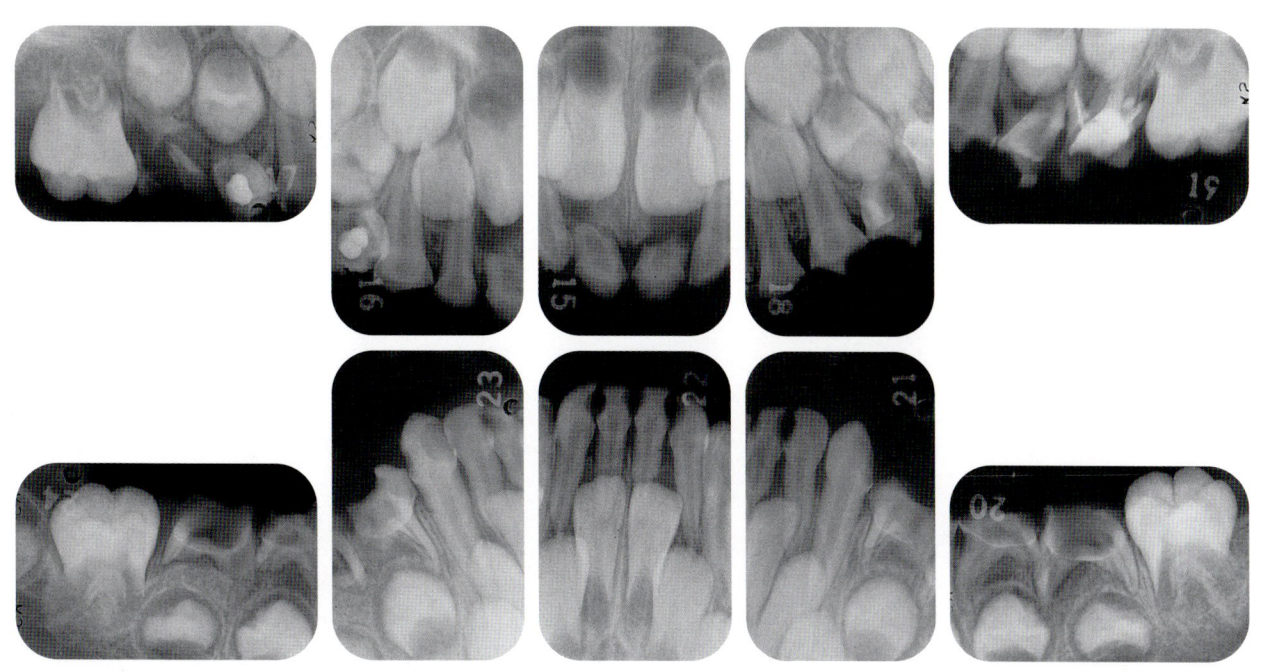

図6 重症性の母乳齲蝕．**図5**と同一症例のデンタルX線写真像．

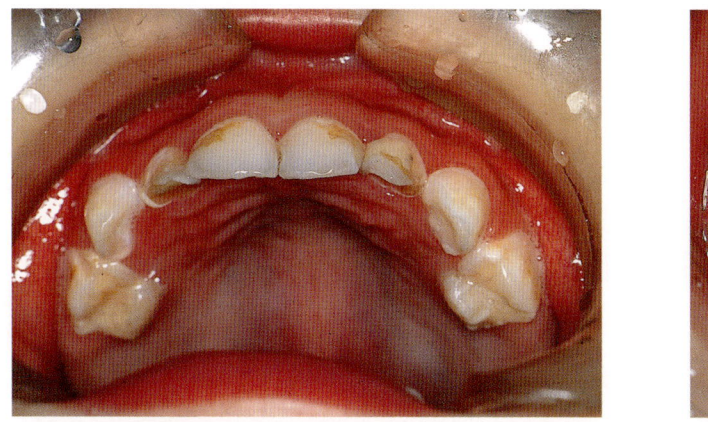

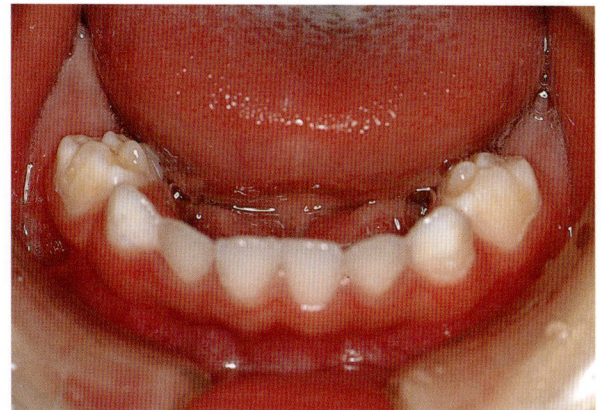

図7a, b 母乳齲蝕（2歳2か月女児）．現在まで就寝時授乳，夜間授乳を継続している．

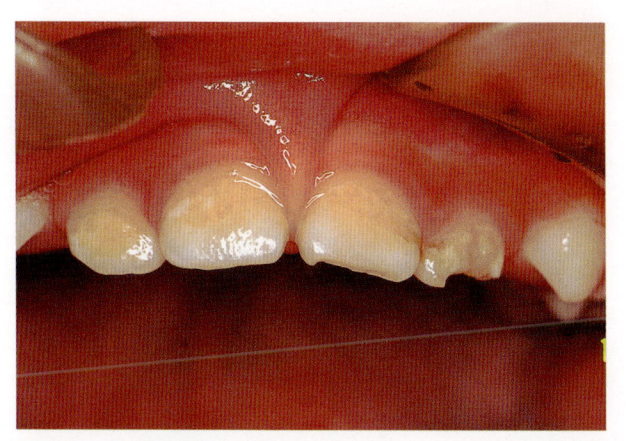

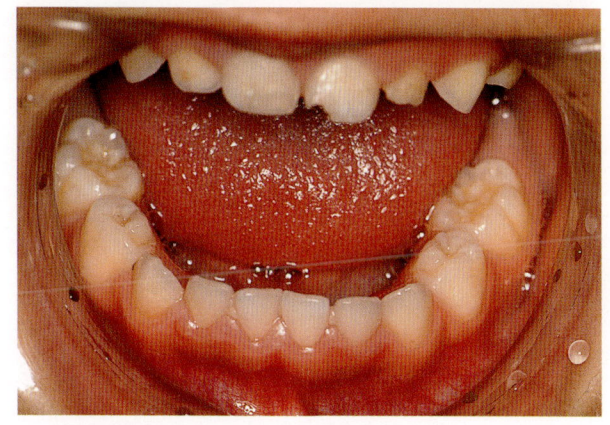

図8a, b 母乳齲蝕（3歳2か月女児）．1歳3か月まで就寝時授乳をしていた．

晩期残存乳歯
Prolonged Retained Primary Teeth

1. 定義および原因

乳歯の残存について，石川らは一般に，下顎中切歯の萌出が6歳2か月頃から始まり第二小臼歯は11歳3か月頃までに乳歯と交換されるとしている．この期間がすなわち乳歯と永久歯との交換期であり，乳歯が正常な交換期を過ぎても脱落せずに存在している場合，乳歯の残存であると述べている．さらに，乳歯の残存は少数の残存と多数の残存に分けられる．その原因は前者の場合，後継永久歯の歯胚の欠如や永久歯の埋伏，転移または萌出方向の偏位などがあげられるほか，後者の場合は多数の後継永久歯の欠如または埋伏が大きな原因とされ，たとえば，クレチン病や下垂体性小人症など，永久歯の無歯症あるいは萌出遅延を起こすような全身的疾患の場合に，多数の乳歯の残存を合併することが多いと述べている．

また，乳歯の根吸収の機序については，石川らは乳歯の交換期には，萌出している乳歯の歯根が後継永久歯によって圧迫され，その部の組織圧の上昇をきたし，出現した多数の破骨巨細胞によって速やかに吸収されると述べている．しかし，後継永久歯が欠如しても既存の乳歯は根吸収を起こし脱落している報告や，幼犬を用いて永久歯歯胚を摘出し先行乳歯の吸収状態を観察した動物実験でも同様な結果が報告されている．

乳歯の残存を起こす原因について，石川らは少数の乳歯の残存の場合，①後継永久歯の歯胚の欠如，②永久歯の埋伏または転移，③永久歯の萌出方向の偏位，④顎骨の異常発育をあげ，多数の乳歯の残存の場合も後継永久歯の欠如または萌出遅延，あるいは埋伏が大きな原因であると述べ，さらに，永久歯の無歯症あるいは萌出遅延を起こすような全身性疾患の場合に，多数の残存を合併することが多いと述べている．

2. 頻度

鬼塚は，14歳から47歳までの乳歯晩期残存例106症例・151歯を検討し，歯数別頻度では1歯残存例が最も多く63％，ついで2歯残存例が32％，とくに後者の中では左右対称または上下顎左右対称の残存が34例中33例と報告している．そのほか残存乳歯の歯種別頻度は第二乳臼歯が52.3％でいちばん多く，ついで乳犬歯の23.8％，乳中切歯11.3％の順で，乳側切歯と第一乳臼歯はほぼ同率であったとし，さらに，後継永久歯の歯胚はすべて観察されなかったと報告している．

また，鬼塚は，大正8年以降発表された日本人の乳歯残存に関する多数例から1症例の報告にいたる累計899以上の症例1,756歯について統計的処理を行い，その結果，性別のはっきりしている840症例では1歯症例の報告例が6割を越え，ついで2歯症例で2割強を占めるとし，また歯種別頻度は第二乳臼歯，ついで乳犬歯，第一乳臼歯，乳側切歯，乳中切歯の順であると述べている．そのほか後継永久歯の存否では後継永久歯の欠如は89.2％，残存乳歯はすべて後継永久歯を欠くわけではないが，第二乳臼歯の残存例では第二小臼歯が欠如する例も多いようであると述べている．永久歯で欠

如が最も多いのは第二小臼歯であることから，第二乳臼歯の残存が多いのも関連があると思われる．

3. 症例の特徴

本学5症例においては詳細な既往歴は不明であるが，全身的疾患はなく，残存乳歯はいずれも1歯であり，また後継永久歯の欠如が認められたのは症例2のみで，症例1と症例4が後継永久歯の口蓋側転位，そのほか症例3と症例5ではそれぞれ後継永久歯の近心転位と舌側転位が認められた．歯種は乳犬歯の残存が3症例で，そのほか乳側切歯および第一乳臼歯であり，上下顎別では5症例中4症例が上顎乳歯であった（**表1～3**）．

[**症例1**] 左側上顎乳犬歯の晩期残存例．抜歯時年齢19歳，女性．

①口腔内模型所見　上顎左側の側切歯と第一小臼歯の間に，歯列内にほぼおさまっている乳犬歯の残存が認められる．永久犬歯は認められない．

②デンタルX線所見　残存している乳犬歯の歯根はほぼ1/3吸収している．また後継永久歯は認められない（**図1**）．

③抜去歯所見　歯冠部では舌側に軽度の齲蝕および切縁に咬耗を認め，また歯根部では根尖より約1/3ほど，また唇側からやや舌側にかけて吸収しているのが認められる．

④病理組織学的所見　歯髄壁では第二象牙質の形成が著明で，とくに切縁側に多く認められる．また歯髄では象牙芽細胞層に萎縮，変性を認め，固有歯髄でも萎縮，変性，線維化など退行性変化が認められる．根尖側の吸収部では歯髄壁にセメント質の多量な添加が認められ，根尖孔様に狭窄しているほか，歯根膜が一部認められる．しかし吸収部ではハウシップ窩のような著明な吸収窩はなく，また破骨細胞も認められない．そのほか炎症性変化は認められなかった（**図2a～d**）．

[**症例2**] 左側上顎乳側切歯の晩期残存例．抜歯時年齢29歳，男性．

①口腔内模型所見　上顎左側側切歯が口蓋側に萌出し，その唇側1/2に重なるように先行歯である乳側切歯の残存が認められる．

②抜去歯所見　歯冠部には色素沈着を認めるほか，切縁に咬耗が認められる．歯根部では根尖および根尖側1/3の舌側に一部吸収があり，歯髄との交通が認められる．

③病理組織学的所見　歯冠部の歯髄壁では，著しい第二象牙質など硬組織形成により歯髄腔全体がかなり狭窄しているのが認められる．またチオニン・ピクリン酸染色ではセメント小胞が確認され，セメント質が歯冠部の第二象牙質に層板状に添加しているのが観察できる．

一方，歯根部でもセメント質の添加を認めるほか，外部吸収や根尖での水平的吸収を認め，一部その吸収が歯髄内部まで及んでおり，その吸収窩はハウシップ窩様の虫食い像を呈しているが，セメント質の添加も認められる．歯髄はほとんど空洞化を呈し，萎縮した線維をわずかに認めるのみである．とくに歯根の外部吸収が歯髄内部まで及んだ部位では，侵入したと思われる歯根膜が認められる（**図3a～d**）．

一般的病理組織検査では，歯髄壁は第二象牙質の形成が著しく認められたが，象牙芽細胞層を認めない症例がほとんどで，抜歯の頃には第二象牙質の形成は行われていなかったと思われる．

固有歯髄では正常な歯髄像を呈した症例はなく，ほとんどの症例で吸収部から侵入したと思われる歯根膜を認める．後継永久歯が欠如した1症例で歯髄構造が認められたものの，萎縮，変性，繊維化など退行性変化を呈している．また炎症性変化は認められない．

全症例に歯根吸収を認め，その程度は歯根がほぼ吸収しているものから根尖部が少しのみ吸収されているものまであった．吸収部にはハウシップ窩のような典型的な吸収窩を認めたものは1症例であったが，ほとんどの症例には，吸収窩にセメント質またはセメント質様硬組織の添加が認められ，とくに歯冠部の歯髄壁にも著明なセメント質の添加が認められるものもある．

4. 処 置

残存乳歯の保存状況によって異なるが，可及的に保存療法を認める．しかし，補綴的，咬合誘導的に考慮した場合，抜歯することも多い．

表1 該当症例

	部 位	抜歯時年齢	性 別
1	D_|	17歳	♂
2	_|C	19歳	♀
3	C|_	27歳	♀
4	B_|	29歳	♂
5	_|C	31歳	♂

表2 形態的および臨床的特徴

	部 位	齲 蝕	咬 耗	後続永久歯の状態	根の吸収状態
症例1	D_|	C2	軽度	口蓋側転位	ほぼ全部吸収
症例2	_|C	C1	軽度	欠如	1/3吸収
症例3	C|_	C2	中等度	近心転位	1/3吸収
症例4	B_|	C2	中等度	口蓋側転位	1/4吸収
症例5	_|C	C1	中等度	舌側転位	根尖の一部のみ吸収

表3 晩期残存乳歯の病理所見

	症例1	症例2	症例3	症例4	症例5
歯冠部					
歯髄	歯根膜化			空洞化	歯髄壊死
萎縮	／	＋	／	／	／
変性	／	＋＋	／	／	／
線維化	／	＋	＋＋	／	／
象牙芽細胞層の 　萎縮・変性・消失	消失	萎縮・変性	消失	消失	消失
硬組織の添加	＋＋	＋＋	＋＋	＋＋	－
歯根部					
歯髄	なし		歯根膜化	一部歯根膜化	歯髄壊死
萎縮	／	＋＋	／	／	／
変性	／	＋＋	／	／	／
線維化	／	＋＋	／	／	／
象牙芽細胞層の 　萎縮・変性・消失	／	萎縮・変性	消失	消失	消失
硬組織の添加	／	＋＋	＋	＋＋	－

－：なし　＋：軽度　＋＋：中等度以上

参考文献

1. 信家弘士，中島正人，城所　繁，長坂信夫：晩期残存乳歯の病理組織学的検討，小児歯誌，29：829-838，1991．

■晩期残存乳歯■

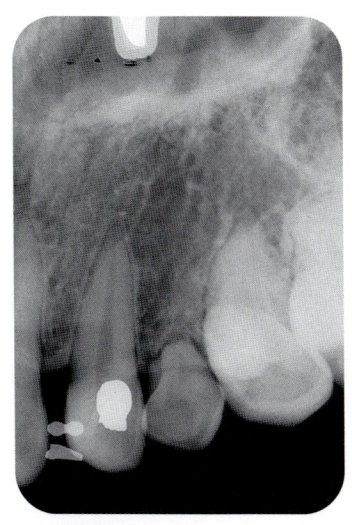

図1 抜去歯X線写真像.

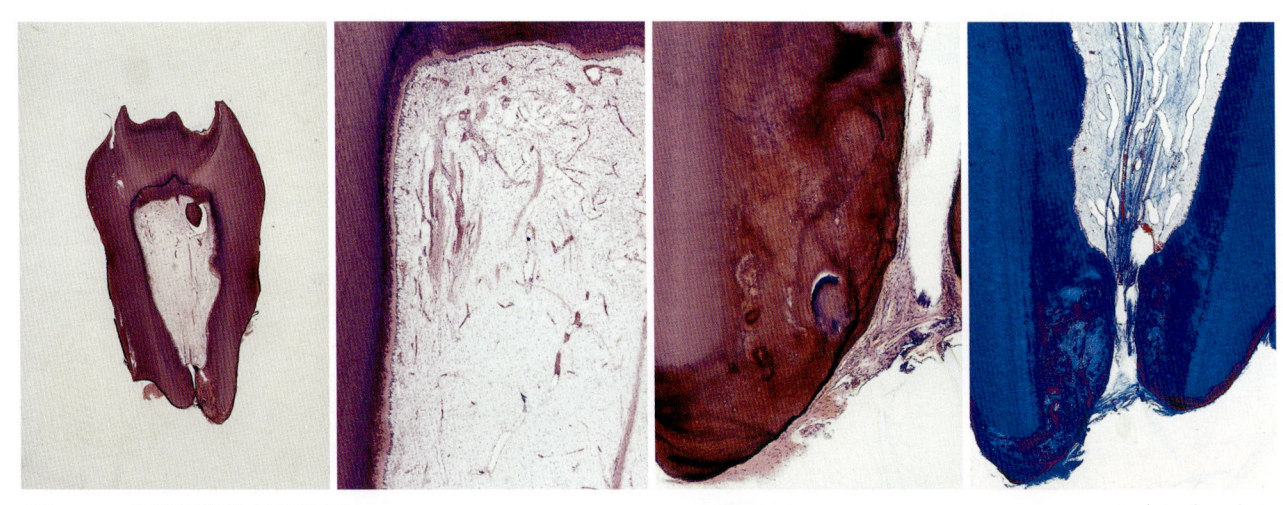

図2a〜d 病理組織像（HE染色）. 　　　　　　　　　　　　　　　2a｜2b｜2c｜2d

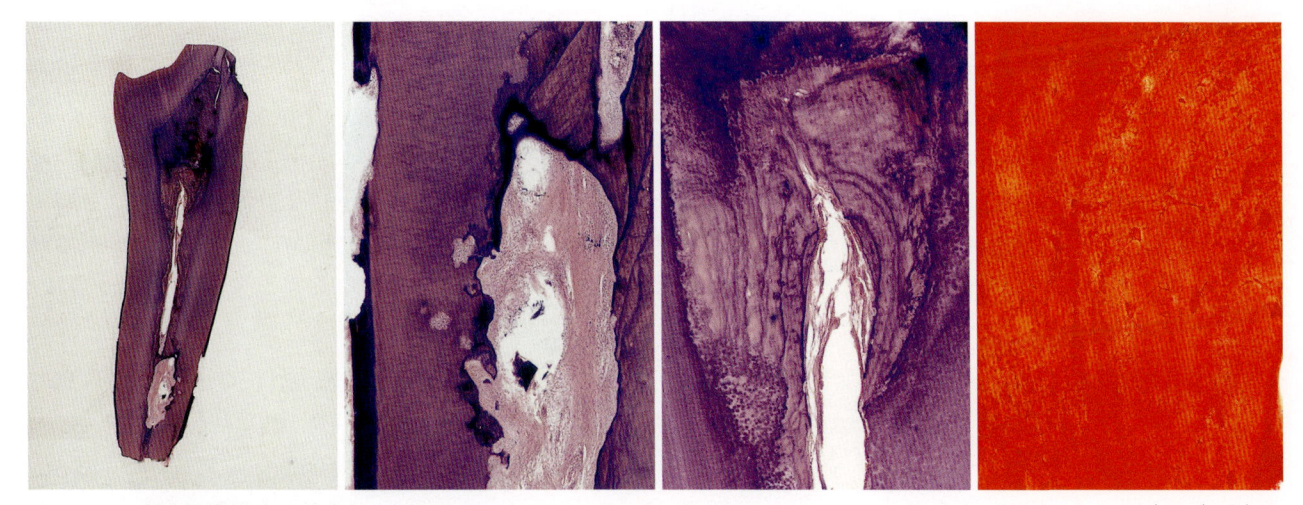

図3a〜d 病理組織像（HE染色）. 　　　　　　　　　　　　　　　3a｜3b｜3c｜3d

117

■スポーツドリンク齲蝕■

Caries Induced by Sport Drink

1. 定義および原因

「スポーツドリンク」という言葉の定義は定かではない．しかし，スポーツ時の多量の発汗に伴う脱水，脱塩，低血糖などの症状を速やかに改善するために，体液と浸透圧を等張にした水溶液の方が，腸管から吸収されやすいことから，運動選手の飲料として開発されたのが始まりである．

スポーツドリンクの必要条件として鈴木は，①糖質濃度が高くないこと，②ファイソトニック（体液の浸透圧と等張）であること，③冷却されていること，④おいしいこと，の4点をあげている．著者も，体内から失われた水分，電解質を速やかに補給するために，体液と浸透圧を等しくした飲み物をスポーツドリンクと考えている．

しかし，それが健康飲料水で齲蝕になりにくいというイメージで多くの小児に与えられている傾向にある．スポーツドリンクの特徴としては，①スポーツ用ドリンクである，②体液の組成に近いバランスの電解質液である，③浸透圧が体液と同じか，または近いので，水分の吸収がスムーズである，④他の清涼飲料水と比べて低カロリーである，などがあげられる．このために，①脱水状態の回復における経口補液のための飲料，②健康飲料・ピュアな飲料，③一般的ソフトドリンクの一種の飲料として飲まれている．

スポーツドリンクを飲用することによって生じる齲蝕，これは厳密には，糖質の含まれないスポーツドリンクを飲用することによって生じた脱灰である．

2. 頻度

飲む回数についての調査では，飲んでいないが32.0％，病気のときが17.7％，ときどき飲む中で月1～3回が26.6％，週1～2回が14.6％，週3回以上が4.3％，毎日が4.8％であるとされているが，実際はこれ以上飲んでいるように思われる．また，齲蝕との関係において罹患率をみると，飲まない者は32.4％，ときどき飲む者は40.3％，週3回以上飲む者は48.8％で，一人平均齲歯数では，それぞれ1.56本，1.83本，2.25本が認められ，スポーツドリンクを飲用する頻度によって齲蝕になりやすい結果が現れている（*図1*）．

3. 症例の特徴

乳幼児では多く場合，スポーツドリンクを哺乳瓶に入れて飲用しており，通常では齲蝕になりにくい上顎前歯部の口蓋側面を含めた多歯面が，一度にそれも重度に侵される．

本症例における患児は，離乳後も2歳3か月まで哺乳瓶を使用し，内容物として主にスポーツドリンクを使用したために，乳歯が広範囲に脱灰し，多数の齲蝕を発生させてしまったものである．環境要因としては，母親が自宅近くで商売をしていて多忙であること，7歳以上離れた二人の兄がいて間食がつい不規則になることなどから，

患児に対しての育児，とくに食生活に問題があったことが指摘される．

さらに，1歳頃から歯科を受診していたわけであるが，スポーツドリンクに対する正しい知識をもった歯科医師あるいは歯科衛生士による適切な処置と指導が行われていれば，脱灰や齲蝕の進行をある程度抑制できたのではないかと思われる．

[症例] 2歳4か月の女児．開業医からの紹介で齲蝕治療を希望して来院．

全身疾患に関する特記事項はない．両親(父親40歳，母親37歳)と二人の兄(10歳と9歳)の5人家族である．

1歳過ぎに母親が齲蝕に気づき，近所の開業医を受診し，半年に一度，フッ化ジアンミン銀塗布およびフッ素化合物塗布とブラッシング指導を受けてきたが，その後，齲蝕がひどくなったため，再度開業医を訪れて当科を紹介された．

また，その際，哺乳瓶の使用中止をすすめられ，2歳3か月以降，哺乳瓶は使用してない．離乳は，1歳頃に完了したが，2歳3か月まで哺乳瓶を夜間に使用し，内容物としてスポーツドリンクを与えていた．日中の飲み物もスポーツドリンクが多く，コップよりも哺乳瓶を好んで使用していた．

歯口清掃は，1歳から立たせた状態での仕上げ磨きを始めたが，嫌がってなかなか磨かせない状態が続いている．

口腔内所見は，上顎乳切歯部はすでに残根状態になっており，乳犬歯および乳臼歯部も上下顎ともにC2ないしC3であった．これまで，歯内あるいは歯冠修復治療は全く行われておらず，フッ化ジアミン銀の塗布のみで歯口清掃状態も非常に悪く，とくに上顎乳臼歯部の歯垢付着が著しかった(**図2a, b**)．

処置および経過は来院2回めから齲蝕治療を開始し，保存不可能と判断した上顎左右乳側切歯を抜去，他の上顎乳切歯は根管治療およびレジン修復を，また第一乳臼歯は4歯とも乳歯冠修復を行った(**図3a, b**)．

食生活指導については，哺乳瓶の使用中止，日中の飲み物の内容をスポーツドリンクやジュース類から麦茶や水に変えること，間食に規則性をもたせることを重視した．

歯口清掃指導は，まず嫌がらずに仕上げ磨きができることを目標に，1日1回，就寝前に寝かせ磨きを心がけること，歯ブラシ圧をかけすぎないこと，唇頬側面の歯垢を十分除去すること，などを重視した．

齲蝕治療は，週1回のペースで現在も行っているが，その際は，食生活，歯口清掃についても問診し，問題点を指導している．

スポーツドリンクの摂取は初診直後より中止され，治療を開始して2か月後には，ジュース類の摂取も週一度程度に減少し，本人も茶や水を好むようになってきた．それと同時に，食欲も出てきている．

4. 処　　置

初診時における処置は，歯の状態によってフッ化物塗布から抜歯に至るまでさまざまである．乳歯の成熟度の低い1～2歳の低年齢児では脱灰，齲蝕の進行も速いため侵襲程度も大きく，マネージメントの難しさと相まって処置がいっそう難しくなる．とくに，歯冠崩壊の大きい上顎乳切歯の歯冠修復には，既製クラウンフォームを用いたコンポジットレジン冠修復が適している．問診によってスポーツドリンクの飲み方，

歯口清掃習慣などを調べ，スポーツドリンクの習慣的飲用の中止を指導することが重要である．

指導のポイントとしては，

1．スポーツドリンクの意義・目的の中に，スポーツドリンクがどうしてでき，どのような意味があるかを説明する
2．スポーツドリンクの内容物について，pHや糖質およびカルシウムの溶出などについての説明をする
3．スポーツドリンクと齲蝕との関係について，歯の脱灰や多量の飲用の弊害などを説明する
4．他の飲料水による齲蝕とスポーツドリンクとの比較を示し，スポーツドリンクが齲蝕誘発性物質であることなどについて説明する
5．スポーツドリンクの与え方の注意と齲蝕予防の注意について説明する

の5点を中心に指導することが必要である．

参考文献
1．長坂信夫：スポーツイオン飲料を考える—歯科でのとらえかたとその指導，歯科衛生士，20(7)：16-39，1996．
2．香西克之，長坂信夫：スポーツドリンクとウ蝕，Dental Diamond，24(9)：66-71，1999．

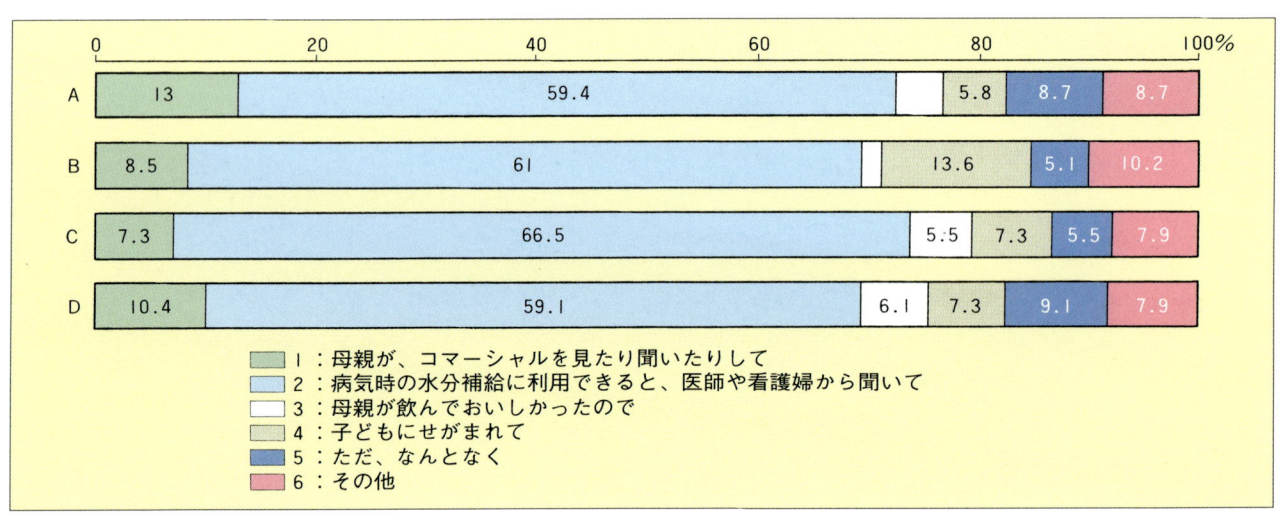

図1 スポーツドリンクを飲用するきっかけ．

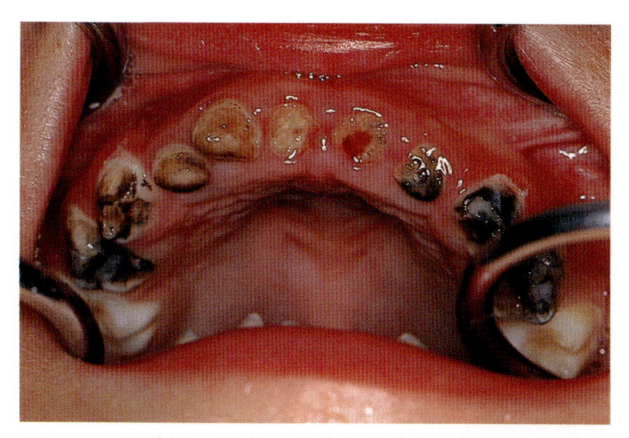

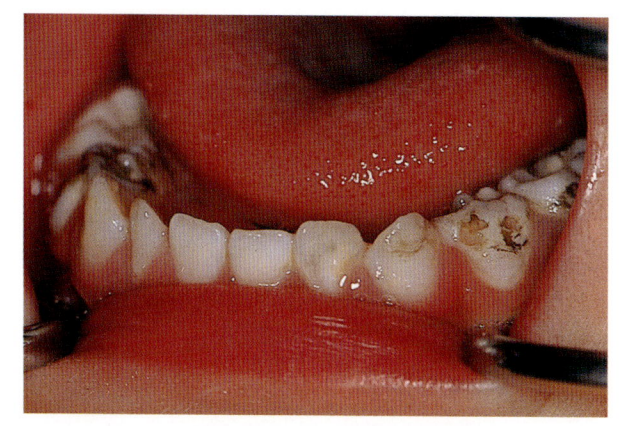

図2a, b 初診時口腔内．健全な乳歯は下顎乳中切歯のみである．上顎第一乳臼歯は咬合面の齲蝕が慢性化し，歯冠高径が低くなっている．そのため，乳歯列全体の咬合高径も低くなっている．
a：上顎乳歯列．乳切歯部は残根状態．乳犬歯，第一乳臼歯は広範囲にわたる齲蝕が認められ，フッ化ジアミン銀が塗布されている．また，歯口清掃状態も不良で，歯肉の発赤，腫脹が認められる．
b：下顎乳歯列．乳側切歯から第二乳臼歯にかけて唇頬側面の脱灰および齲蝕が認められる．乳臼歯頬側面は実質欠損も認められ，齲蝕が進行している．

2a｜2b

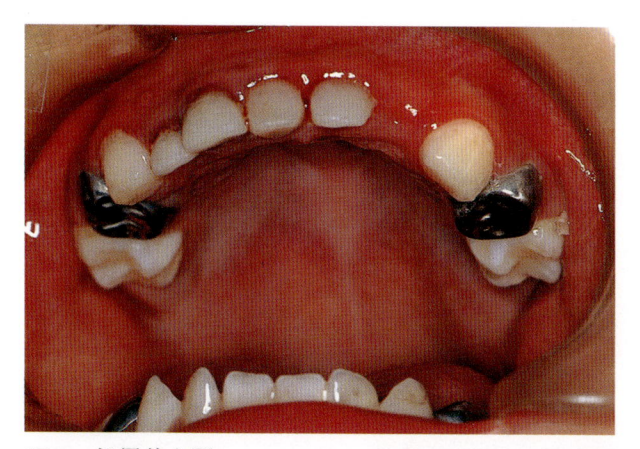

図3a 処置後上顎．　　　　　　　　　　　　　　**図3b** 処置後下顎．

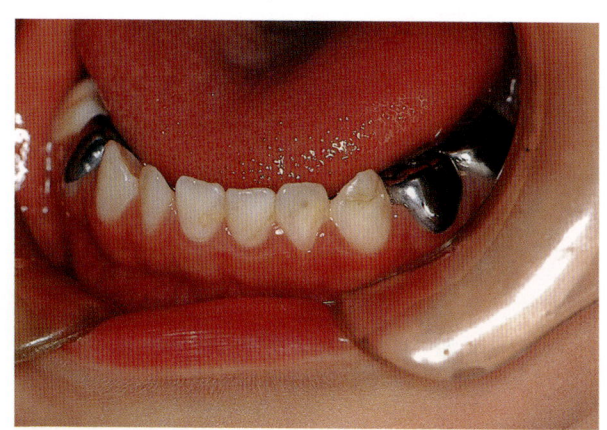

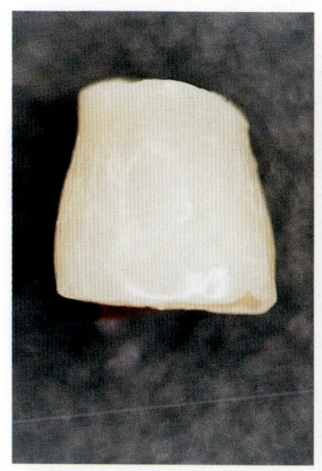

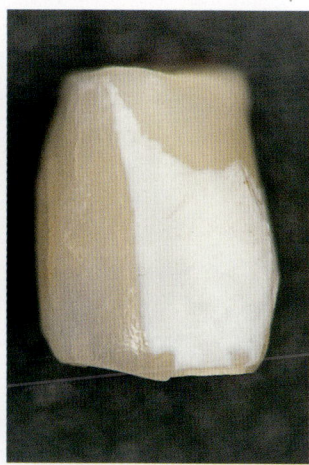

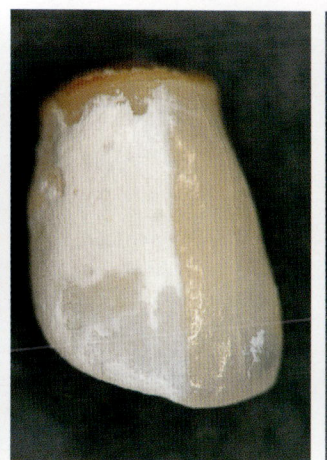

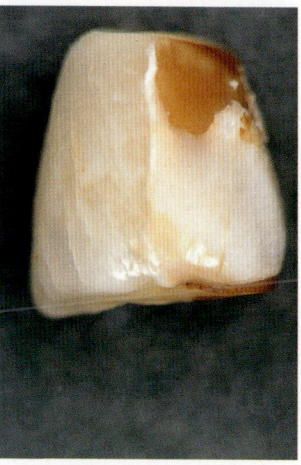

図4a〜d 各飲料水に乳歯の半分をワックスで覆い浸漬した脱灰現象（白色部）．
a：牛乳に2日間浸漬後，左右ともに変化を認めない．**b**：スポーツドリンクAに2日間浸漬後，右側エナメル質に脱灰現象．**c**：スポーツドリンクPに2日間浸漬後，左側エナメル質に脱灰現象．**d**：市販リンゴジュースに6日間浸漬後，右側エナメル質に脱灰現象．

4a｜4b｜4c｜4d

■参考症例■

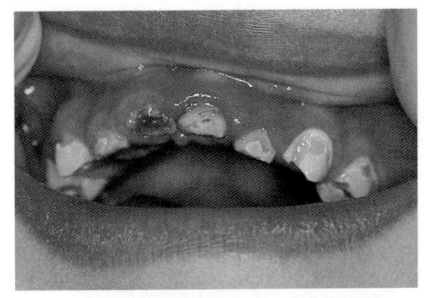

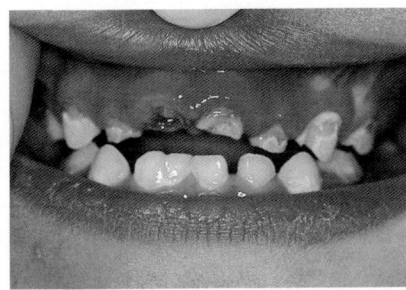

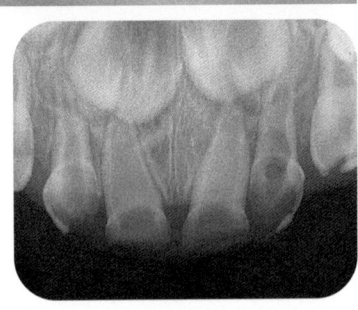

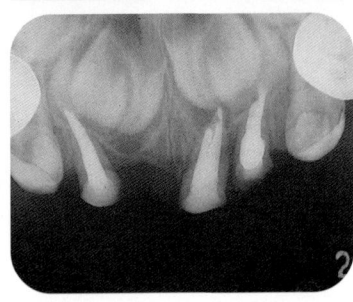

付1a, b スポーツドリンク齲蝕（2歳3か月男児）．母乳は4か月まで，またミルクは12か月まで授乳．断乳後はマグカップにてスポーツドリンクを昼寝の前に常飲していた．
付1c, d X線写真像．**1c**：治療前，**1d**：治療後．

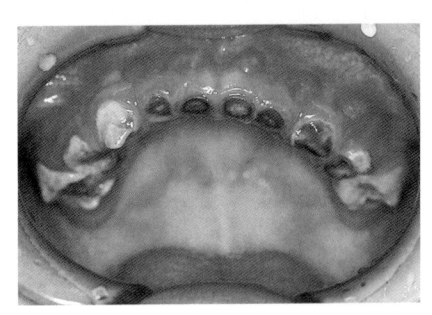

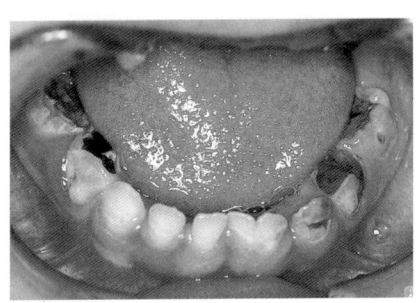

付2a, b スポーツドリンク齲蝕（4歳6か月男児）．

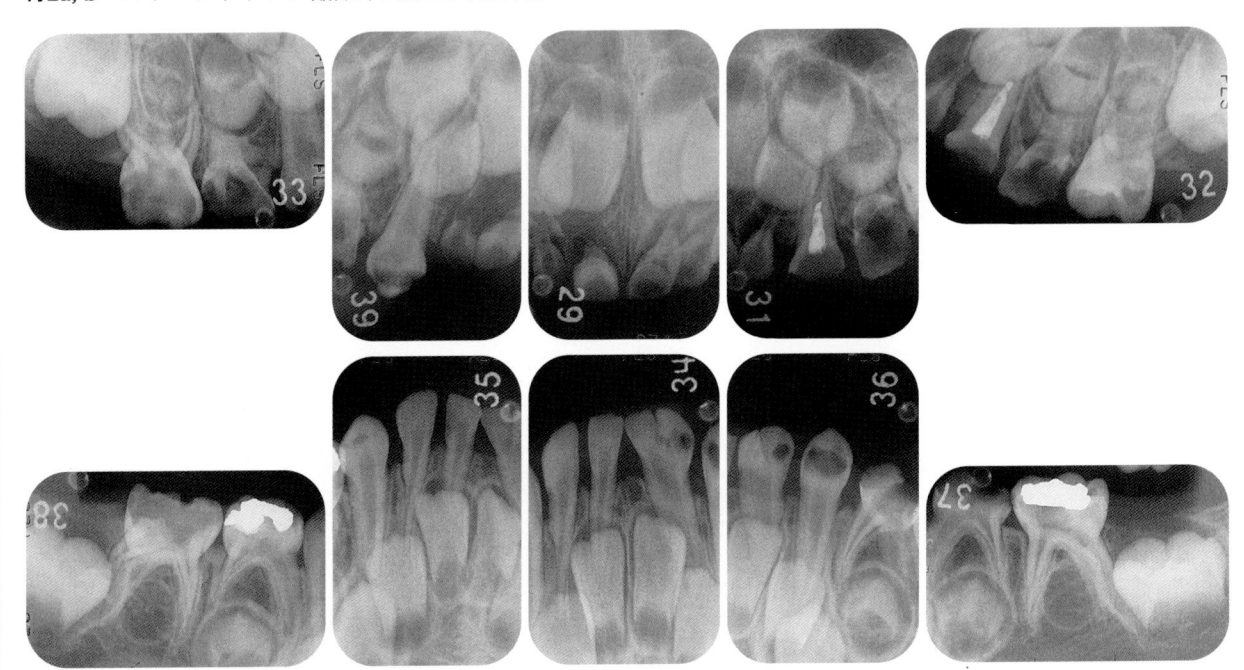

付2c **2a, b** 同一症例の全顎X線写真像．

低位乳歯

Submerged Deciduous Tooth

1. 定義および原因

かつて咬合平面に達していながら，何らかの機転でいわゆる低位の状態となっている歯は，その本態が明らかでなかったため次のような種々の名称，すなわちimcomplete eruption, impaction or intrusion, arrested erupion and subsequent impaction, shortend tooth, desinclusion, reinclusion, unerupted tooth, infra-occlusion, depression, buried tooth, submereged toothなどの名称でよばれてきたが，現在では"submerged tooth"が最も一般的であるといわれている．

わが国では，submerged deciduous toothを沈下乳臼歯とよんでいたが，榎はその表現が不適当であるとして，低位乳臼歯とよび，「低位乳臼歯とは混合あるいは永久歯弓内に晩期に残留する乳臼歯が低位咬合を営むもの」と定義した．さらに，福原らは沈下乳臼歯という表現は，歯が積極的に歯槽骨中に沈んでいくという印象を与えるとして，乳臼歯にかぎらず「かつて咬合を営んでいた乳歯が，何らかの機転により現在の咬合線より低位を占めるもの」を低位乳歯と定義づけることを提唱している．

低位乳臼歯の本来の原因はいまだ明らかではないが，その発生機序としては何らかの外力の作用による歯の直接的陥没によるとする考え方と，歯の萌出力が減少あるいは消失し，隣在歯の萌出と顎の発育に伴い相対的に陥没するという二つの考え方があるが，現在は，歯根のAnkylosisにより萌出力が減少あるいは消失し，相対的に陥没していくという考え方の報告が比較的多いように思われる．

このAnkylosisを起こさせる原因として，Biedermannは，同一個体の複数歯に発生したとき同側に発現するよりも同顎のことが多いことから，一般的に考えられている機械的な外力（外傷，咬合力など）によるものではなく，歯根膜の局所的な代謝障害によるのではないかと述べている．しかしながら，X線写真所見，臨床所見，抜去時の感触あるいは組織学的検索の結果からも，低位乳歯の歯根にAnkylosisが認められなかったとする報告もみられ，その発生機序は，Ankylosisだけでは十分に説明しきれないようである．また，Viaは一般集団での出現率（1.3％）に対し，患児の同胞では，43.9％の高率にみられたことから，低位乳歯に家族的な発生傾向があるとしており，深沢らの報告からも遺伝的な因子の関与がうかがえる．

臨床的に，低位乳歯と診断を下すには困難を伴うことが多く，経年的な観察によって明らかに正常に萌出し咬合平面に達していたものが，低位歯となった報告例もみられるが，ほとんどの報告例ではその経過は明らかではなく，患歯にみられる咬耗による咬合小面，充塡物，齲蝕の存在などをもとに，その歯がかつて咬合平面に達していた根拠としているものが多い．

また，Ankylosisの発生機序と考えたときには触診で歯の動揺があまりみられず，sharp-clearな打診音が聴かれる．またX線写真所見では歯根外形の消失，歯槽硬線の

消失，歯根膜腔を横切る骨梁の明らかな伸展がみられる，などが診断基準の一つとして考えられる．しかしながら，打診音は主観的な傾向が強く，またX線写真所見についても，Ankylosisの程度によってフィルム上に十分に撮影されないため，必ずしも必要な条件ではないとする者もいる．

2. 頻　　度

低位乳歯の発現頻度で日本人を対象にしたものは，456人中6人（1.3%）にみられたとする福原らの報告しかない．しかしながら，福原らは調査資料が矯正患者の初診時模型であることから，この結果を正確な頻度とするわけにはいかないとも述べている．

欧米における報告は多くBrealeyは2歳6か月〜14歳7か月の1,641名のうち113名（6.9%）に，Viaは2,342名のうち30名（1.3%）にみられたと報告している．Steigmanは3歳262人，4歳248人，5歳256人，6歳276人の計1,042人について調査し，乳臼歯8,085本のうち744本（9.2%）にみられたとしている．

上下顎を比較すると，いずれも圧倒的に下顎に多いことを示しているが，第一乳臼歯と第二乳臼歯を比較すると，報告者によって違いがみられ，福原らは下顎で，Steigman, Brealeyは上下顎ともに第一乳臼歯に多かったと報告しているのに対し，他の報告は第二乳臼歯が多かったとしている．この点について福原らは，下顎では第一乳臼歯よりも第二乳臼歯の低位の程度が著しいという一般的な印象が，第二乳臼歯にのみ注目を集めてきたためではないかと述べ，またBrearlyは，彼の調査対象者が他の対象者に比べて年齢が低かったためではないかと説明している．

一人当りの罹患歯数については1〜2歯の場合が多いようで，Biedermannは永久歯も含めて1歯の者が119人中70人であったと述べ，Darlingは50人中28人が1歯のみ，Brearlyは113人中1歯の者が58名，2歯の者が42名であったと報告している．

発現率には性差がみられないという報告が多いが，歯種別にみると，男子では上顎第一乳臼歯，下顎第二乳臼歯が，女子では下顎第一乳臼歯，上顎第二乳臼歯が比較的多くみられたという報告がある．乳臼歯以外の報告は少ないが，福原らは$\overline{A|}$の2例を，武田らも$\overline{CB|C}$を含む7歯の症例を報告している．河田らも$\overline{C|}$の1症例を報告し，乳臼歯に比べ乳前歯の報告が少ないのは永久前歯の萌出が始まった時点では観察できる期間も短く，その異常に気づかないためではないかと述べている（**表1**）．

3. 症例の特徴

低位の程度はさまざまで，報告者によりその計測方法が異なることもあり比較することは難しいが，歯冠のほとんどが歯肉に覆われた例も報告されている．Thornton, Darlingらが述べているように，また経年的な観察例からもうかがえるように，低位の程度は経時的に変化していくようである．

その変化についてThorntonは，低位歯になった期間と低位の程度の間には直線的な相関がみられたとしている．また，Darlingは低位の量は，Ankylosisの発症時点から観察時点までの咬合平面の正常な垂直的変化量に相当するとし，観察時点の低位の量からその発症時期を推定している．その結果，ほとんどが4〜5歳で発症し，また82%は発症時期は萌出後4年以内であったとしている．

永久歯については，Dixonの$\overline{6|}$，戸塚らの$\overline{6|6}$の2症例，岡田らの$\overline{|6}$の症例などの

報告がみられるが，Thomaは上下顎第一第二大臼歯の低位歯164歯の内訳を示している．それによると，上顎 (36.0%) よりも下顎 (64.0%) に多く，第一大臼歯 (46.3%) よりも第二大臼歯 (53.7%) に最も多くみられている．

[症例] 11歳9か月の女児，上顎左右第一乳臼歯の低位乳歯．

頰側面観では左右側ともに患歯の頰側咬頭頂が，両隣在歯の臨床的歯頸部の高さでわずかに歯肉縁上に認められるのみである．咬合面にはアマルガム充塡がなされているが，その大部分は歯肉に覆われ，アマルガムの辺縁には二次齲蝕がみられる．また触診によってわずかに動揺が認められた (*図1a〜e*)．

X線写真診査の結果，左右側とも後継永久歯は欠如しており，患歯の歯根には著しい歯根吸収がみられ，口蓋根の一部を残すのみとなっている．歯根膜腔，歯槽硬線ともに口蓋根の近心側で一部分明瞭に認められるのみであった．原因は明らかでないが，患歯は咬合機能を全く営んでおらず，清掃困難による齲蝕および歯周疾患の罹患，また両隣在歯の傾斜による咬合の不正などを考慮し，抜歯処置の適応と診断した (*図2, 図3a〜d, 図4a〜c*)．坂本のプロフィログラムでは，標準より形態的に大きいものの均整のとれた発育が認められる (*図4*)．

4．処　　置

低位歯の処置については，発見しだい早期に抜去すべきとする考え方と，継続的な観察，管理が可能な症例であれば早期の抜去は必ずしも必要でないとする考え方がある．富田らは，上下顎左右第一第二乳臼歯8歯すべてが低位歯の症例で，乳歯冠修復の後オーバーデンチャーを装着して咀嚼機能の回復と第一大臼歯の近心傾斜を防ぎ管理した症例を報告している．

また，Ankylosisを起こしている場合の処置としては，Biedermannが乳歯，永久歯の別，乳歯の場合には後継永久歯の有無，発症時期と低位の程度によってその治療指針を上げている．いずれにしても，患歯あるいは隣在歯の齲蝕罹患性や歯周組織疾患の罹患性が高まる危険性がある場合，歯列，咬合不正の誘発が予測されるような場合に抜去も含めて適切な処置を行う必要があると考えられる．

表1 乳臼歯歯種別出現頻度

報告者	総数	上顎 第一乳臼歯	上顎 第二乳臼歯	下顎 第一乳臼歯	下顎 第二乳臼歯
福原　　　(1958)	23	0 (00.00)	2 (8.70)	12 (52.17)	9 (39.13)
Gysel　　(1957)	注				
Karwetzky (1958)	500	31 (6.20)	67 (13.40)	160 (32.00)	242 (48.40)
Kloeppel　(1959)					
Thornton　(1964)	22	2 (9.09)	6 (27.27)	5 (22.73)	9 (40.91)
Darling　　(1973)	108	16 (14.81)	35 (32.41)	12 (11.11)	45 (41.67)
Steigman　(1973)	744	139 (18.68)	13 (1.75)	549 (73.79)	43 (5.78)
Brearley　(1973)	191	16 (8.38)	7 (3.66)	131 (68.59)	37 (19.37)

(Thomaより引用)

参考文献

1．秋山育也，西尾明子，信家弘士，砂田雅彦，長坂信夫：上顎左右第一乳臼歯の低位乳歯の一症例，小児歯誌，23：519-527, 1985.

	1a	
1b	1c	1d
	1e	

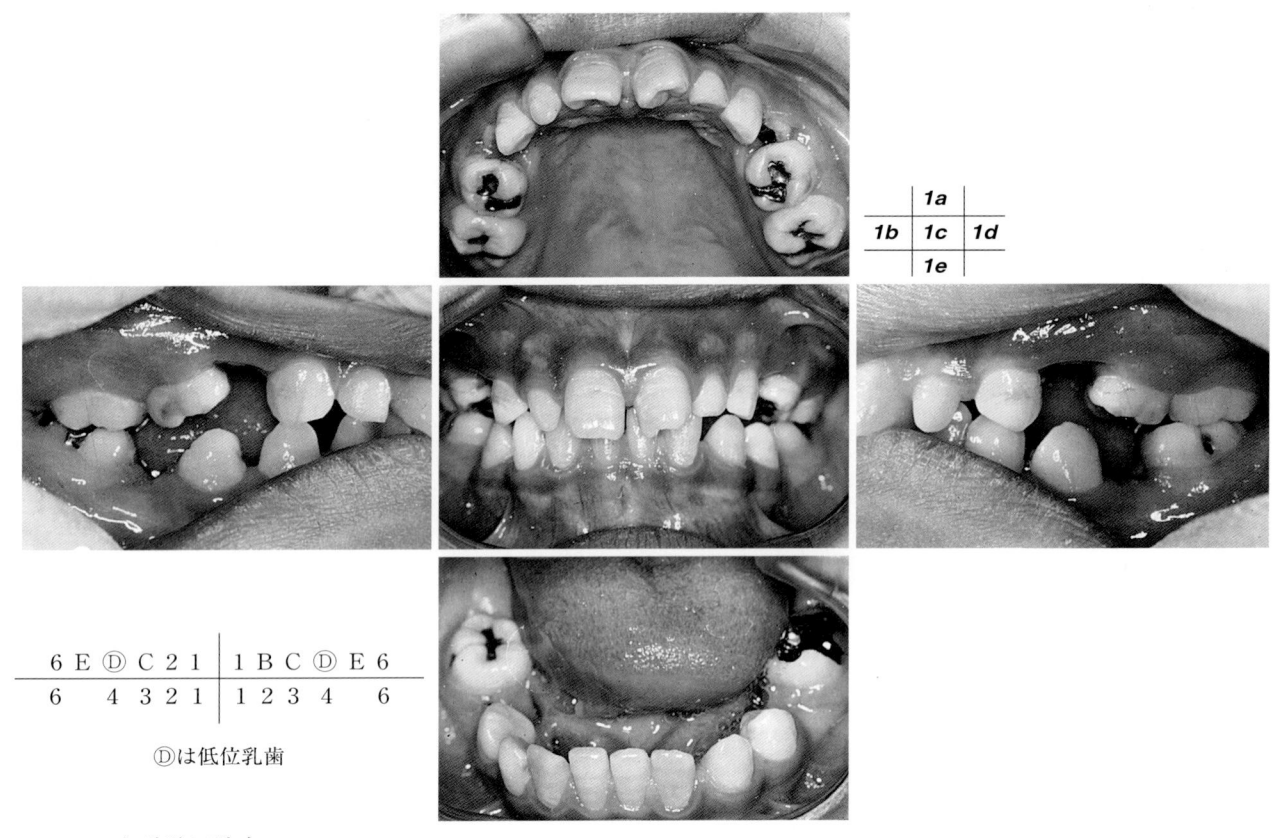

```
 6 E Ⓓ C 2 1 | 1 B C Ⓓ E 6
 6   4 3 2 1 | 1 2 3 4   6
```
Ⓓは低位乳歯

図1a〜e 初診時口腔内.

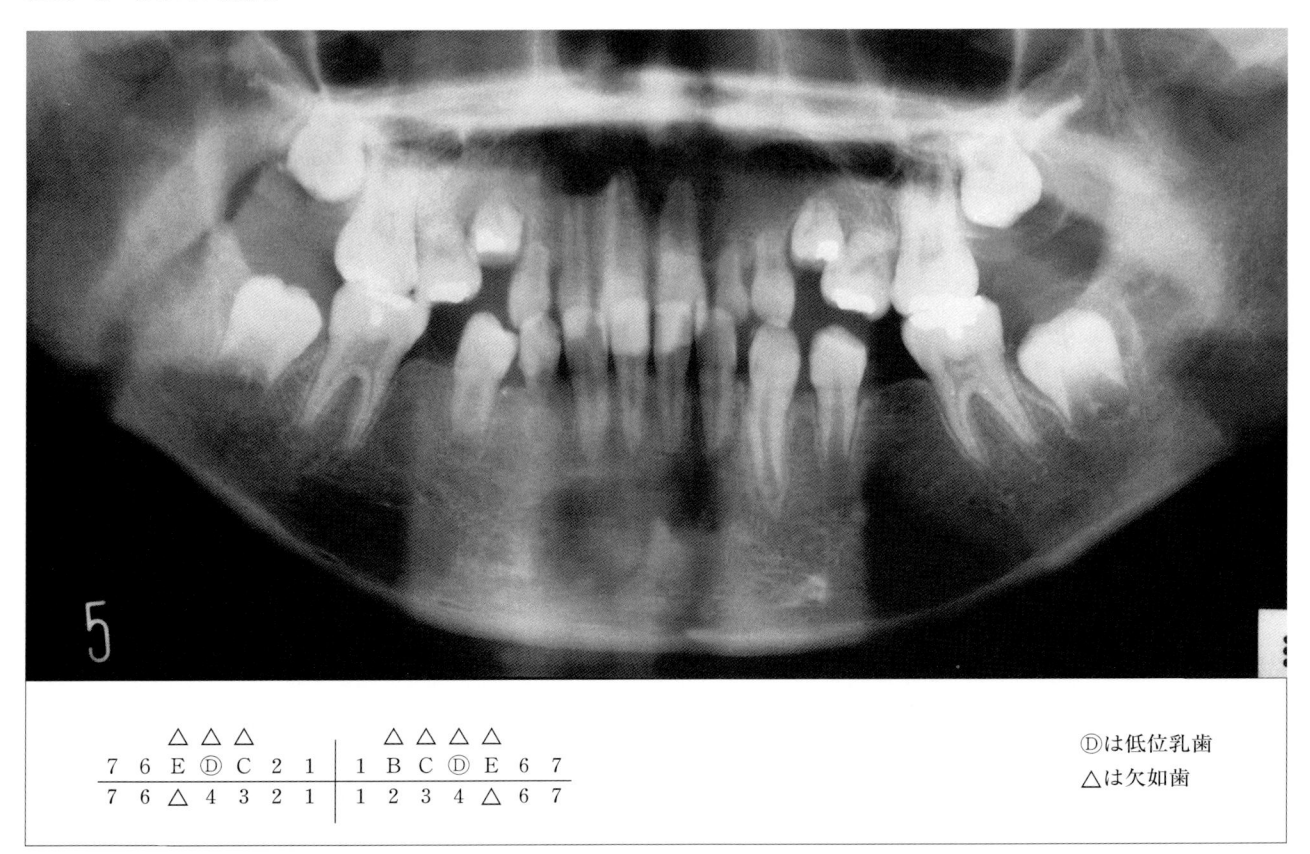

```
         △ △ △         △ △ △ △
 7 6 E Ⓓ C 2 1 | 1 B C Ⓓ E 6 7
 7 6   △ 4 3 2 1 | 1 2 3 4 △ 6 7
```
Ⓓは低位乳歯
△は欠如歯

図2 初診時パノラマX線写真.

■低位乳歯■

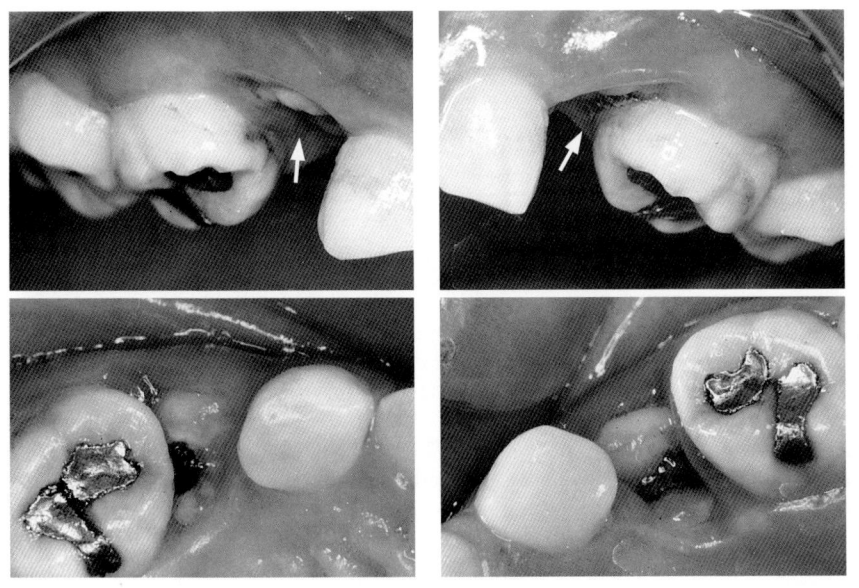

図3a〜d 患歯の頰側面観（上段）と咬合面観（下段）．矢印が低位乳歯．

3a	3b
3c	3d

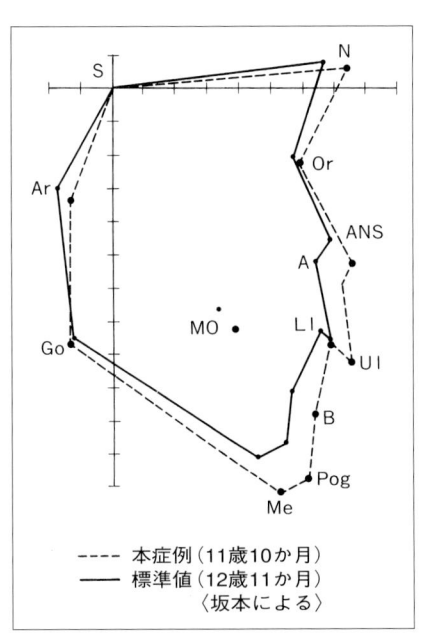

図4 プロフィログラム．

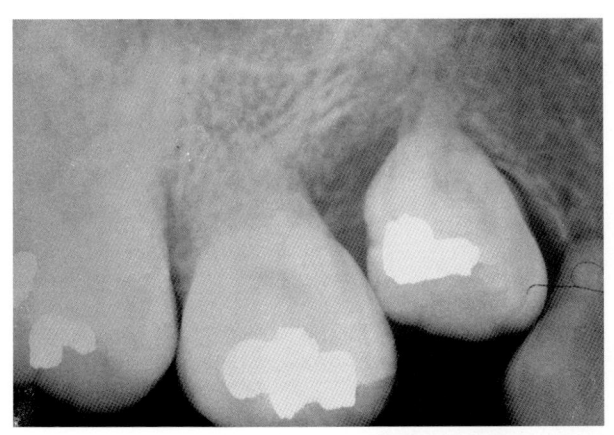

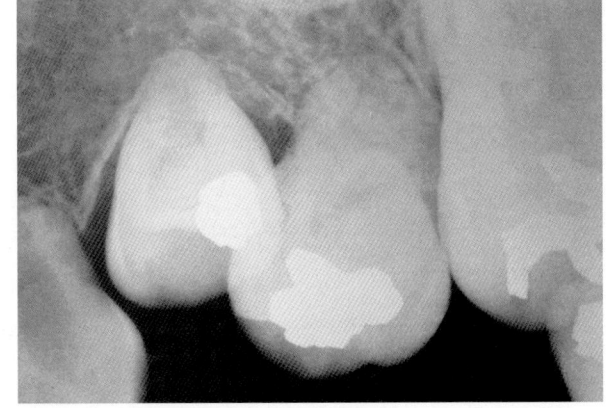

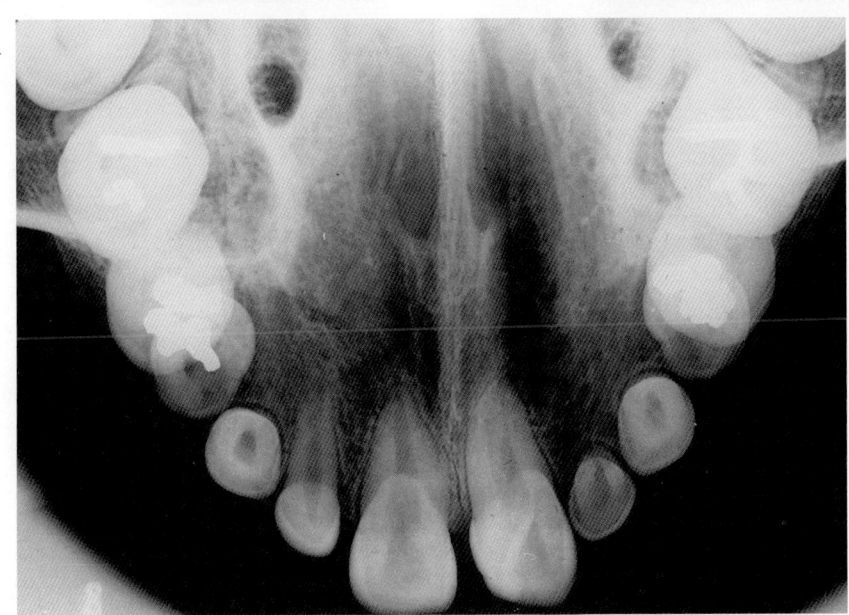

----- 本症例（11歳10か月）
―― 標準値（12歳11か月）
〈坂本による〉

4a	4b
4c	

図4a〜c 口内法X線写真像．D|D の低位乳歯．

127

■**参考症例**■

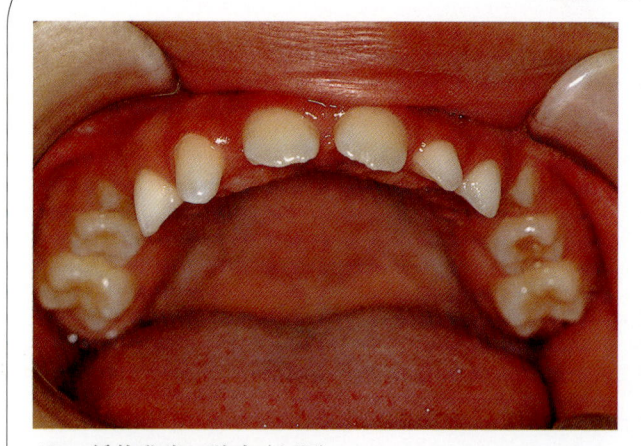

付1 低位乳歯口腔内（上顎）．

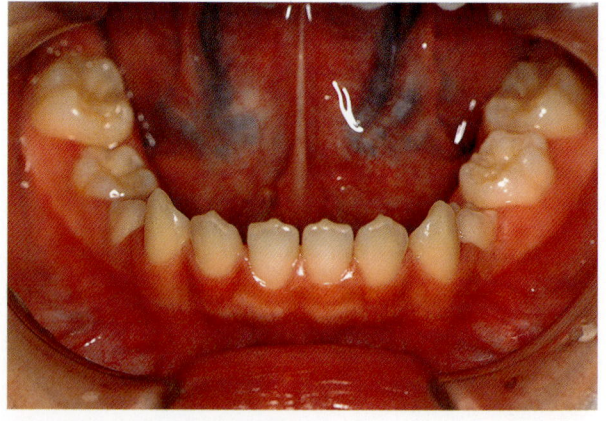

付2 低位乳歯口腔内（下顎）．

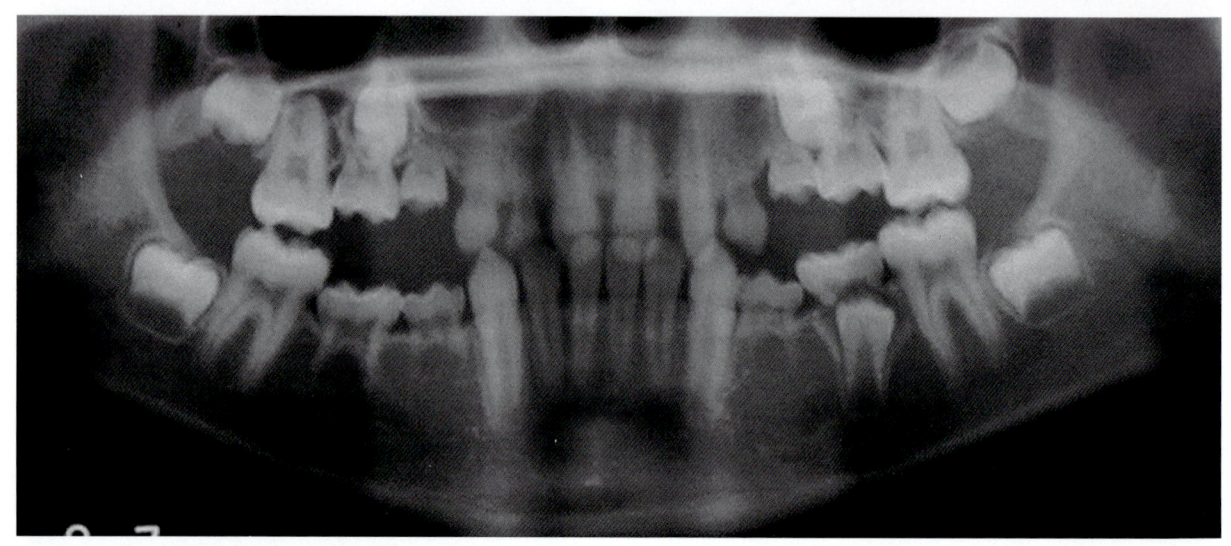

付3 パノラマX線写真像．多数の低位乳歯を認める．

E	D		D	E
E	D		D	E

上・下顎両側乳臼歯の低位

女性鎖骨頭蓋異骨症
Cleidocranial Dysostosis

1. 定義および原因

骨の系統疾患の中で，骨幹部の異骨症として鎖骨頭蓋異骨症がある．本症はNorie, Saintonが1898年初めて結合織由来の骨の系統的疾患として報告した，鎖骨の完全欠損または形成不全と頭蓋骨の形成異常を主徴とする先天異常である．頭蓋骨の中でも結合組織性骨（上顎骨など）の骨化が障害される．これは，①鎖骨の低形成，②頭蓋骨縫合閉鎖の不全，③大泉門の開存，④乳歯の晩期残存，⑤永久歯の埋伏・萌出遅延，⑥遺伝性の特徴をもっている結合織性骨の系統的疾患である．病因としては浸透性の高い常染色体優性遺伝であるとされている．

2. 頻度

常染色体優性遺伝といわれる本症は，欧米では500症例以上の報告のうち50～60%が家族性であるとされている．わが国では新美らが1988年までに国内症例144例のうち家族性には26家系68例と報告しているが，1992年までに萩原らが行った検索では270例認められ，家族性の報告は49家系117例であった．また，性差はないものと思われる．

3. 症例の特徴

［身体症状］　男女とも罹患者は身長が低く，頭形は前後方向に短頭型が多く，大泉門は閉鎖不全を起こす．そのため額の部分から頭部にかけて陥凹を示すことがある．これは頭蓋圧痕とよばれる．

鎖骨は両側性に欠損するか，もしくは著明な形成不全を示し，左右両側の肩が前方で互いに密着する．この特有の姿勢が本症の一大特徴である．このほかに恥骨縫合部の離開，下顎骨正中部の骨化障害などもある．一般に知能障害はみられない．

［口腔症状］　上顎骨の劣成長による仮性下顎前突症や開咬を示すことが多い．また乳歯の晩期残存，永久歯の著しい萌出遅延，過剰歯などがみられる．X線写真像で観察すると歯胚は完全に形成されている．ただ，乳歯根の吸収や永久歯萌出に際して，その上部の歯槽骨の吸収が起こらず，そのために乳歯の残留や永久歯の萌出遅延が起こるようである．こうしたことから，硬組織の被吸収性が遺伝的に欠如していると考えられている．

［症例］　13歳6か月女児．主訴：乳歯の晩期残存と後継永久歯の萌出遅延．

1 既往歴および既往症　①出生時：死産の可能性を避けて帝王切開で出生（生下時体重3,500g）．大泉門が大きく開存していたため，大阪市立大学医学部にて全身的検査を受け，3歳までに異常がなければよいといわれた．

②1971年（小学校3年生）時：済生会病院にて，鎖骨が短いが他に異常はないと診断されている．

③1972年（小学校4年生）時：国立病院歯科にて上顎乳中切歯 A|A を抜去し，後継

永久歯の萌出を待つようにいわれた．

　④1976年（中学校1年生）時：歯科開業医によって齲蝕歯を治療し，大学病院に来院した．それ以来は著しい病歴はなく，健康状態は良好である．

2 全身的発育状態　初診時の身長は146.7cm，平均身長は153.3cmで平均より6.6cm低い．体重は39.5kg．平均体重は45.9kgで平均より6.4kg下まわっている．体格はやや小柄であるが，栄養状態は良好である．両肩は両側鎖骨の一部欠如のために，本症に特有な両肩の密着姿勢をとることができる．そのほか外観的には著しい所見は認められなかった．内科学的には，血脈，血清生化学的には異常は認められない．身長，体重ともに平均値より下まわっているが，他報告のものは正常範囲のものが多い．しかし異骨症であるかぎり，一般人より小人化されているのが普通である．

3 顔貌所見　顔貌はDoll like faceで丸味をおびており，頭位は約56.5cm，顔面長は約20cm，両内眼瞼間距離は4.5cmと少し離開している．頭髪，眉毛には異常はなく，側貌は凹観を呈し，下顎の著しい前突を認める．口唇状態は正常である．坂本の標準値のプロフィログラムによれば，灰色の部分に差が認められる（図8）．これによるとNasionの下降位，Orの後下方位，上顎骨の発育不全が著しい．これまでの報告にも，両内眼瞼間距離は離開しており，また上顎骨の発育が不全であるため下顎前突の症例が多い．顔貌はDoll like faceで側貌は凹観のものが多い（図5, 図6）．

4 全身的骨形成状態　①頭部：頭蓋縫合はいずれも離開しており，大泉門の開存，前頭部の骨壁の異常，前頭洞の形成異常，顔面中央部の発育不全，後頭縫合部の癒合不全，Wormian bonesの存在と鼻骨の形成不全を認めた．

　②鎖骨：両側ともに鎖骨肩峰端に部分的欠如を認めた．

　③頸椎：第7頸椎の横突起が長く，第1肋骨と関節をつくっている．

　④骨盤：年齢，体格の割に骨盤は小さく，仙腸関節間隙が広い．恥骨結合の離開が大きい（図7）．

　⑤手根骨および四肢骨：手根骨による骨年齢は13歳程度で異常はない．また指，爪にも異常はない．全身的な骨形成の状態は，鎖骨頭蓋異骨症の典型的な症候を示している．

5 口腔内所見　現存歯は $\frac{6EDCB|BCDE6}{6DCBA|ABCD6}$ で乳歯16歯，永久歯4歯が萌出しており，乳歯の残存と永久歯の萌出遅延を認める．このうち $\underline{B}|$ はレジン冠が装着してあり，$|\underline{A}$ はダミーにしてある．$\frac{E|6}{6|}$ はアマルガム充填，$\frac{6D|DE}{D|D}$ は齲蝕に罹患している．歯列弓は半円形を呈し正常人より幅が広い．咬合は著しい反対咬合を呈し，前歯部の乳歯は咬耗を呈している．第一大臼歯の咬合関係はアングルⅢ級で臼歯部に交叉咬合を認める．口腔内の清掃状態は不良で，歯垢が全歯にわたって付着している．歯肉状態は正常で，口蓋は深く，舌には異常はない．萌出歯の形態はとくに異常は認められない．

　歯冠近遠心径は上顎の$\underline{C}$は7.2mmで少し大きく，$\underline{6}$は9.6mmで小さい．下顎の乳歯は正常範囲で$\overline{6}$は11.8mmで大きい値を示した．ヘルマンの歯齢は年齢的にはⅢCで，歯の萌出状態ではⅢAを示すため両方の値と比較した．ⅢA，ⅢCともに下顎の$\overline{6}$—$\overline{6}$間距離は大坪の標準値より著しく大きい値を示した．その他は正常範囲であった（図1a〜c）．

6 顎骨および咬合状態　上顎骨の発育不全と下顎前突を認める．前歯部 $\frac{CB|BC}{CBA|ABC}$ は反

対咬合，臼歯部においても $\frac{DE}{D6}$ は反対咬合を呈しており， $\frac{6E}{6D}$ には反対咬合は認めず，アングルⅠ級を示している．とくに下顎角は広く拡大し，鈍角化し幅が広く，下顎骨体高は劣性である．

7 口腔X線写真所見　パノラマX線およびデンタルX線，オクルーザルX線，キャビネX線の各写真像による所見を総合すると，晩期残存乳歯下の後継永久歯また未萌出永久歯は28歯を認める．

乳歯根の吸収は認められず，永久歯 $\frac{6|6}{6|6}$ は根尖まで形成されているが，前歯部を除く他の永久歯胚は歯根1/2～2/3の形成を認め，明らかに13歳女子としては歯の形成が遅れている．前歯部は根3/4から根尖まで形成されているものがある．また図の●印はその部に過剰歯と思われる14歯を認め，これはオドントーマとは異なり，それぞれが歯冠の形態を呈している感があり，また広範囲である．他の報告にもあるように，乳歯の吸収は認めず，またいまだに A|A を抜去しても 1|1 の萌出をみない．現在は永久歯の萌出遅延か，また埋伏してしまって萌出しないかは今後も経過観察する必要があるが，一般には永久歯の萌出をみないとされている（**図2～4a, b**）．

8 頭部X線規格写真所見　セファログラムの分析では，年齢と歯の萌出程度にあまりにも大きな差があるため，それに適する分析表がない．しかし，年齢別とヘルマンの歯齢段階別の両方によって観察した主な所見は，上顎骨の大きさはやや大きく，位置的にはやや後方位に位置している．一方，下顎骨はやや大きく，その位置はやや前方位にあると思われる．頭蓋基底部の位置的不調和が強く，中下顔面高が短く，頭蓋基底骨も短い（**図8**）．

9 親，兄弟の遺伝的関係　本症の遺伝型は，Cutlandらは常染色体性優性遺伝子の突然変異を意味すると主張しており，現在では，家系的に本症が出現することが多く，累代的に家族発生するところから突然変異による優性遺伝と考えられている．

4．処　置

歯肉の開窓をしても永久歯が萌出しない場合が多く，義歯を装着して自然萌出を待つ．最近では，埋伏している歯の再植ないし移植も行われている．

本症例における歯科的治療方針　D| の抜去歯の状態をみても乳歯根の吸収は少なく，またX線写真像からみても乳歯根の吸収はあまり認められない．後継永久歯の形成も遅れており，すぐに萌出する可能性は少ない．このため年齢を考えても乳歯を抜去することは危険であり，永久歯の萌出も期待できないため現状維持を保つことが得策であろう．また，できるかぎり乳歯を保存することが必要ではないかと思われる．このため乳歯の保存治療を行い，また永久的歯冠修復を試みる必要がある．抜去された部分においては，ブリッジ装着か，義歯装置が必要であろう．

この症例は埋伏過剰歯も多いが，これを抜去することは困難であるため，現状を経過観察し，その場によって治療方針を決めていきたい．

参考文献

1．長坂信夫，福田　理：鎖骨頭蓋異骨症（Cleidocranial Dysostosis）の小児歯科学的検索，歯界展望，50：1063-1075，1977．
2．萩原寛司，沖津光久，永峰浩一郎，嶋田　淳，吉川正芳，山本美朗：同胞にみられた鎖骨頭蓋異骨症，日口外誌，40：543-545，1994．

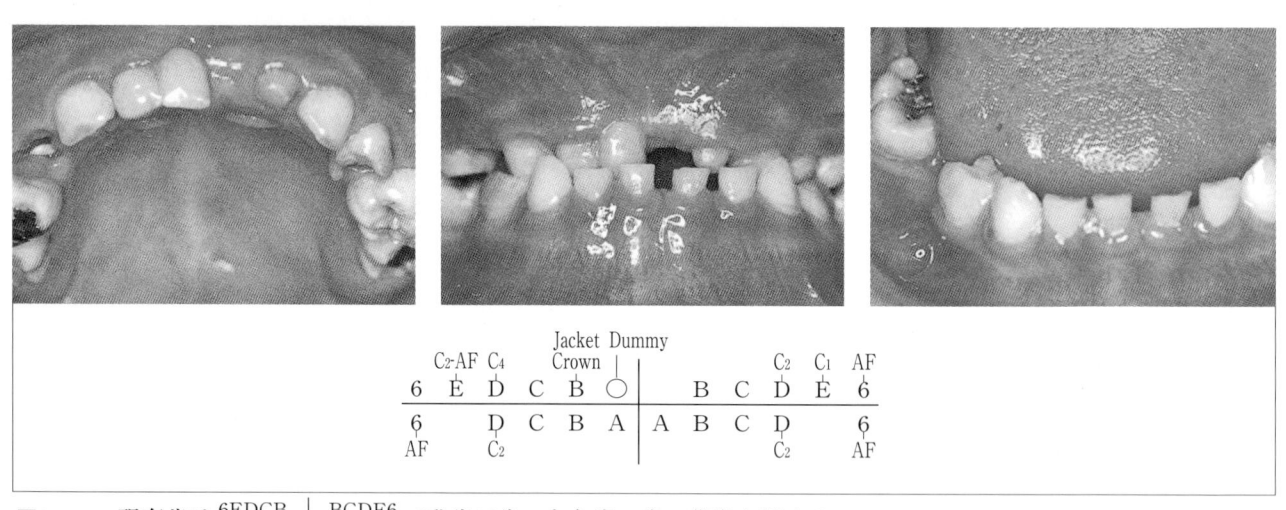

図1a〜c　現存歯は 6EDCB｜BCDE6 / 6 DCBA｜ABCD 6 で乳歯16歯，永久歯4歯の萌出を認める．

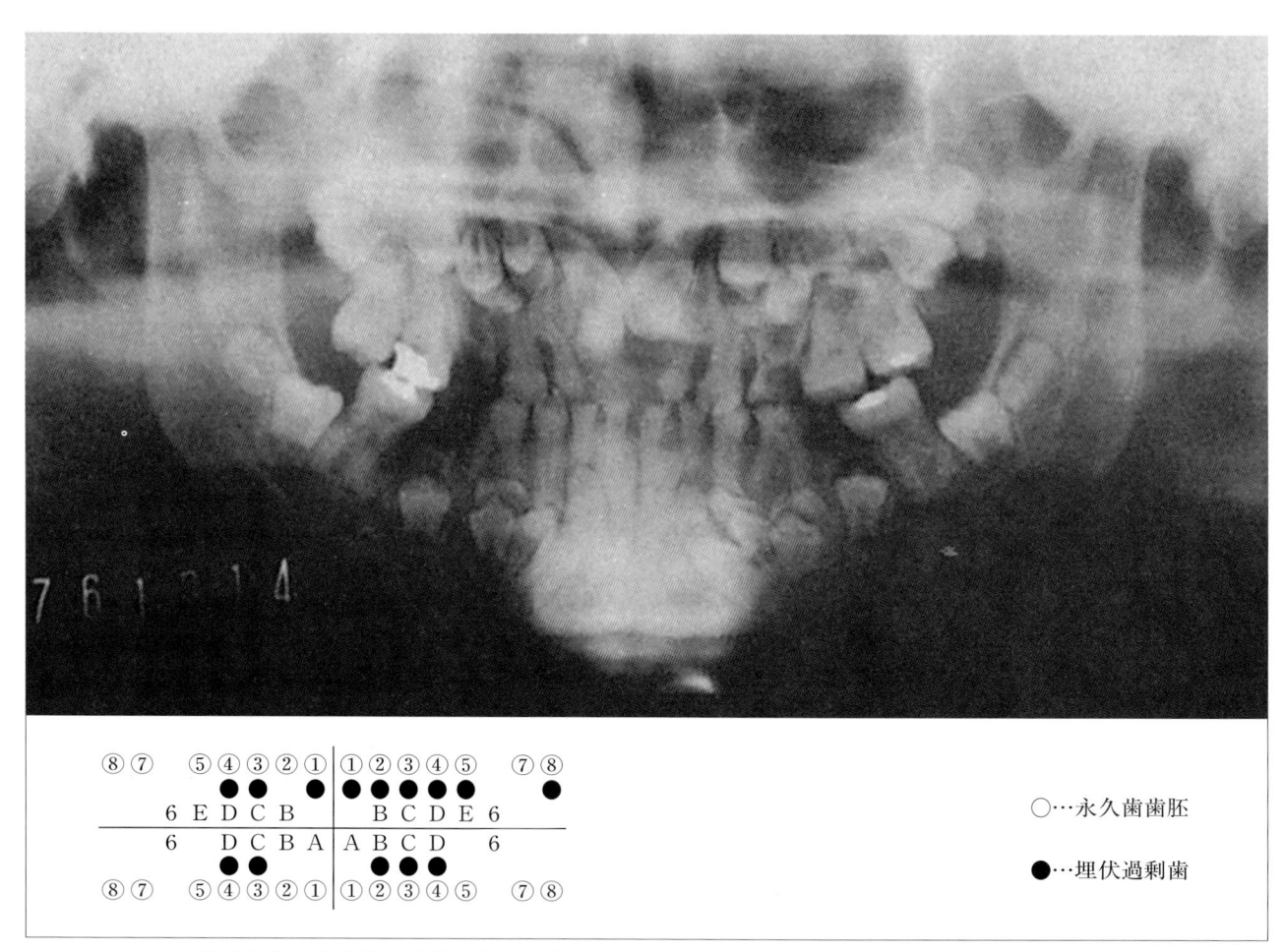

図2　パノラマX線写真像．萌出歯は乳歯16歯，永久歯4歯．他に永久歯歯胚28歯，埋伏過剰歯14歯を認める．

○…永久歯歯胚
●…埋伏過剰歯

［図1，図2は，歯界展望 Vol. 50, No. 6, 医歯薬出版，1977. より許可を得て転載］

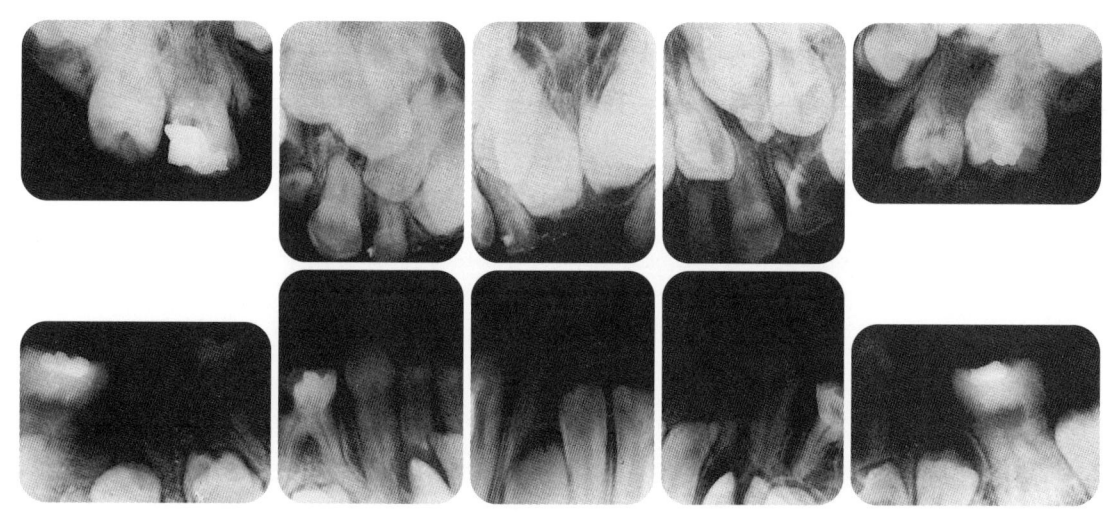

図3 口腔内X線写真像．乳歯根の吸収の遅延，過剰歯の存在を認める．

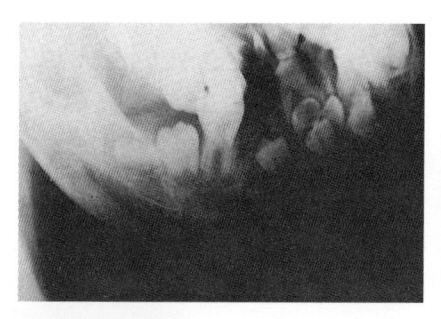

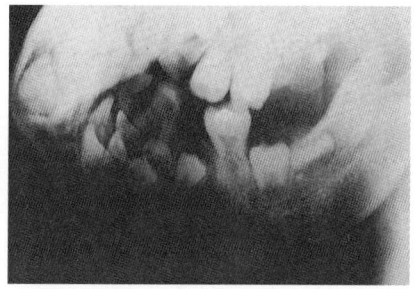

図4a, b 口腔X線写真像．a：右側部．b：左側部．

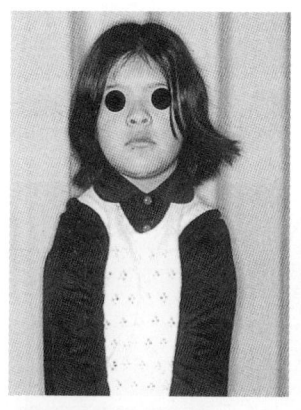

図5 両肩密着姿勢．　図6 左側顔貌．

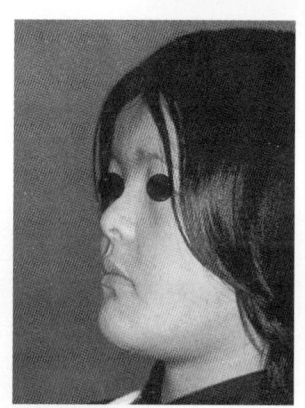

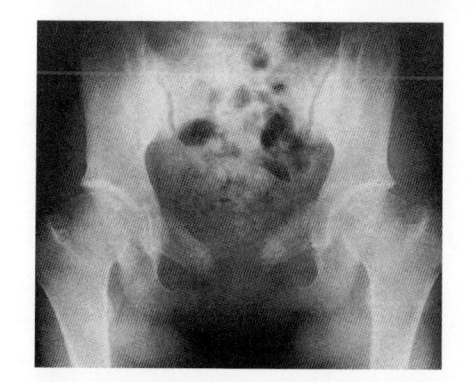

図7 骨盤X線写真像．仙腸関節間隙が広く，恥骨結合の離開が大きい．

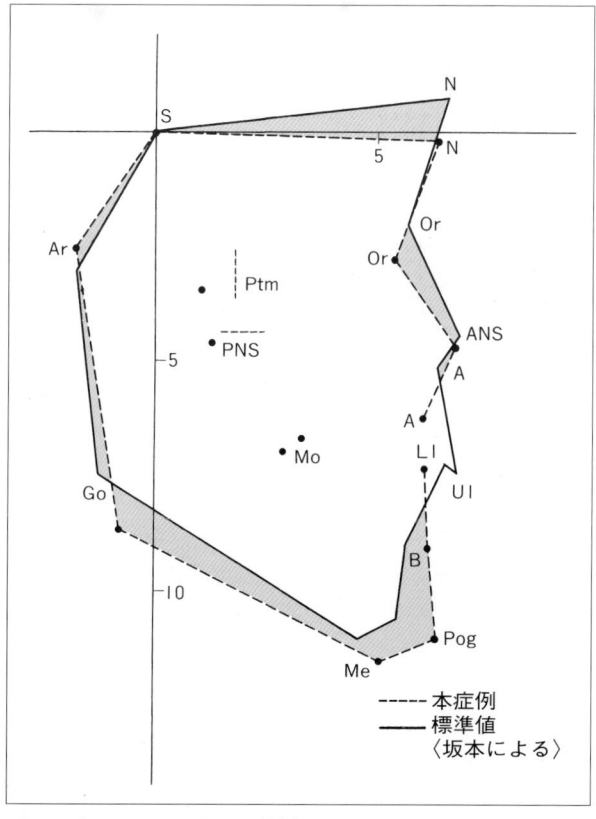

図8 プロフィログラム分析．

［図3〜図8は，歯界展望 Vol. 50, No. 6, 医歯薬出版, 1977. より許可を得て転載］

著者略歴

長坂信夫■ながさか　のぶお

1936年6月15日生れ，奈良県出身．
1962年3月大阪歯科大学卒業．
1962年4月愛知学院大学歯学部小児歯科学講座助手．
1977年4月岐阜歯科大学(現朝日大学)小児歯科学講座教授．
1980年12月広島大学歯学部小児歯科学講座教授．
日本小児歯科学会長，広島大学附属病院長，広島大学歯学部長などを歴任．
主な著作物に『臨床小児歯科学』『現代小児歯科学』『小児歯科臨床マニュアル』『口腔診断学』『歯科看護』など．
小児歯科学雑誌ほか，歯科専門誌に執筆多数．

小児歯科アトラス

2000年3月31日　第1版　第1刷

著　者　長坂　信夫（ながさか　のぶお）
発行人　佐々木一高
発行所　クインテッセンス出版株式会社
　　　　〒101-0062　東京都千代田区神田駿河台2-1
　　　　廣瀬お茶の水ビル4階　電話(03)3292-3691
印刷・製本　サン美術印刷株式会社

© 2000　クインテッセンス出版株式会社　禁無断転載・複写
Printed in Japan　落丁本・乱丁本はお取り替えします
ISBN4-87417-644-5　C3047
＊定価はカバーに表示してあります